钱德金　赵　毅／著

YIZHICHAN TUINAXUE

一指禅推拿学

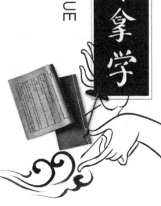

U0232710

长江出版传媒　湖北科学技术出版社

图书在版编目（CIP）数据

一指禅推拿学 / 钱德金，赵毅著 . —武汉：湖北科学技术出版社，2020.5
ISBN 978-7-5706-0867-6

Ⅰ．①一… Ⅱ．①钱… ②赵… Ⅲ．①推拿 Ⅳ．① R244.1

中国版本图书馆 CIP 数据核字（2019）第 301929 号

责任编辑：黄国香		封面设计：喻　杨	
出版发行：湖北科学技术出版社		电话：027-87679468	
地　　址：武汉市雄楚大街 268 号		邮编：430070	
（湖北出版文化城 B 座 13-14 层）			
网　　址：http://www.hbstp.com.cn			
印　　刷：湖北恒泰印务有限公司		邮编：430070	
督　　印：王冬生			
700×1000	1/16	23.75 印张	350 千字
2020 年 5 月第 1 版		2020 年 5 月第 1 次印刷	
		定价：158.00 元	

前　言

中医推拿是我国中医药宝库里中药、针灸、推拿三大瑰宝之一。中医推拿至少有3000多年的历史，一指禅推拿也流传了一二百年。

从按摩到推拿，千百年来都以口授心传为主代代相传，至今发展了许多推拿流派。各流派都以临床手法、练功为主，所传授的理论也多为中医理论或针灸理论，尚未形成系统的推拿专业理论。历代推拿文献中有关推拿理论研究的文字记载，只是凤毛麟角。

"粗守形，上守神"。推拿的"守形"，主要是守手法。古人云："有术无道，止于术。"如果没有推拿专科系统理论来指导中医推拿临床，推拿这一学科就可能止步于目前的水平，而无法进一步发展与弘扬。因此，全面系统的理论知识与临床实践相结合，才能更好地促进本学科的良性发展。

本书首次较系统地阐明了中医推拿专业理论和中医推拿临床治疗，并突出呈现一指禅推拿中的中医文化和中国文化，在确保临床疗效的基础上，使施术者不枯燥无味，旁观者能赏心悦目，受术者无痛苦折磨。同时也挖掘出一指禅推拿理论、手法及临床治疗中的现代医学内涵，把祖国博大精深的中医一指禅推拿展示给读者、学者。

本书只是抛砖引玉。我们相信随着本书的出版将为中医推拿事业带来春天，对中医推拿理论深入研究是一个良好开端，对推拿教学、科研、临床相关工作也是一个推动。我们坚信，今后，中医推拿理论会更加系统，中医推拿临床会更加兴旺，中医推拿这一瑰宝将更加绚丽夺目。让中医推拿传遍全世界，让全世界都知道中医推拿传统疗法这一瑰宝。

我们水平有限，本书写了 30 余年，近 3 年才成书并逐渐完善。不足之处，敬请读者指正。

谨以此书献给所有中医推拿前辈！献给一指禅推拿理论奠基者——钱健民先生！

钱德金　赵　毅

2019 年 9 月 1 日

作 者 简 介

钱德金，男，1947 年生，字润之，江苏扬州人，出身于中医世家。副主任医师，中国针灸学会会员。国际竖横针灸学院顾问，国际竖横针刺法临床研究会会长。一指禅推拿第五代传人，钱氏一指禅推拿第三代传人（叔祖钱福卿，父钱健民）。1985 年南京中医学院结业。从事中医推拿针灸临床 40 余年，至今仍在临床一线工作。著有《中国竖横针刺法》，2017 年出版发行。

赵毅，男，1955 年生，无锡人。上海中医药大学针灸推拿学院教授，硕士生导师。1982 年上海中医学院针推伤专业本科毕业。上海中医药大学针推文献教研室原主任、推拿学基础教研室原主任。现任中华中医药学会推拿分会顾问，上海市中医药学会推拿分会副主委。主编《推拿手法学》（全国中医药行业高等教育"十二五""十三五"规划教材）等推拿著作 10 余部。

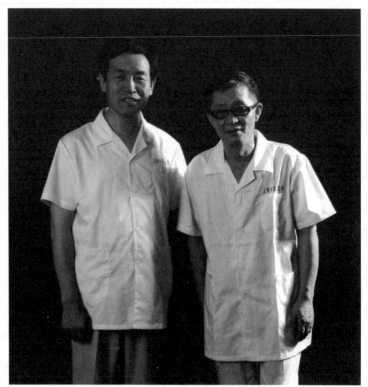

本书作者钱德金（右）、赵毅（左）合影（2016 年 7 月）

目　录

上　篇

I

下　篇

上　篇

第一章　一指禅推拿流派钱氏支脉源流

一、一指禅推拿流派开山鼻祖——李鉴臣

关于一指禅推拿流派的创始人，早期传言为达摩（见民国·黄汉如《一指禅推拿说明书》）。但据一指禅推拿流派内部口口相传，其确切的第一代师承关系，可上溯到清代河南的李鉴臣。

李鉴臣，生卒不详。河南洛阳人，为北京西山僧人，精少林武术，尤精一指禅推拿。师承不详。相传曾做过清宫御医，已不可考。李鉴臣于清同治初年以一指禅功为丁凤山点穴疗疾，治愈后收丁凤山为徒。故后世尊李鉴臣为中国一指禅推拿流派开山鼻祖。

二、江浙一指禅推拿流派的创始人——丁凤山

丁凤山（1847—1920）（图1-1），原名丁永春，江苏省江都县（今属扬州市）西门人，住扬州西门街小梅家巷。自幼随父丁富山习武，为咸丰时武秀才。后为七品旗牌官。咸丰、同治之际，清政府屯兵辽东，丁凤山辗转往返于京师与辽东之间传递公文。驻地部队遭遇大水被冲垮，丁凤山送公文误期，卧病北京。幸遇李鉴臣以一指禅推拿为其点

穴治疗，病愈后遂拜李鉴臣为师，得其真传。以上关于丁凤山拜李鉴臣为师的传说为钱裕麟的祖父钱福卿口传。而关于丁凤山拜师李鉴臣的唯一的文字记载，见于民国《新闻报》1927年10月20日朱春霆介绍"祖师轶事"的一篇文章《记推拿妙技》：

"朱君之言曰：我道派别甚多，而本人所传，则出诸北京西山之老僧。先是有道人，精拳术，游学至京师，与名家较艺，受重伤，陷其肋骨，乃遘西山僧，为治伤。僧以手抚伤处，运力吸之。肋骨下陷者，须臾而平，痛楚若失。道人大惊，再拜愿为弟子。僧曰：此非一朝一夕之功也。若能拳，与此为近。遂挈道人走西山，命担水数桶倾大缸中。僧运掌吸水，掌不着水而水随掌起。曰：能此可以传道矣。道人乃朝夕习易筋经，既而功成，尽得老僧授。复受命下山行道，择可传者传之。道人无名，亦不知其归结，殆仙去矣。而朱君则其三传弟子也。"

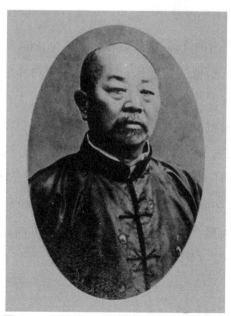

图1-1 丁凤山70岁肖像（丁开云保存）

朱春霆就是后来上海中医学院附属推拿学校的校长，当年写这篇文章时，才 21 岁。李鉴臣的一传弟子为丁凤山（单传），二传弟子有王松山、钱福卿、丁树山等十余人，朱春霆为丁树山的弟子，故文中称"三传弟子"。文章虽然没有透露道人和西山老僧的名字，但从一指禅推拿已知谱系推论，非丁凤山和李鉴臣莫属。从下文丁凤山七十大寿时与弟子的合影可见，前排居中的丁凤山手持拂尘，正是道人形象。丁凤山拜师的事实为，他游学至北京，与名家比武受了重伤，肋骨骨折，遇到北京西山老僧李鉴臣，用手法为他疗伤。康复后在西山拜李为师，习练易筋经和推拿疗伤术，"尽得老僧授"。学成后下山回到扬州。

此文与钱福卿口传吻合之处是丁凤山会武功，并且是在北京被李鉴臣用手法治好病后拜师学艺的。《新闻报》这篇文章也否定了李鉴臣到扬州传艺于丁凤山的另一种传说。

丁凤山回到扬州后，以一指禅推拿代针刺行医，遍治内外科疾病。其绝招是用缠法治疗外科痈疽、喉痹、白喉、乳蛾，疗效颇佳，清末已名噪苏浙沪一带。

最早记载丁凤山的文献为清光绪三十年（1904 年）4 月 28 日盛宣怀的侄子盛曾绪写给他的信。云："叔父两臂时作酸痛，大约由于气血凝滞，推拿有益无损，金岱伯茂才为扬府经历次咸之子，本来岐黄术甚好，从丁凤山习推拿有年，行道于沪。工夫虽不及丁纯熟，而治症颇得要领，曾为杨子萱推治见效。惟王道无近功，不妨逐日招来一推，痊愈方止。侄与金氏父子交尚笃，医金归节总送，多寡决不计较。每日仅付轿钱，时刻如能校准最妙，免得忙闲参差。现金为乃翁祝寿返扬，节后来沪行期即当禀，闻其医室或一时难觅，可向后马路信义洋行张和卿处一问便得。"（图 1-2、图 1-3）

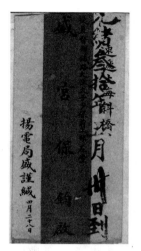

图1-2 1904年盛曾绪致盛宣怀的信函

图1-3 盛曾绪在信中提到了丁凤山

　　盛曾绪向他的叔叔盛宣怀推荐了一个推拿医生金岱伯，为他治疗两臂酸痛，这个金岱伯是丁凤山在扬州的早期弟子。文中的"茂才"即"秀才"。"经历"是官名，清代的都察院、通政使司、布政使司、按察使司等机构都置经历，职掌出纳文书。杨子萱，字廷杲，江苏人。光绪时任分省补用道，中国电报局总办，上海轮船招商局提调，中国通商银行总董。"归节"，古代使者持节出使，完命后还节于君。"后马路"即是上海的北京路。

　　1912 年，丁凤山由门人钱福卿接往上海行医，推拿医寓设在新租界的北山西路缸甏（bèng）店北横街第二家（见 1914 年、1916 年、1919 年、1920 年上海商务印书馆《上海指南》）（图 1-4、图 1-5）。

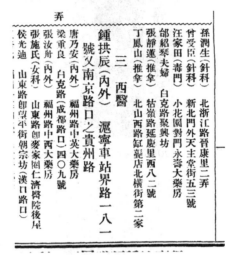

图 1-4　1914 年《上海指南》丁凤山推拿信息

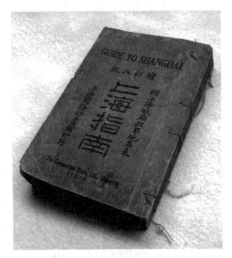

图 1-5　1914 年《上海指南》（增订 8 版）

　　1920 年丁凤山赴杭州为浙江省督军杨善德之妾治病，不幸中风暴卒于旅馆，享年73岁。1924年后移葬于上海联义山庄。著有推拿著作《一指定禅》，为其传授，弟子整理。

据1917年丁凤山七十大寿时的师徒合影照片，丁凤山有入室弟子11人，为王松山、钱福卿、丁树山、沈希圣、钱砚堂、黄海山、丁鹏山、丁宝山、周昆山、翁瑞午、吴大嘴（图1-6）。

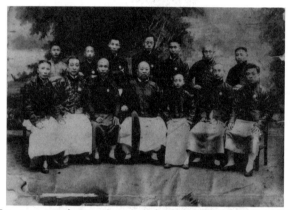

图1-6　1917年丁凤山七十大寿师徒合影（钱裕麟提供）

1917年摄于上海海宁路照相馆。

前排（左起）：钱福卿、钱砚堂、王松山、丁凤山、丁兆槐、黄海山、丁树山。

后排（左起）：丁宝山、吴大嘴、沈希圣、翁瑞午、周昆山、丁兆兴、丁鹏山。

三、一指禅推拿流派钱氏支脉宗师——钱福卿

钱福卿（1883—1967）（图1-7），一名钱焘，江苏江都（今扬州）人。幼年从父钱蔷甫（《扬州城市志》载名画家，以教馆为业）习文。15岁起师从丁凤山达11年之久，为丁凤山在扬州的第二位弟子。常随丁凤山出诊，往返于江浙两省，有"小先生"之称。

早期行医于江都东玉带巷14号钱氏旧居，挂牌"一指禅按摩医士钱福卿"。1911年开业于上海法租界宁波路同仁辅元堂西首24号。20世纪30年代后推拿医寓设于上海市云南南路执中里20号（图1-8～图1-10）。

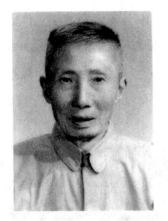

图1-7　钱福卿像（钱裕麟提供）

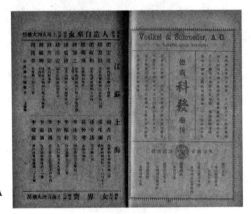

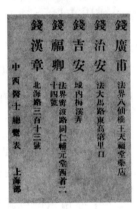

图1-8　《全国中西医士总览表》及钱福卿信息

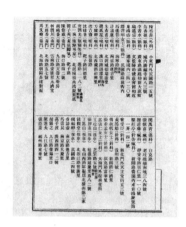

图 1-9 1916 年《上海指南》（第 9 版）之钱福卿信息

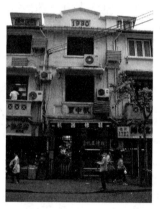

图 1-10 钱福卿开业的上海执中里（2012 年，赵毅摄）

钱福卿 1920 年与王松山共创"推拿研究会"。曾任上海神州国医学会常务理事，上海市中医师公会会员。

1956 年参与创建并任教于上海市卫生学校干部进修班的推拿训练班（1958 年改为上海中医学院附属推拿学校）（图 1-11）。1957 年曾任上海市第六人民医院推拿科医师，12 月任上海市中医学会推拿科学术研究组核心组组员。1958 年由国家专家局任命为中医三级专家，并受聘于上海中医学院附属推拿门诊部疑难杂症科，兼上海市高血压病研究所顾问、上海市中医推拿学会常务理事、黄浦区政协委员等。

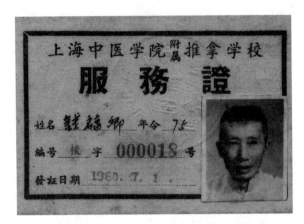

图 1-11　1960 年钱福卿推拿学校服务证（钱裕麟提供）

沪上知名人士梅兰芳（京剧大师）、朱学范（新中国首任邮电部部长、全国人大常委会原副委员长）、荣德生（荣毅仁父）、黄金荣、杜月笙都是钱福卿的长年病员。

钱福卿精通"推、拿、按、摩、摇、揉、滚、点、缠、搓、捻、抖、抹、抄、弹、运、分、合"十八种手法，最擅长的手法是"弹、缠、滚、抄"。钱福卿一指禅推法的特点，一是频率快，摆动频率可达每分钟255 次，称为"小步子"推法，又有"心功劲"之称；二是承袭丁凤山真谛双手协同操作（图 1-12）。

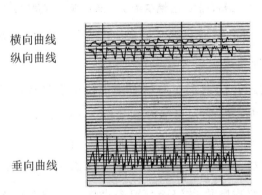

周期 0.24秒；频率 255次/分；垂直强度 39牛顿；上升角 85°

图 1-12　钱福卿式一指禅推法（缠法）动态曲线图（王国才《推拿手法学》）

钱福卿临诊善治高血压、胃脘痛、劳倦内伤、痛经、月经不调、小儿疳积、腹泻等，尤其擅长外科痈疽疔疮诸症。《文汇报》1958 年 8 月 16 日曾报道一患者患项部痈疖，经钱福卿 4 次推拿而治愈。

1966 年"文革"开始，钱福卿惨遭迫害，手稿《一指禅推拿治疗宗法》尚未付梓即毁于一旦。1967 年 1 月 29 日病逝于上海中医学院附属曙光医院，享年 85 岁。

钱福卿的早期弟子有钱纯卿（弟）、钱志坚（长子）、钱健民（侄）、钱雪庚、曹寿民、韩樵、王群（女）、杨影（杨文娟，二儿媳）、胡玉衡、钱志城（次子），三子钱志基未行医。后期弟子有曹仁发、俞大方、钱裕麟（孙）、陈力成、张炳元、赵善祥等。

四、一指禅推拿流派钱福卿支脉

（1）钱纯卿（1891—1956），扬州市人。钱福卿堂弟。随师多年后独立开诊。开业注册于上海市小北门余庆里 9 号（见 1943 年《上海暨全国国医药界名录》），为 1948 年上海市中医师公会会员。1956 年病故。

（2）钱雪庚（1902—1968）（图 1-13），上海人。出身上海房地产金融大族。由沈希圣荐入钱福卿门。1927 年推拿开业。

1936 年《中华国医学会会员录》记载其 36 岁，江苏上海人。住址：辣斐德路永裕里 70 号。电话：85038。科目：推拿。业师：钱福卿。1943 年《上海暨全国国医药界名录》记载以"外科推拿科"开业于上海贝勒路（西门路）永裕里 70 号。1948 年《上海市中医师公会会员录》载其名。

1951 年加入上海市嵩山区医务工作者协会。1953 年 1 月于上海市嵩山区第五中医进修班首届结业。1956 年 4 月放弃推拿私人开业，进入上海华东医院工作，任华东医院推拿科副主任。1964 年调任上海市第五门诊部推拿科主任。曾为上海市原市长柯庆施推拿保健。

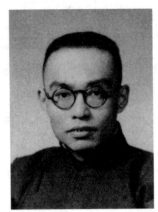

图1-13　钱雪庚像（1951年，赵毅提供）

（3）曹寿民（1907—1985），苏州市人。出身七代世医之家，清代苏州御医曹沧洲（1849—1931）之侄孙，曹惕寅子。1936年《神州国医学报》刊登《上海市卫生局登记国医一览表》有曹寿民："内外科诊所，曹寿民医士，卡德路154弄19号"（开业地点与曹惕寅同）（图1-14）。

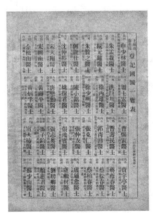

图1-14　1936年《上海市卫生局登记国医一览表》曹寿民信息

见《神州国医学报》1936年第4卷第12期。

1952年于私立上海市新城区中医进修班第二届结业，诊所地址：上海石门二路154弄19号。1952年起重点研究针灸，随著名针灸专家承淡安等学习针灸，深得其传。为中医学会针灸学会委员，农工民主党党员。1981 年被聘任为上海市中医文献馆馆员。

（4）钱志坚（1912—1986）（图 1-15），钱福卿长子。高中毕业后于 1929 年随父钱福卿学习一指禅推拿。1932 年开业于上海市云南南路执中里 20 号。为上海市中医师公会会员。

1956 年参与创建上海市黄浦区中医推拿门诊部并任医师。1986 年病逝。传侄钱裕麟。

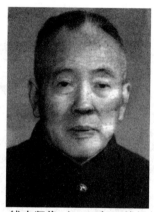

图 1-15　钱志坚像（1983 年，钱裕麟提供）

（5）钱志城（1914—1948），钱福卿次子。高中毕业后于 1932 年随父钱福卿学习一指禅推拿。1935 考取行医执照挂牌行医。1943 年《上海暨全国国医药界名录》记载他与妻钱杨文娟（杨影）共同开业于上海市云南南路执中里 20 号，即钱福卿家。钱志城以内科为主，杨文娟以推拿为主。1948 年病逝。因乏子嗣，将侄钱裕麟过继为子。

（6）钱健民（1911—1976），字啸平，号宛虹。扬州市人。钱福卿侄。自幼随父钱伟卿（1878—1962）、叔钱福卿学针灸推拿，又得涟水胡氏"武技疗术"之传，24 岁即有医名。1935 年 9 月，应中央国医馆馆长焦易堂之邀，赴南京中央国医馆主讲推拿术起源与功效、推拿医术等课程，讲稿连载于当时的《国医公报》。中央国医馆称他为"正宗推拿医术专家"。并说："钱君健民，专习此术，得斯道之正宗，其学理之精，手术之神，经验之富，凡经其施术者，皆著手圆春。"1935年《光华医药杂志》报道："推拿医士钱健民，最近在中央国医馆演讲'推拿医术'。到本京各医界人士暨各医药团体，并南京国医传习所学生数百人。钱君对于推拿医术，研究十载，极有心得，今公开演讲，发挥奥秘，殊属难能可贵。伊并言推拿一科，日就淹没，国粹沦亡，良可浩叹，深盼医界同仁，公同研究，俾斯术得以突飞猛进，以造福疾苦云。"（图1-16）

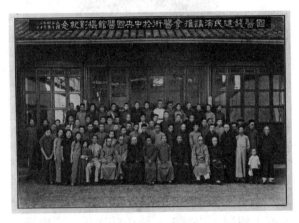

图1-16　1935年钱健民中央国医馆演讲推拿合影

1957年经《江苏中医》杂志编辑江静波的推荐，就职于江苏省中医院门诊部针灸推拿医院推拿科，为最早的推拿科主任，并在医院附设的针灸推拿学校任教。同年10月，主持制订推拿专业（4年制中专）的教学计划，编写《推拿医疗学》等教材。1958年9月，南京中医学院成立后，学校更名为南京中医学院附属针灸推拿医院附设针灸推拿学校。在施和生1959年调入江苏省中医院推拿科后，钱健民任推拿科副主任，并在南京中医学院教授推拿课程（图1-17～图1-20）。

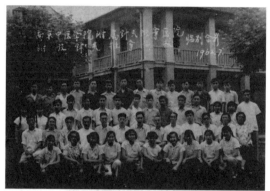

图 1-17　1962 年南京中医学院附属针灸推拿医院附设针灸推拿学校合影

（钱德金提供）

（2 排右 3 为钱健民）

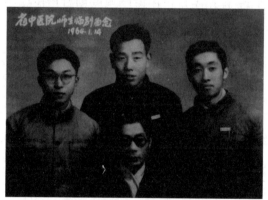

图 1-18　1964 年江苏省中医院钱健民师生合影（钱德金提供）

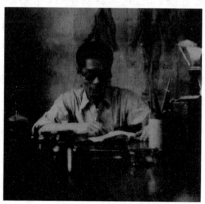

图 1-19　钱健民在读书（钱德金提供）

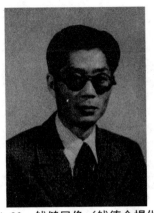

图 1-20　钱健民像（钱德金提供）

1964 年 3 月撰写《推拿医术的整理、继承和发扬》讲稿。

1966 年 4 月 13 日在南京市中医院出席南京市中医学会推拿组学术报告会，主讲"推拿预防近视眼"。

"文革"中被打成"牛鬼蛇神""反动学术权威"，1975 年退休回扬州。

钱健民对一指禅的理论及治疗与手法均有独特研究，提出了"据穴取点，以经取线，以筋取片，按腑（部）取面"的治疗理念，手法注重科学分类，独创许多"单式"与"复式"手法。手法讲究"刚、柔、绵"与"以意运气，意到则气到"的手劲功力。治疗讲究气劲功力，于治疗肠胃病方面更有独到之处。江苏科教电影制片厂曾筹备为其拍摄推拿手法科教片，后因"文革"开始而中断。撰有《略谈推拿医术》《推拿对疟疾的疗效》《推拿学讲义》《中国推拿学》《推拿要旨》等 10 多篇（部）作品。曾撰写《钱氏推拿学》，未成而逝。事迹收入《扬州名医录》（1998 年）。

长子钱士金（1943—2011）（图 1-21），江苏省名老中医，主任医师。毕业于南京中医学院医疗系，曾在邗江区湾头中心卫生院工作，后任江苏省扬州市针灸医院副院长。与弟钱德金共同创立竖横针刺法，

1987年通过专家组鉴定，同年获江苏省卫生厅甲级科学技术进步奖。

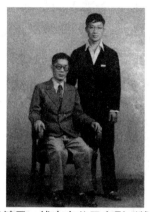

图1-21 钱健民、钱士金父子合影（钱德金提供）

次子钱德金，1947年生，中国针灸学会会员，副主任医师。英中竖横针刺教育学院顾问，中国竖横针刺法临床研究会会长，一指禅推拿第五代传人，钱氏一指禅推拿第三代传人，1985年南京中医学院结业。曾任江苏省扬州市邗江区人民医院针灸科主任，20世纪90年代初辞公职为弘扬针灸推拿赴广东肇庆市创办钱氏中医针灸推拿门诊部，从事临床工作40余年，至今仍在临床一线工作。与兄钱士金共创"中国竖横针刺法"，1987年通过以针灸大家邱茂良教授为首的专家组鉴定，同年获江苏省卫生厅甲级科学技术进步奖。"中国竖横针刺法"2014年被国家中医药管理局定为国家级继续教育项目。20世纪80年代和90年代初在省级医刊发表针灸和推拿论文10余篇。1992年5月23日《健康报》专题报道钱德金先生运用竖横针刺法"特色医疗"事迹。2017年《中国竖横针刺法》一书由湖北科学技术出版社出版发行。2017年11月在上海中医药大学国家中医药管理局国家级继续教育项目一指禅推拿学习班上介绍钱氏一指禅推拿（图1-22 ～图1-25）。

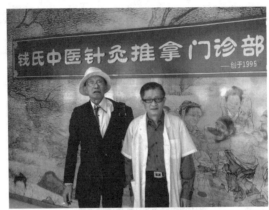

图 1-22 钱裕麟、钱德金 2013 年于广东肇庆钱氏中医针灸推拿门诊部（赵毅摄）

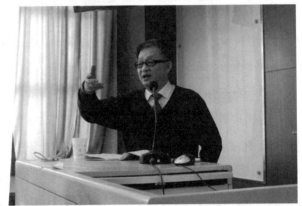

图 1-23 钱德金 2014 年在上海中医药大学授课（赵毅摄）

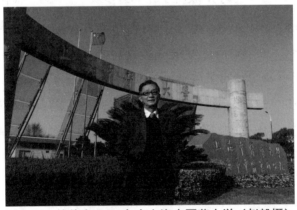

图 1-24 钱德金 2016 年在上海中医药大学（赵毅摄）

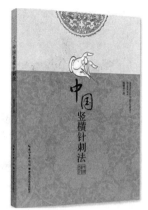

图 1-25　钱德金著《中国竖横针刺法》（2017 年）

（7）韩樵（1907—2004）（图 1-26 ~ 图 1-28），号星樵。河北沧州人，出生于北京。父亲韩友三（云亭）为形意拳名家，粗通伤科。韩樵自幼读私塾 4 年，青少年时期拜多名武术名家学习武术，学有所成。1927 年至上海以武谋生。1929 年师从一指禅推拿名家钱砚堂，第二年由钱砚堂荐入钱福卿门下。学成开业。

韩樵自拜师学习一指禅推拿以来，一生致力于中医推拿的学习和研究。2004 年 10 月在珠海逝世。享年 96 岁。

其子韩竞生先后申报并成功将"一指禅推拿"列入广东省非物质文化遗产名录和国家级非物质文化遗产名录。

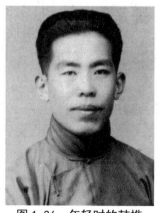

图 1-26　年轻时的韩樵

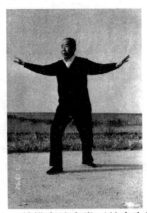

图 1-27　韩樵在练意拳（韩竞生提供）

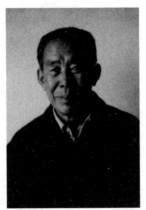

图 1-28　韩樵像（1986 年，韩竞生提供）

　　（8）王群（1924—2006）（图 1-29 ～图 1-31），北京市人。韩樵妻。北京女子师范大学毕业。后习医并开业。退休前任新疆中医院推拿科副主任医师。20 世纪 80 年代末定居珠海市。韩氏夫妇为钱福卿的高足，待师孝敬感天，除以中医一指禅推拿治病外，还以意拳站桩指导病员康复强身。1980 年在《新疆维吾尔自治区中医院院刊》（创刊号）发表论文《意拳站桩功疗法——医疗体育的一种》。

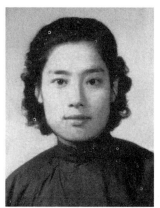

图 1-29　年轻时的王群（韩竞生提供）

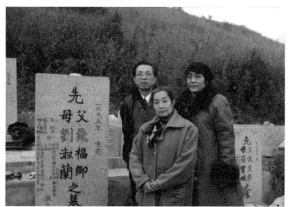

图 1-30　1995 年王群（前）、钱裕麟（后左）在钱福卿墓地（钱裕麟提供）

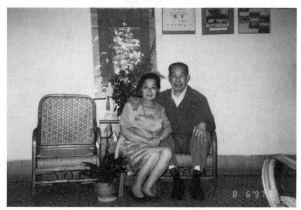

图 1-31　韩樵、王群夫妇合影（1997 年，钱裕麟提供）

韩樵、王群夫妇有五子一女承父业。在乌鲁木齐行医的有如下子女：

长子韩贵满，1940年生，原新疆中医院推拿科主任，现退休，定居北京。

三子韩竞周，1953年生，新疆有色局职工医院推拿科主任。

幼女韩亚青，1958年生，新疆中医院推拿科副主任。

在珠海行医的有如下子女：

次子韩竞愚，1952年生，珠海市韩竞生中医推拿诊所医师。

四子韩竞成，1956年生，珠海市韩竞生中医推拿诊所医师。

幼子韩竞生（图1-32），1957年生，珠海市韩竞生中医推拿诊所医师，珠海市一指禅自然疗法研究所所长。国家级非物质文化遗产项目一指禅推拿代表性传承人。

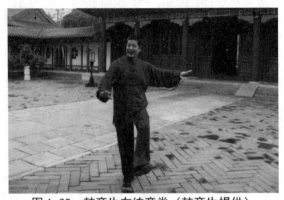

图1-32　韩竞生在练意拳（韩竞生提供）

（9）胡玉衡（1913—1979），江苏省南通市如东县人。富家子弟。1928年，胡玉衡15岁时，经父亲的老友——如皋市市长介绍前往上海拜钱福卿为师，以3000大洋的学费从师学习5年，尽得师传，为钱福卿"缠法"的继承者。1959年重新回到钱福卿身边，在上海中医学院附属推拿门诊部工作，1960年作为钱福卿的助手为原卫生部委托上海推拿学校举办的第一期"全国推拿医师进修班"授课并带教。1961年，再度离沪返乡。一指禅推拿名家王纪松赞誉道："胡玉衡的手法是钱福卿老先生的再版。"曾传授钱裕麟"一指禅推拿治疗宗法"。1979年因癌症去世。未留下一张照片。

弟子沈世德，1956年生，随师学习5年，得其真传。现推拿开业于江苏如东。以双手协同高频一指禅推拿操作见长。2017年11月在上海中医药大学举办的国家中医药管理局继续教育项目"一指禅推拿流派研修班暨钱福卿学术思想研讨会"上授课并演示治疗手法（图1-33）。

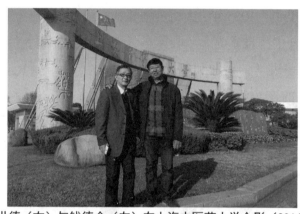

图1-33　沈世德（右）与钱德金（左）在上海中医药大学合影（2016年，赵毅摄）

（10）杨文娟（1913—？），又名杨影。江苏扬州人。出身于书香门第。高中毕业后，于1932年到上海嫁入钱家，为钱志城妻（更名钱杨文娟）。1933年随钱福卿学习一指禅推拿。1936年核准行医，以推拿开业于上海云南南路执中里20号（见1940年《医药年刊·国医名录》、1943年《上海暨全国国医药界名录》），即钱福卿、钱志坚诊所。同年考入上海医学院（现复旦大学医学院）妇产科专业，1940年毕业。1943年就职于上海私立惠生高级助产职业学校，1950年随学校迁回扬州任教。后支边到内蒙古自治区呼和浩特人民医院，任妇产科主任。1966年钱福卿病危期间曾来沪探望，卒年不详。

（11）张炳元，生卒年不详，江苏扬州市人。钱纯卿妻舅。3年学成，后不知所踪。

（12）俞大方（1938—1999），上海市人。1960年6月经上海中医学院党委批准与钱福卿为结对师生，同年底，上海中医学院授予钱福卿、俞大方模范师生称号。1961年毕业于上海中医学院附属推拿学校。1962年改从马万龙学内功推拿。曾任上海中医学院针灸推拿系副主任、推拿教研室主任、上海中医学院附属岳阳医院主治医师。1984年9月到1985年7月，兼任上海中医学院举办的第三期全国高等中医院校推拿师资进修班班主任。1985年3月，担任上海中医学院第二届学术委员会委员。1985年主编出版全国中医院校教材《推拿学》（5版教材）和《中医推拿学》（临床参考书）。1985年5月赴美国洛杉矶推拿行医兼讲学，在加利福尼亚的皇家医科大学（Royal University of America）的东方医学和针灸学院（College of Oriental Medicine and Acupuncture）主讲中医推拿课程，并在洛杉矶蒙特利公园市开诊所行医。1999年1月13日病逝（图1-34 ~ 图1-37）。

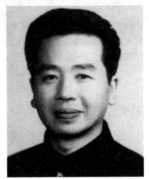

图1-34　1983年时的俞大方像

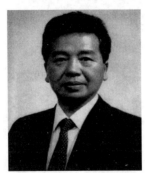

图1-35　1989年时的俞大方像（美国，吴荣南提供）

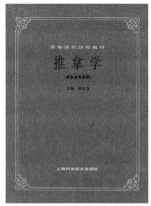

图 1-36 俞大方主编的 5 版教材《推拿学》（1985 年）

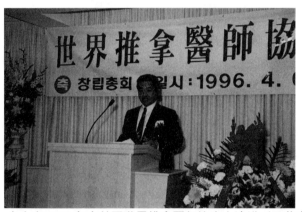

图 1-37 俞大方 1996 年在韩国世界推拿医师协会上演讲（吴荣南提供）

（13）陈力成（图 1-38、图 1-39），1939 年生，浙江舟山市人。1959 年于上海中医学院附属推拿学校毕业。1964 年于上海中医学院夜大学中医专业毕业。1988 年任上海中医学院附属岳阳医院推拿科副主任医师，1991 年晋升副教授。曾任岳阳医院推拿科小儿推拿分科主任。2000 年退休。深得钱福卿真传，手法酷似钱福卿。其一指禅推拿手法视频被收入赵毅、王诗忠主编的全国普通高等教育中医药类精编教材《推拿手法学》（上海科学技术出版社，2009）配套光盘。

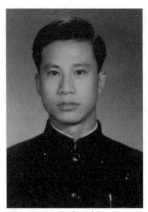

图 1-38　年轻时的陈力成

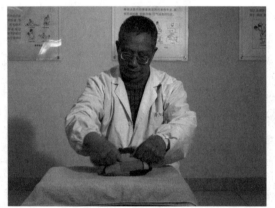

图 1-39　陈力成演示双手一指禅推法（2008 年，赵毅摄）

（14）曹仁发，1931 年生，浙江宁波市人。上海中医学院附属推拿学校 1959 届毕业生。中共党员。得王松山、钱福卿、王纪松亲传。1961 年上海中医学院党委批准与钱福卿为结对师生，得其真传。后又从王纪松学。曾任上海中医药大学附属岳阳医院主任医师，上海中医药大学推拿教研室主任，中国全国中医学会推拿学会第一届理事会主任委员，上海市中医药学会推拿学会主任委员。主编《推拿手法学》（1987）、《中医推拿学（高等中医院校教学参考丛书）》（1992、2006）、《推拿功法与治病》（1992）、《中医推拿临床手册》（1996），为《中国医学百科全书·推拿学》（1987）副主编（图 1-40 ~ 图 1-43）。

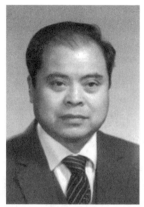

图 1-40 曹仁发像

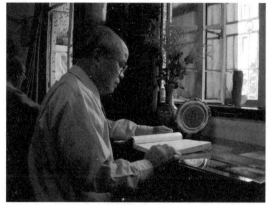

图 1-41 曹仁发在家中读书（2002 年，赵毅摄）

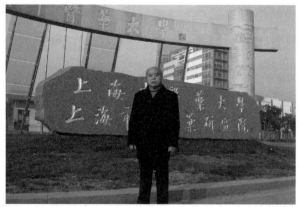

图 1-42 曹仁发在上海中医药大学（2006 年，赵毅摄）

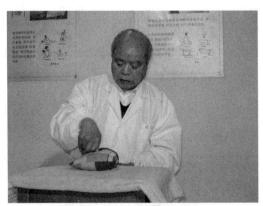

图 1-43 曹仁发在演示一指禅推法（2009 年，赵毅摄）

（15）钱裕麟，1942 年生，钱福卿孙，钱志坚侄。上海中医学院附属推拿学校 1961 届毕业生（图 1-44）。随祖父习医近 10 年。钱福卿逝世后，从钱志坚、王纪松继续研究推拿。任上海中医学院附属推拿门诊部医师、岳阳医院推拿科推拿医师。1984—1985 年，参加第三期全国高等中医院校师资进修班（图 1-45）。1990 年后在海军厦门鼓浪屿疗养院工作 8 年。1999 年起于上海市黄浦区陆家浜路开设中医推拿诊所。

2004 年 10 月赴日本行医讲学 2 年。2009 年起，被浙江省温州市中西医结合医院聘为温州市中医一指禅推拿临床基地专家顾问。2010 年应邀赴土库曼斯坦为二战老英雄推拿治疗。2012 年赴温州市中西医结合医院推拿科带教半年（图 1-46）。2012—2017 年被聘为上海中医药大学国家级继续教育项目推拿手法学高级师资研修班授课专家，上海中医药大学针推学院推拿学基础教研室顾问（图 1-47）。

钱裕麟擅长一指禅推拿流派"缠法"——"心功劲"（一指禅"小步子"推法）。其双手一指禅操作的视频被收入赵毅、王诗忠主编的全国普通高等教育中医药类精编教材《推拿手法学》（上海科学技术出版社，2009）和赵毅、季远主编的全国中医药行业高等教育"十二五""十三五"规划教材《推拿手法学》的配套光盘和数字化教材。发表有一系列关于一指禅推拿流派的回忆录。弟子有朱正奇、赵毅等。

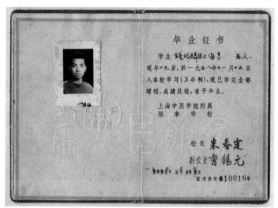

图 1-44　钱裕麟上海中医学院附属推拿学校 1961 届毕业证书（钱裕麟提供）

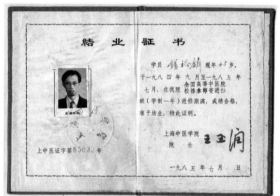

图 1-45　钱裕麟全国高等中医院校师资进修班结业证书（钱裕麟提供）

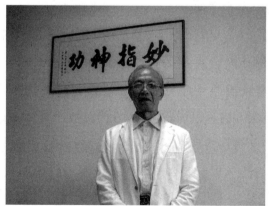

图 1-46　钱裕麟在温州中西医结合医院一指禅推拿基地（2011 年，章文宇摄）

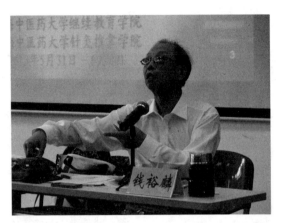

图 1-47　钱裕麟为上海中医药大学推拿手法学高级师资研修班授课

（2013 年，赵毅摄）

（16）赵善祥（1943—2019）（图 1-48），上海市人。出身建筑工程师家庭。上海中医学院附属推拿学校 1961 届毕业生。毕业后任上海市公费医疗第五门诊部医师。擅长"小步子"推法，以针灸推拿两法治病。1987 年任上海中医学院副教授。1994 年任岳阳医院针灸科主任医师。主编《推拿养生》（2001），为《中国中医药年鉴》（2001）副主编，参与编写《推拿资料汇编》（1961）、《临床检测正常值手册》（1985）、《中国医学百科全书·推拿学》（1987）、《中医名言大辞典》（1991）、《近代中医流派经验选集》（1994、2011）、《辞海》（1999）、《最新医学检验参考值手册》（2001）、《中国医籍大词典》（2002）、《大辞海·医药科学卷》（2003）等，对推拿历史、文献、经络腧穴颇有研究。如质疑黄厚璞提到的中国人"康富"编写的《按摩手册》最早传到西洋的说法，并考证出原来是明代的《遵生八笺》一书，因为其中有医疗体操、呼吸方法等内容，而在翻译成外语时被译成"Kung-Fu"（功夫），而"Kung-Fu"又被误传成人名"康富"。还质疑了一指禅推拿为达摩所创的观点。这些文史研究得到了医史专家王吉民的肯定。对马万龙以平推法、棒击法为主并锻炼少林内功的推拿流派，赵善祥建议用"内功推拿"来表述（图 1-49）。

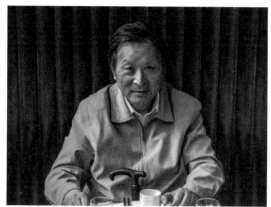

图 1-48　赵善祥（2003 年，赵毅摄）

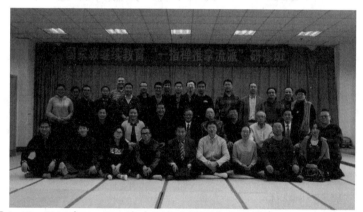

图 1-49　2017 年 11 月上海中医药大学国家中医药管理局继续教育项目

"一指禅推拿流派研修班暨钱福卿学术思想研讨会"部分代表合影

第 2 排为授课教师，左起依次为姚斐、陆萍、韩竞生、钱德金、钱裕麟、沈世德、朱正奇、赵毅。

第二章 一指禅推拿基础理论

一指禅推拿临床治疗属于中医学范畴，一切临床治疗须结合一指禅推拿临床特点，遵循中医理论。

一指禅推拿理论是五代一指禅推拿前辈和老师们的临床结晶。理出于法，理指导法，法出自然。有道（理）有术，术更精；有术无道（理），止于术。

一、局部与整体

局部与整体是一指禅推拿核心理论之一。

整体，中医学术中指整体观念，是中医学的基本特点之一。一指禅推拿又赋予其疾病的病因概念。

人的生理活动是整体活动，一旦某一局部发生病变，不仅该部的生理功能发生障碍，还会影响相关部分甚至导致整体功能失调。如肩关节活动功能障碍会使肘关节屈伸功能受限，甚至由于肩关节疼痛影响睡眠，久之则造成人的整体功能下降。又如脾胃有疾，升降失常，运纳无权，后天之本消耗，会导致组织器官失养和全身虚弱。

一旦某一局部发生病变，该部出现功能障碍，我们不能只看到疾病的痛证证候表现，而要透过现象看本质，求其病之因。一指禅推拿临床治疗运动障碍性疾病时，要求医者熟谙现代医学中的解剖学、运动生物力学等学科知识。如肩、背、胛、臂等部的痛证，不仅要知道其局部病证特点，还要从整体观念出发，求其本。其本也许是颈部臂丛神经锁骨上、下分支受压，而牵涉肩、背、胛、臂部局部或全部肌肉酸、麻、胀、痛。又如足跟部疼痛，就要知晓足跟部的整体解剖结构，对相关的肌肉、肌腱、韧带进行临床检查，找出产生足跟痛的真正病因，而跟骨增生（骨刺）只是易产生足跟痛的潜在原因。

一个整体包含局部，诸多局部合成整体。我们认为，整体观念不是指单一的整体，而是在整体观念中寻找影响整体的主要局部因素。局部，一指禅推拿又赋予其病位的含义。

局部病证可能不是病因。局部，指局部病变，或局部病证表现。病位，指疼痛的部位，不一定是病灶所在，也许是由病因牵涉或放射至的某一部位。在牵涉痛或放射痛的病证中，究其因果关系，病位是果，病因是因。要看清事物的本质，临床治疗更需如此。

人的一个生理运动的完成，是相关联的骨骼肌在神经系统支配下牵动关节协同完成的。这就告诉我们局部不是单一的局部。如一只手放在另一侧的肩上时肩胛部疼痛，或肩关节后缘疼痛，就应从局部的病位分清是哪几块主要肌肉放松功能失调，在相应的治疗过程中还得考虑一些相关肌腱的放松功能是否也失调。局部病位、压痛点"以痛为腧"的治疗虽偶能见效，但牵涉痛、放射痛的病位治疗更会事半功倍。

局部治疗，一般是针对某一疾病的局部症状进行治疗，使局部病变、病位的调节恢复。即使是对单纯性局部病变部位的治疗，一指禅推拿也必须从经络或者经筋角度入手，通经气，活气血。

局部，我们不能单一看某一局部病灶部位，应把某一局部病灶部位当成整体，在这一病灶部位找出相关联的产生疾病的病因，这样治病才能求其本，求其因。

整体治疗，一般指针对疾病的病因和由病因产生的病位的治疗，从中医整体观念出发进行治疗。

局部治疗与整体治疗是辩证统一、相辅相成的关系，缺一不可，是一指禅推拿治愈疾病的关键。

二、辨证与辨病

一般讲，中医讲辨证论治，也讲辨病论治。现代医学讲辨病，不讲辨证；中医临床不仅要辨证，而且要辨病。中医临床在内科疾病治疗中以辨证为主，辨病为辅；在痛证治疗中以辨病为主，辨证为辅。根据《灵枢·九针十二原》："皮肉筋脉，各有所处。病各有所宜，各不同形，各以任其所宜。"就要辨所处、所形，辨其任，就要从生理来辨。张介宾《类经》注《灵枢·官针》曰："凡病有沉浮，刺分深浅"，就得遵守祖国医学辨病灶的深与浅，辨损伤部位的深与浅。《灵枢·九针十二原》又云："满则泄之。"痛，本是满，就要去辨病研究如何去泄。临床之道不要一味求其一，而抛其二。中医本是充满哲理性的，一叶障目，临床是难以取得疗效的。一指禅推拿在不断发展过程中充分认识到，一指禅推拿是用双手独特的手法与手式艺术，在人体肌肤刺激经络、穴位，同时也刺激着肌肉、神经、血管，在治疗或保健过程中，既辨病论治，又辨证论治。

治疗内科疾病时，刺激经络、穴位，主要遵循中医辨证论治。一指禅推拿临床多循八纲辨证、气血辨证和脏腑辨证。

在治疗运动障碍性疾病时，一指禅推拿刺激着肌肉、神经、血管，特别是调节、恢复肌肉生理功能。只知辨证是不够的，还要辨病，知其病。

辨证为根，辨病为本，传统医学为根，现代医学为本，辨证和辨病相辅相成，是一指禅推拿的理论特点，也是取得显著疗效的决定因素之一。

　　一指禅推拿临床治疗疾病，单纯地知道所治疗疾病的名称是非常不够的，何况现代医学中有些病名只是一个大概念，如中医所讲"痹证"一样，加之临床多变，有些病证也说不出什么具体病名。如夏天穿冬天衣服仍感冷，用现代医学检查也查不出问题，也就说不上什么病名。又如手指攥拳不紧就要辨其病。

　　辨病，在痛型运动障碍性疾病中，要辨其软组织的放松功能、收缩功能、延展功能是否失调。我们还是用攥拳不紧为例。攥拳不紧一般是前臂屈肌或伸肌挛急，放松功能失调，或延展太过，而造成屈肌肌力减弱，收缩乏力，收缩功能失调，也可能是支配前臂屈肌的神经损伤导致支配不力。若放松功能失调，则治疗时就可用一指禅推拿的手法与手式，以松治之，松则攥紧。若因收缩乏力，则以通经、活气血手法治之，再以相应手式不断以收治之，增加肌张力，收则攥紧。若因支配不力，则以活气血手法濡养神经，激活神经动力，达到支配给力。

　　辨病，要辨其疾病的规律。所谓规律是指疾病的转归和疾病性质特征的规律。知晓疾病的规律，在临床治疗中做到心中有数，有着十分重要的临床指导意义。如周围性面神经麻痹发病 1 ~ 7 天一般会发展到病情最高峰，发病初期的治疗以推、点、拨面部表情肌等较重手法为主，当恢复到一定程度时应该以推、按、揉等柔中带刚的手法为主，如果刺激量过重会使表情肌兴奋太过、紧张太过而产生面肌痉挛后遗症。另外还要知道该病的分型与预后。又如临床常见且需影像学检查诊断的腰椎间盘突出，通过疾病性质特征和规律可分清是腰椎间盘突出症，还是腰肌劳损。

　　在临床中常见神经性偏头痛，辨病对指导治疗就显得十分重要。在辨别出是枕大神经痛还是枕小神经痛后，选用相应的一指禅推拿手法和施术部位针对性地治疗，就能即时取得明显疗效。

　　目前磁共振、CT、X 线都主要对骨成像，对肌肉软组织则不能完全成像，这便警示我们辨病的重要性。

辨证与辨病的有机结合使一指禅推拿在临床治疗中游刃有余。辨证是方向，方向错了，南辕北辙，临床就不能取得很好疗效；辨病是路线，路线正确就少走弯路，临床治疗就能取得显著疗效。

三、一指禅推拿中的"得气"

针灸、推拿同源，临床治疗皆宗"气至而有效"。《针灸大成》的"宁失其时，勿失其气"，精辟概括了"气"在外治中的重要意义。在推拿学中手法是形，只掌握手法是"粗守形"。也就是讲学习一指禅推拿除学习其中复杂多变的手法外，还必须认真学习其理论，二者结合运用临床才能取得理想的疗效。

在推拿古籍中尚未见"得气"这一名词，现代推拿学也没有对推拿治疗中得气的理念与重要性做出详尽论述。偶然谈到得气，无不套用针灸学中的"得气"理论。

（一）一指禅推拿"得气"的概念

在《素问·调经论》可以见到推拿中"得气"这一理念的影子："按摩勿释，着针勿斥，移气于（不）足，神气乃得复。"根据《针灸甲乙经》和《黄帝内经太素》，原"不足"的"不"字是误添的，应当是"移气于足"。这生动地讲述了运用推拿手法施治会产生经络循行得气现象。"移气"，是气在行，气至病所足下，邪气去，正气生，病除疾愈。"膏肓俞无所不治……摩膂肉之表肋间空处，按之自觉牵引胸户中……"这是唐代孙思邈在《备急千金要方》（卷三十）中的一段文字，字里行间也说明"得气"这个理念。得气，在针灸学和一指禅推拿学中实为一种理念、一种感应、一种领悟。一指禅推拿学所讲的得气，是医者用气劲功力施术治疗时，通过经络、经筋、穴位，同时配合扪摸软组织的张力是否正常，有无结节、条索状物、弹响等触觉异常，以及压痛点物理刺激，通经络、行血气而营阴阳、濡筋骨、利关节过程中产生的热、酸、麻、胀、痛的感觉和反应。这种热、酸、麻、胀、痛感觉可沿着一定部位，向一定方向"移气"，传导扩散。

得气中的热感是针灸临床中渴求的得气感，为了获得针下热感传导，历代针灸家在刺法上做出了不懈研究。"烧山火""透天凉"综合针补泻刺法是具有代表性的刺法，但针刺手法复杂，有一定的部位局限性，古今能做"烧山火""透天凉"综合补泻手法者极少，就是做，得热者也难有之。一指禅推拿却能完成古人之夙愿。《素问·举痛论》说："寒气客于背俞之脉，则脉泣（涩），脉泣则血虚，血虚则痛，其俞注于心，故相引而痛，按之则热气至，热气至则痛止矣。"这段经文虽没讲明如何按，但告诉我们在治疗过程中要得气，而且是"热"气，热气至病所，则痛止。

热感，是一指禅推拿的得气感。一指禅推拿得气之感必是在内的热感，而不是表面皮肤摩擦生电、生热感。

一指禅推拿还有本专业特殊的得气概念。比如我们治疗胃肠之疾时，手法运用要使患者胃肠有热气鼓荡感，在胃肠蠕动较差的疾病治疗中，听见胃肠有水的激荡声与肠鸣声，方能温煦腑里，促使胃肠蠕动与血液循环，可助消炎、止痛、愈合溃疡面，提高胃肠生理功能，并使其生理功能恢复。一些痛证和无痛型病证病变部位血液循环较差，经脉壅阻，气血不和，肌肉和神经得不到滋养，就会感觉到怕冷或怕风，治疗时手法运用的目的之一就是要使之得热。得热，则气血流动加快，充分给肌肉、神经带来营养，使疼痛尽快消逝，使神经尽快恢复生理功能。以上所述的"热气""胃肠有热气鼓荡感""胃肠有水的激荡声与肠鸣声"，是一指禅推拿在治疗胃肠疾病中的"得气"。

"痛"，也是一指禅推拿的得气概念。

一指禅推拿治疗是靠医者一双手在人体施治，正常的肌肉组织在重力压迫时会出现酸胀痛的感觉，特别在肌肉单薄的部位，如手、足部位重力压迫到骨膜时会产生疼痛感，这种痛不能称为得气。肌肉疼痛呈病理状况时，有时拒按，有时按之痛上加痛，这种痛感是病理的反应，属于得气感。施治时补泻有章，手劲必因人因病而宜。

什么"痛"感是一指禅推拿学中的得气感呢？

（1）疾病在人体某部位所呈现的疼痛点称阿是穴（天应穴），在其上施术的痛感。

（2）在病灶部位，或所循经络、经筋上的结节、条索状物上施术的痛感。有时按之拨之又痛又有舒服感。

（3）在病灶部位施术的痛感。

（4）在病灶部位施术产生传导性的酸痛、胀痛感。

在一指禅推拿学中，酸、胀、麻也不完全是得气感。

先说酸胀，正常的骨骼肌在受外力较强刺激时会产生酸胀感，受刺激的肌肉内产生化学变化，主要是产生乳酸刺激神经末梢，再通过反射弧，大脑发出酸胀感觉的指令。我们所讲的得气是可沿着一定部位、向一定方向传导扩散的酸胀感。例如当我们在点揉居髎穴时就会有酸胀感沿足少阳胆经向下肢外侧传导。再如点按天宗穴时酸胀感会向臂部传导。

麻感，人体有疾而表现麻的体征大多是神经方面的疾病。一指禅推拿中的麻感得气传导大多以神经传导为主，神经受压可表现出麻，神经缺乏气血濡养亦可表现为麻。举个例子，临床常见以手麻为主症的"臂丛神经锁骨下分支压迫型"，我们可在臂丛神经锁骨下分支部运用一指点振或点拨的手法使麻感传导到患者酸麻的臂、肘、手部，气至则有效。

（二）推之要，气至而有效

临床中得气与疗效关系甚密，推之要，气至而有效。得气的强弱应以患者能够接受、舒适、疗效显著为目标。"蓄劲在指，以意运气，意行气行，意到气至"，这是一指禅推拿治疗运用手法使之"得气"的理论基础。针灸临床上在针刺后不得气的情况下往往也会用推拿辅助手法"扪而循之，切而散之，推而按之，弹而怒之，抓而下之，通而取之"（《素问·离合真邪论》）催其经气，可见古人已认识到推拿手法是通经催气的主要手段。

（三）气至——得气之感到病之所，或不适之所

一指禅推拿运用手法、手式在人体表面进行治疗或保健，要达到气至，使"得气"之感"移气"病之所或不适之所是不难的。

人的体表在经络中属十二皮部，邪先客于皮，是邪气与卫气邪正消长所在。邪气所在必有酸、胀、痛、冷感。一指禅推拿是通过经络的线、经穴的点、经筋的片、脏腑的面来调节气血，增强卫气以消酸、胀、痛、冷感邪气，正长邪消，达到治疗与保健目的。

人体之表布满的孙络最先接触病邪。而营卫，特别是卫气，就是通过孙络散布全身的。临床上发现的体表反应点（阿是穴），一般均可用孙络"溢奇邪""通营卫"的作用来理解。一指禅推拿就是在整体上运用经络的作用，局部上运用其各种相应的手法、手式，通过体表反应点来"溢奇邪""通营卫"。

气至，指得气之感"移气"病所或不适之所，是针对局部病变和未病而言的。气易至，但必循一指禅推拿整体与局部的理论，手法与手式运用时必连贯而施，徐疾有度，气劲功力以人而宜，以病而宜，方能使经络通、气血畅、卫气长、"溢奇邪"、"通营卫"，并可治未病。

（四）气至——治其病所从生者，必得气

《灵枢·终始》云："治患者，先刺其病所从生者也。"虽然古人对一些病的病因病机不甚了解，但已难能可贵。一指禅推拿与针灸有专业的区别，但都具有外治刺激的物理治疗相同点。治"其病所从生者"，必得气，这一古训同样是一指禅推拿临床治疗的理论基点。

一指禅推拿临床中有许多牵涉痛、放射痛的痛型病证，也有许多无痛型病证，这就需要医者去辨其病，辨其病所从生，方能达到治疗效果。如偏头痛是多发病，也是临床较难治的病种。只要不是脑源性偏头痛，究其病因，一是神经性，二是血管性；究其病所从生者应在颈部。一指禅推拿临床对偏头痛就在颈部神经性或血管性"病所从生者"部位进行放松治疗，并用点法、点振法、点拨法得其气，必传导至偏头痛的疼痛部位，气至痛减，甚则痛除。

在临床治疗过程中如点按某个穴位想要得气感向一定方向传导时，用指时气劲功力的角度，也就是用力的方向十分重要。年老体弱患者及一些虚证患者难以得气，我们可一手用点法，或按法，或点揉法，另一手循此经络运用点、拍、滚、抹等手法催气，通经接气。如点三阴交穴要使酸胀感向小腿上部或大腿内侧传导，就可一手点揉三阴交穴，另一手在三阴交上方施手法逐步向上，以通其经、催其气。对体质较弱、年老的患者切不可为达到得气而施以大力，大力本为夯（bèn）力，治疗中必循序渐进疏通经络气血，守住其正气，逐步调节，使之恢复健康。

四、一指禅推拿中的点、线、片、面、节

一指禅推拿在传承方面多以口传心授为主，以功法、手法、治法为主体内容，高水平之师讲授中医基础、《黄帝内经》等经典著作，因此继承者各有心得。一指禅推拿众弟子各师所承，不断总结积累，至今一指禅推拿各分支流派百花齐放。

在一指禅推拿治疗中无论什么流派的手法、治法，其理论核心之一就在于点、线、片、面、节五者关系。只有深刻领悟其内容，临床操作时就能从理论上指导各流派手法运用，有章有法。手法可百花齐放，分支流派可多门，但一指禅推拿的章法不能变，从而使教者利于传授，学者便于掌握，临床发挥自如，提高疗效。

"点、线、片、面、节"在一指禅推拿中的含义，最早由已故一指

禅推拿名家钱健民先生做了精辟的概括，提出了"据穴取点、循经取线、以筋取片、按部取面、通关取节"。下面我们就"据穴取点、循经取线、以筋取片、按部取面、通关取节"分述其理论与临床指导意义。

（一）据穴取点

据穴，即根据腧穴学理论和病情需要，选择治疗点。穴，分为经穴、经外奇穴和阿是穴。经穴通常重点取五腧穴、特定穴。

《素问·气府论》说腧穴是"脉气所发"。《千金翼方》更进一步指出："凡孔穴者，是经络所行往来处，引气远入抽病也。"说明我们运用一指禅推拿治疗过程中，施各家手法据穴取点就能够治疗所属脏腑的"是主所生病""是动则病"，就能治疗经筋"其病"。这就要求一指禅推拿临床医生：①要熟练掌握穴位的准确位置。穴的位置掌握不准，所点的部位就不能称之为穴位。再说穴位本身是"孔"、是"隙"、是"点"，取穴不准确就失掉了此穴位的主治功效。如大家经常用而经常取不准确的重要穴位——合谷穴，其准确位置在"第一、第二掌骨之间，约当第二掌骨桡侧之中点赤白肉际处"，绝大多数人取合谷穴多在虎口丰满的肌肉上，而不在"第二掌骨桡侧之中点赤白肉际处"。②要掌握穴位的主治规律。由于穴位（经穴）是经络上的一个点（经外奇穴、阿是穴不在此内），它的主治规律有分经主治规律和分部主治规律。③要掌握特定穴的应用。特定穴的特点是内容系统，形式固定，寓意深邃，法度谨严。在推拿临床用起来简单方便，最主要的是运用特定穴疗效较好。

据穴取点还告诉我们，经外奇穴与阿是穴也是穴，也是我们治疗疾病所需要取的点，特别是阿是穴（天应穴），作用很大。"以痛为腧"就是指阿是穴，因此有"指针"一说。指针，以指代针，不过是个象形词。一指禅推拿一指定禅，气劲功力无与伦比，要说以指代针非一指禅推拿手法莫属。临床常用的点、按、振、拨等手法皆是"以痛为腧"、以指代针的手法。以指代针之前还必须实施通理经络、行气血、施局部与整体的各种手法与手式才能更有效。

据穴取点一般在循经取线后重点使用，也可在循经取线过程中有选择性地据穴取点。穴是脉气所发，只有先激荡其脉气，"引气远入"，我们所取的穴位才能发挥最大功效。

（二）循经取线

循经，即指按经脉、经筋之循行线路和循行规律；取线，线是经线，是用一些适合走线的手法调动经络的生理功能，调其虚实。循经取线所循经线包括经脉、经筋之循行路线，调节气血，濡养肌肉，达到治病或保健效果。《灵枢·经脉》指出："经脉者，所以能决死生，处百病，调虚实，不可不通。"一指禅推拿必遵循"循经取线"理论指导临床治疗，不可忽视经络理论，否则再好的手法也只能是空架子，无本之木，只能有一过性舒服感，而不能迅速达到治疗疾病和治未病的效果。

经络学告诉我们，临床上发现的体表反应点是孙络分布的所在，也是卫气所停留和邪气所侵犯的部位。正邪交争，在体表部位可出现异常现象。循经取线时就需我们用一指禅推拿独有指法去感触在体表部位出现的异常现象。一般讲当我们感触有结节、筋紧、疼痛点时，说明经络气血阻滞而不通畅；如果感触到肌肉弹性较差或较干瘪，预示肌肉功能减退或萎缩；若推至某一部位时患者无任何感应，表示皮神经出现问题；若推至某部患者感受比任何一处都有舒服感，提示此部气血运行不足，推则气行血亦行，通则觉舒，荣则觉舒。总之，循经取线时医者要与患者相互配合，特别当感触到异常现象时一定要即时询问患者，为下一步手法治疗确立治疗方案。例如我们在治疗急性腰扭伤时，循经取线通常以腰部取膀胱经开始，取腰部两侧，由腰部施手法而下，经臀骶，沿股后部，达腘窝，顺小腿后缘而下，终于足跟部。在整个循经过程中要仔细感触，及时询问，掌握病证的疼痛部位、疼痛点，然后采取相应治疗手段，进一步治疗，达到较迅速的以松治痛的效果。

一指禅推拿在循经取线中能充分体现经络具有的传导感应和调整虚实的功能。如我们用"水银泻地"手式在背部膀胱经上由上而下施术时，受术者会感到有一股气流顺膀胱经而下。又如运用"伯牙抚琴"手式取下肢膀胱经或胆经时也能感受到有热气运行。这除了揭示"得气"现象外，还告诉我们循经取线法贯穿整个治疗过程，从另一角度说明一指禅推拿融于经络学术之中，从事一指禅推拿临床要想取得较好疗效，经络"不可不通"。

《灵枢·海论》指出："夫十二经脉者，内属于府藏，外络于肢节。"一指禅推拿在循经取线过程中，是通过手法刺激作用"行气血而营阴阳，濡筋骨，利关节"（《灵枢·本藏》）。但对治疗某一具体疾病而言，循经取线不一定只取一条经络，可取两条或多条经络，一切以临床治疗取得疗效为准。如胃脘之疾，可取胃经，还可以取脾经。若肝气郁结犯胃，则随证取肝经，平肝解郁，调节气机。临床循经取线需因病而取，灵活用之。

（三）以筋取片

筋，《说文解字》解释为"肉之力也"，意思指产生力量的肌肉。"腱"是"筋之本"，筋附着于骨骼的部分。现代医学认为肌肉是力，筋却是肌腱与韧带。肌腱是肌肉束的延伸部分，是附着于关节部位的坚韧的结缔组织；韧带大多在关节周围，也是坚韧的结缔组织。传统医学与现代医学"筋"的含义虽然不同，但都是指软组织，都认为肌肉是人体活动产生力量的部分。

传统医学经筋学说与现代医学运动生物力学相融，形成一指禅推拿"以筋取片"独持理论与临床治疗。

以筋取片，就是以经筋学说和现代医学理论为指导进行以肌肉（软组织）为主的治疗。

1.经筋学说对一指禅推拿"以筋取片"的指导意义

经筋学说是经络学说的组成部分，有十二经脉、十二经筋。经脉内属脏腑，外络肢节，分别行于十二筋中。十二经筋以"结、聚、散"的特点联络四肢百骸。十二经筋基本循经脉而行，有些循行路线到达的部位可弥补经脉不到之处。经筋病大多是筋循行处的"转筋""筋急""筋痛"和关节屈伸受限等，基本以运动障碍性疾病为主。

古今针灸推拿家都以经脉理论为主要研究内容，将其作为指导临床的理论基础之一，偶有提及经筋也是蜻蜓点水，深入研讨并用以指导临床者很少。一指禅推拿从经筋学说中汲取营养，研讨并悟其理，融入以筋取片治疗之中。

（1）十二经筋基本包含了人体所有骨骼肌、肌腱、韧带。所述经筋之病，融入现代医学的生理、病理，指导一指禅推拿临床"以筋取片"治疗则如虎添翼。如足少阳经筋其病"引膝外转筋，膝不可屈伸，腘筋急"，所述症状包括了相当于膝外侧副韧带损伤、外侧半月板损伤、股四头肌损伤、膝后交叉韧带损伤、股二头肌或腓肠肌挛急等病证，治疗此类病证应先检查以辨其病，在"以筋取片"过程中取足少阳经筋所循，施以一指禅推拿手法，使之由病理还原到生理。再如膝外侧副韧带损伤，以足少阳大腿与小腿部位的经筋取片，从上至下用一指禅推拿相应手法"循经取线""据穴取点"，再利用肌肉动力学原理进行适当的被动运动治疗和股二头肌的放松治疗，即能取得显著疗效。

（2）《灵枢》描述了十二经筋的"其病"，对一些疑难病症或连现代医学都难以治愈的病证，很好地解释了病因病机，并提供了治疗途径。例如手太阳经筋其病"绕肩胛引颈而痛，应耳中鸣痛，引颔目暝，良久乃得视"。此段文字非常精彩，揭示了鲜为人知的耳鸣、耳中刺痛，甚至一过性耳聋、视物模糊的病因病机，为治疗上述病症提供了崭新的治疗途径。一指禅推拿谨遵经文，在颈、肩、胛、耳部循经取线，据穴取点，以筋取片，治之屡收奇效。还是手太阳经筋，经文生动形象地说："上循臂内廉，结于肘内锐骨之后，弹之应小指之上，入结于腋下。"文中"弹之应小指之上"一语，可能是经气感应，也可能弹到尺神经上，虽然两千年前古人对人体解剖没有现代那么清晰，但已非常难能可贵。当我们循手太阳经取线，据穴取点，点于肩胛部时，也可得到经气下传至前臂，甚至达小手指的得气现象，抓住这一得气现象指导治疗臂丛神经锁骨下分支尺神经压迫型的病证，有重大临床指导意义，可有的放矢，出奇制胜。

（3）十二经筋中有许多关于颈肩病的论述，说明古人对骨骼肌之间运动协调功能和疾病的因果关系已有充分认识。足太阳经筋其病有"项筋急，肩不举"。就是讲颈项肌肉拘急，肩上举受限。仔细分析此语中 6 个字，有可能肩无痛，而上举肩动作时牵涉"项筋急"，因痛而"肩不举"；也可能是因颈项筋急，牵涉肩关节肌肉的疼痛，所以项筋急，肩也不能举。经文提示我们，治病要分清因与果，不要一见颈肩痛就是颈椎病，也提供我们一个治疗此类疾病的途径，在足太阳经筋循行路线以筋取片很快就能见效。

十二经筋内容丰富多彩，丰富了一指禅推拿理论，一指禅推拿又完美地诠释了十二经筋理论。十二经筋中蕴涵许多现代医学理论，有待我们挖掘。

"以筋取片"在一指禅推拿治疗中所占时间比例最长，是治疗中举足轻重的一环。从十二经筋中悟其道，结合现代医学中解剖学、神经学、运动生物力学，并以一指禅推拿独特手法行其理，提高了临床疗效。

2. 一指禅推拿"以筋取片"的临床意义

（1）一指禅推拿"以筋取片"理论充分展示推拿内涵。

经筋各起于四肢末端。筋有大小，或散布成片。由于散布成片，而又结聚于关节和骨骼，或入腹腔，当其发生病变时，就会产生运动障碍和腹部脏腑疾病。"以筋取片"就是以产生运动障碍和腹部脏腑疾病的经筋，局部取片或整体取片。以筋，方能取片。以筋，不只是单纯的经筋。其实推拿除点、线外，医者的手均作用于筋（肌肉）上，只是无意识地推在经筋上。以筋，以经筋"结、聚、散"走向（部位），以其病、其主病，以其经筋和相应经络内在联系，以其经筋在现代医学中相应功能，进行综合分析，再施以一指禅推拿相应手法、手式取片。比如足少阴经筋"循阴股（指大腿内侧），结于阴器"，其病主痉。阴股也是奇经八脉之阴跷脉的通道，阴跷脉上循阴股入胸腹。《素问·至真要大论》说："阴中乃疡，隐曲不利，互引阴股。"一指禅推拿治疗妇科疾病就是根据"以筋取片"理论，以足少阴筋取之，先取下肢内侧，顺其经筋走向施之手法，通其筋，点其穴，后重点施术于阴股，整体与局部相合，形成完整而有效的治疗方案。

一指禅推拿注重经络、穴位、手法与手式的运用和手法、手式运用中的连贯性，讲究治疗中的整体观念，是"以筋取片"取得临床疗效的基础。

（2）从神经学揭示一指禅推拿"以筋取片"理论的临床意义。

现代医学神经学揭示"以筋取片"具有极其重要的临床意义，是取得独特疗效的关键之一。一指禅推拿认为，肌肉运动是在神经系统支配下产生的，神经疼痛的同时，其所支配的肌肉也会产生疼痛，受压的神经不同，产生疼痛的部位也不同，所以"以筋取片"就要以神经病变所支配的"筋"为主。例如坐骨神经痛，只是一个总概念。一指禅推拿临床中把坐骨神经痛分坐骨神经主干压迫型、腓浅神经压迫型、腓深神经压迫型和混合型。坐骨神经主干压迫型的疼痛路线，从股后正中部，下循小腿后正中部，达足底；腓浅神经压迫型的疼痛路线，由股外后部，下至小腿外后缘，行外踝后，至足外侧的足面与足底；

腓深神经压迫型的疼痛路线，在股外后缘，下走小腿胫外侧，再经外踝前，达足面而终。在治疗过程中，一指禅推拿就必须掌握坐骨神经痛各型的疼痛路线，循经取线、据穴取点、以筋取片，才能有的放矢，事半功倍。没有目标、方向的治疗，只能事倍功半。从经筋循行路线来讲，又与现代医学的神经支配路线大体上不谋而合。

另外，神经反射弧理论对我们以筋取片治疗偏瘫、截瘫、小儿脑瘫等病证也有非常重要的临床指导价值。

（四）按部取面

一指禅推拿不仅对治疗运动障碍性疾病有显著疗效，而且对一些内科疾病治疗疗效也是非常显著的，正如《素问·离合真邪论》所述："寒气客于肠胃之间，膜原之下，血不得散，小络急引故痛。按之则血气散，故按之痛止。"

按部取面，主要指按胃、肠生理部位，取这些内脏的体表投影面施以治疗手法。面，也指皮肤的面、肌腹的面、深层肌肉体表投影部位的面及肌腱、韧带的面等。如胃要依胃形而施手法，应从剑突下贲门始，循胃底部、胃小弯、胃大弯及胃体部，逐步移动至幽门部位。胃气"主降""以降为顺"，切不可不按胃的解剖形态，无章无法，而逆之。逆施取面，胃气则上逆，而不能"通降"，胃则不"和"。对肠、妇科的一些疾患治疗也是如此，不再赘述。医者需熟知胃肠等腑脏生理解剖结构，与脏腑的病因病机，才能施之治疗，否则，动手便错，甚则会造成不良后果。

"以点治面，以面治点"是一指禅推拿显著特点之一。以点，可以是痛点，以痛为腧；可以是病灶点，治以病之本；可以是腧穴之点；等等。治面，治其经脉、经筋之病，治其脏腑之病。以面治点，如上所指，通其经脉、经筋气血，正气存内，邪不可干，使局部病变或痛点消失。此中蕴含了现代医学的理论与哲学思想。

(五) 通关取节

上面讲了推拿治疗中的"点、线、片、面"。简要地说，点指腧穴和阿是穴 (天应穴)，线指经脉、经筋，片指经筋，面指脏腑。针灸学强调得气，并要移气至病所，而通关过节是非常难的。这里的"关"与"节"均指"关节"。在所有关节周围都包围着结缔组织，结缔组织是较惰性而又坚韧的，经气难以通过。一指禅推拿因有点、线、片的运用，所以较容易通关过节，这就是我们所讲的"通关取节"。

什么叫通关取节? 要通关必取节。通者，打通之意，滑利之意。气血在人身循环，往往因关节难以通畅而壅堵。堵则气滞，则生疾。在推拿治疗中，通关取节是非常重要的。推拿通关取节比任何非药物治疗来得有效，简单、方便、可行。

在针灸临床中，古人为了"通关过节"，气至病所，采取了许多办法。当然最有效的办法是采用推拿手法中的点、拍、揉、抹等手法。古人已经认识到只有推拿可以助针灸得气、通关过节。

人体的"移动"，有纵、横、高三个维度。由于人体由许多关节构成，所以只要姿势正确，就能四处灵活走动。但是，有时身体会因受到某些限制无法活动，使肌肉过度伸展而产生不规则的排列。这是由于关节内所谓"关联功能"受阻。关节与肌肉是相互制约、相互依存的，肌肉的延展、收缩功能是有一定限度的，从某种意义上讲，关节起着保护肌肉的作用。

一指禅推拿在治疗关节痛时，也必须注重"通关"，要通其关，就必先通其周围的软组织，使之气血通畅，关节本身才能达到滑利。有人曾经做了试验，将狗的双侧膝关节腔内注入碘，然后在狗的一侧膝关节周围软组织推拿约 20 分钟后，X 线片可见推拿后膝关节碘已经均匀扩散并淡化，而未曾推拿的另一侧膝关节碘仍聚合在一起。这说明不论关节本身病变 (伤骨必伤筋) 还是周围病变，要通关要过节，必取关节的相关软组织，使之血气通畅。气血畅，则壅通。

通关取节的另一层面，当整体气血不通时，关节部位的通畅是非常重要的。从经筋理论上讲，经筋特点是结聚于关节周围。

在痛型病证和无痛型病证中都以经筋病为主体，而关节是上与下的载体，结聚部位的经筋气血畅通就显得尤为重要。比如坐骨神经痛，腰椎关节、髋关节、膝关节、踝关节的气血通畅是非常重要的。然而坐骨神经所支配的所有肌肉的附着点都在关节上或周边的骨骼上。骨骼肌在神经系统支配下牵动关节才能产生运动，因此，"通关取节"在治疗上更有现实意义。

在一指禅推拿体系中，我们一般用"蓑翁摇橹"的手式，或单取"运""抖""摇"等手法。不管采取什么手式或手法，必须要遵循先以点、线、面行气血，后"取节"的原则。

一指禅推拿"据穴取点、循经取线、以筋取片、按部取面、通关取节"必掌握其精髓，其他各法才能在临床中灵活运用，愈其病，速其效。一指禅推拿比较寻常推拿从医理上讲格外之深，故效力上讲格外之大。

五、一指禅推拿中的运动生物力学

运动生物力学是研究生物系统机械运动规律及其应用的科学，是一门力学与生物学科相互结合与相互渗透的边缘科学，也是注重研究人体生理的学科。通过研究不同的动作对人体局部力量负荷状况，发现运动创伤产生的原因和规律，从而采取相应预防措施，同时也有助于选择伤后的康复手段。

（一）一指禅推拿中的输出冲量极值

一指禅推拿是医者双手用独特手法、手式，由人体外部刺激施行治疗、康复的手段。在众多一指禅推拿流派支脉中，前辈们积累了许多手法与手式，而这些手法与手式，后人只知其实用，能治病，而不知其理，临床运用只能"依葫芦画瓢"，不能使手法与手式发挥得淋漓尽致。

例如一指禅推拿宗师钱福卿所擅长的"缠法"中就体现了运动生物力学"输出冲量极值"的原理。何谓"输出冲量极值"？简单地讲是用外部一定刺激量不断有效地"发展肌肉的爆发力量"（《运动生物力学》）。具体讲，即由外部施加人体适宜刺激，引起人体功能改变，使之能更好地承受这种外加的负荷。经过较长时间反复对肌肉做这种性质的刺激，必然使肌肉输出冲量的能力得到增强。以上理论是从生理角度阐述的，同样也适用于肌肉的病理状况。肌肉损伤了产生疼痛就不能产生输出冲量，必须使之恢复，缠法是靠频率快而又较长时间反复对受损肌肉的刺激，使受损肌肉向恢复方向变化，不断发展输出冲量，当产生输出冲量时，受损的肌肉功能就基本恢复。同时也从理论角度证明：推拿具有双向调节功能。

缠法具有"输出冲量极值"的原理，那么怎样运用"输出冲量极值"的原理指导缠法呢？这里有频率徐疾、刺激量大小（适宜）与时间三要素。要因人因病运用气劲功力适宜刺激，像人走小步就频率快，有时步子相对大些，频率就相对慢些，徐疾有序，目的是要达到一定量，所指的"量"就是"输出冲量极值"的"极值"。量变质变，就要有一定时间，使受损肌肉输出冲量的能力得到增强。这样一解释，我们就不难理解钱福卿的缠法被称为"心功劲"（又名"小步子"）的深刻的运动生物力学理论内涵，就能得心应手去运用。

"输出冲量极值"原理在临床中的运用，不像在体育运动中的运用，也不像在自身健美中的运用，因为临床治疗疾病是病理性质。为什么在一些推拿或针灸临床治疗周围性面瘫后，有些患者会产生面肌痉挛的后遗症？根本原因就是运用"输出冲量极值"太过，从而使面部表情肌亢奋以致痉挛。"输出冲量极值"原理在一指禅推拿治疗运动障碍性疾病中具有普遍的指导意义。

（二）一指禅推拿中肌肉物理特性理论运用

运动生物力学告诉我们，肌肉有伸展性和弹性、黏滞性、收缩性与兴奋性物理特性。

1. 肌肉伸展性和弹性的临床运用

肌肉在外力作用下能被拉长的生理特性称为肌肉的伸展性，使肌肉伸展的外力除去后又会恢复到原来长度的特性称为肌肉的弹性。正常肌肉被拉得越长弹力越大。肌肉的伸展性和弹性，可用有弹性的橡皮带比喻。

（1）以松治痛，松则延展。肌肉的伸展性就是肌肉有一定的延展功能。肌肉只有在放松功能不失调的情况下才能延展，才能拉长。当肌肉的延展功能失调、产生运动障碍时，肌肉呈现的就是放松功能失调。一指禅推拿临床提出"以松治痛，松则延展"。临床常见腰痛不能弯腰，就是腰部肌肉伸展功能受限。根据肌肉力学原理，若坐姿弯腰一开始就受限，其重力牵拉点在腰肌的上部，所以腰上段肌肉受损不能伸展；若弯腰到一定程度时腰部疼痛，腰部重力牵拉点在腰肌的中下段，所以腰的中下段伸展功能受限，这是现代医学肌肉力学原理。

一指禅推拿临床可以有目的性地去治疗。坐姿弯腰一开始就痛"以筋取片"，则以腰肌中上部为主，用松解肌肉的手法、手式治疗；站姿弯腰到一定程度才痛"以筋取片"，则以腰肌中下段为主，用松解肌肉的手法、手式治疗。"以筋取片"先取上后取下或先取下后取上治疗腰痛的治则充分显示一指禅推拿具有现代医学理论，同时可把这些现代医学理论充实到一指禅推拿理论中。

（2）以松治挛，松则不痛。肌肉伸展的外力除去后又会恢复到原来长度的特性称为肌肉的弹性。正常肌肉被拉得越长反弹力越大。做屈腕运动时必然会牵涉前臂伸肌群伸展，当用力太过，伸肌群拉得过紧，超出肌肉本身弹性时，反弹力会越大，会使肌肉产生挛急，同时又会使肌肉附着的起点承受巨大拉力和后来的反弹力，而我们做屈腕用力时以拇指、食指、中指为主动肌，这些伸肌的肌腱附着在肱骨外上髁上，就可能将附着点——肱骨外上髁的骨膜撕裂，运用运动生物力学的理论能很透彻地说明肱骨外上髁病因病机之一。此病因病机还告诉我们，伸肌损伤最严重部位大多在伸肌的肌腹与接近肱骨外上髁的部位，以上部位受力最大，最易损伤。

一指禅推拿治疗能很好地运用此理论"以筋取片"，以拇指、食指、中指伸肌为主以松治挛，松则痛止。若以肱骨外上髁为压痛点进行治疗，则是舍本取末。一指禅推拿"以松治挛，松则不痛"理论蕴含着现代运动生物力学原理。

在临床中，我们还要注意当组织固定，如骨折打上石膏后就会使肌肉、韧带和肌腱的韧性和弹性大大下降，所以在骨折后遗症恢复期治疗时，手法及手式应以柔为主，柔中带刚，调气血，恢复其生理功能。

2.肌肉黏滞性的临床运用

肌肉黏滞性是指肌肉收缩时，由于肌纤维内胶状物质分子间摩擦及肌纤维彼此间摩擦产生阻力，使肌肉活动迟缓的特性。肌肉黏滞性与温度的变化有关：温度低，黏滞性增大；温度升高，黏滞性降低。

人体肌纤维是运动的基础，肌肉的生理功能是由肌纤维实现的。肌肉束内黏滞性增大，胶状物质分子间摩擦及肌纤维彼此间摩擦产生的阻力增大，就会造成气血不流畅，肌肉活动迟缓，活动的兴奋性下降，肌肉的功能也随之下降，还有神经的兴奋度与支配能力也会随之降低。当黏滞性下降到达一定程度时会出现肌肉僵硬、畏寒等症状，在局部还可能形成结节、条索物。肌肉的生理功能减弱，则会在内因、外因、不内外因的影响下产生病理性改变，肌肉损伤疼痛、运动欠利或受限。

肌肉黏滞性是否增大或降低，中医认为关键在"气血"二字。气血充盈流畅，则肌肉充满活力，不畏寒，肌肉黏滞性小；气血壅塞阻滞，则肌肉不能濡养，畏寒，肌肉黏滞性增大。所以《素问·举痛论》中说："寒气客于脉外，则脉寒，脉寒则缩蜷，缩蜷则脉绌急，则外引小络，故卒然而痛。得炅则痛立止，因重中于寒，则痛久矣。"这告诉我们，在疼痛时得到热气，气行则血行，经脉畅舒，痛也就停止了。一指禅推拿治疗疾病经常采用揉、擦、抹、滚等手法与一些特殊的手式使肌肉发热，甚则能使患者在治疗后仍感到热气在肌肉中流动，此时痛减人舒。比如在治疗周围性面神经麻痹时，往往在一指推"蝴蝶纷飞"手式后，用小鱼际滚法和扇形掌揉法使麻痹的面肌发热，发热的过程实为充血、营养神经的过程。从肌肉黏滞性这一生理特性来讲，就是降低肌肉黏滞性，促使肌肉活跃，加快肌肉收缩速度，提高面部肌肉的工作能力。

从降低肌肉黏滞性角度来讲，一指禅推拿"循经取线"好比运动前需要做准备活动，进行热身，减少肌肉黏滞性。

我们对肌肉物理特性中的黏滞性比较陌生，但其物理特性早就融入一指禅推拿治疗中。当我们了解它后，就能更好地用这一理论指导我们的临床治疗，使一指禅推拿的主要治疗范围、辅助治疗范围更广，临床疗效更显著。

3. 肌肉收缩性、兴奋性的临床运用

现代运动医学非常重视肌肉收缩的生理特性，但往往忽视了其他生理功能和运动中的协调作用。一指禅推拿理论同样重视肌肉收缩功能这一生理特性，同时也非常重视其他生理特性与运动中的协调作用。这里将具体论述肌肉收缩性、兴奋性的临床应用。

（1）以松治收，松则不痛。肌肉在外力作用下，或肌肉在收缩的过程中，若收缩后不能放松，放松功能失调就会产生紧、酸、胀痛感，若压迫到神经则会产生神经痛。肌肉不松的病变有的是长期劳损而形成的。值得注意的是，肌肉维持一定的身体姿态，消耗了能量，因此此时肌肉做的是"内功"或"生理功"，这是肌肉慢性劳损的机制。

一指禅推拿就是通过了解肌肉生理功能，用一指禅推拿理论指导临床，对紧而不松的肌肉予以放松性治疗。如肩颈痛，一般都是肩颈部肌肉长期做"生理功"，逐步产生慢性劳损。在"循经取线""以筋取片""据穴取点"的治疗过程中行气血，通经络，通则松，松则不痛。

以松治收，还运用在治疗韧带、肌腱损伤疾病上。韧带和肌腱的功能是加固各关节和骨杠杆传递肌肉牵引力。如跟腱损伤，多为腓肠肌、比目鱼肌向心收缩太过牵拉跟腱，使之损伤。治疗足跟痛可以腓肠肌、比目鱼肌"片"为主，取推、揉、按、拨、滚等较柔绵手法对跟腱重点活血化瘀治疗，松解紧张的肌肉与肌腱，就能取得显著疗效。

（2）肌肉向心收缩的临床运用。在许多临床物理治疗中，如果不知肌肉收缩特性的具体内容，没有理论指导，则临床犹如盲人摸象，当然不能取得较好的临床疗效。

运动生物力学告诉我们，向心收缩也称为克制性收缩。当肌肉产生的张力足以克服阻力使肌肉明显缩短，其运动方向与肌肉收缩方向一致时，这种状况可认为肌肉是在向心收缩。例如，把一杯水从桌子上端起来举向嘴边时，肱二头肌便发生向心收缩。在这个场景中，阻力是前臂、杯子和水的重量。如果肱二头肌不能产生向心收缩，屈肘时会疼痛受限。一指禅推拿根据肌肉有向心收缩的特性认识到，肌肉向心收缩是指肌肉收缩的方向，而肌纤维用力做功的方向则相反，向下牵动肘关节，克服前臂重力（阻力）。肌肉的发力点在肱二头肌的起始部，迅速传导到肌腹部，再到肱二头肌的抵止部桡骨粗隆，完成一个力的冲动与传递，牵动了肘关节，产生了一个运动。临床在治疗痛型或无痛型肱二头肌离心收缩受限时，以筋取片，以肱二头肌起始部开始，施手法而下至肌腹，再至抵止部，不断增加肱二头肌输出冲量。

一指禅推拿直接对肌肉进行各种手法与手式的刺激，由于其手法与手式采用气劲功力来完成，无疑对调节、增加肌肉的兴奋性功效非常大。

骨骼肌是在神经系统支配下产生运动的，故调节、增加肌肉兴奋性的同时也调节其支配神经的兴奋性。

（三）一指禅推拿运用肌肉功能原理达到人体自由机械运动

一指禅推拿治疗运动障碍性疾病的机制是，通过一定的手法与手式的运用，调节、恢复肌肉的功能，由病理转为生理，达到人体自由机械运动。

运动生物力学认为，几乎任何动作的产生都是大量肌群收缩的结果，作用力是所有参与工作肌群的协同总和，并且在肌肉的张力牵拉骨杠杆产生位置变化时，关节角度也发生相应的变化。

一指禅推拿认为一个动作的主动肌或协同肌当中只要有一块肌肉束（群）怠工，运动就会产生障碍。在一个动作中，主动肌与协同肌有的主收缩，有的主放松、伸展，只有这样，才能完成这个动作。如果全部收缩，则会运动不协调，肌肉共济失调本身就是运动障碍。比如小儿脑瘫，全身肌肉张力升高，用手摸之会发现肌肉收缩发硬，这时走路动作就不能协调，导致运动受限。因此，在治疗运动障碍性疾病时，如何利用肌肉功能原理达到人体自由机械运动呢？主要抓住以下两方面：一是要明确主动肌与协同肌是什么。肌肉束（群）产生功能失调障碍时，它们与神经、血管是否有直接和间接关联，与关节、韧带是否有关联。二是明确产生功能失调的肌肉束（群）是收缩功能失调，还是放松功能失调，还是伸展功能失调。纲举目张，抓住以上两方面问题对临床治疗有积极指导意义。

由于一指禅推拿在治疗运动障碍性疾病前注重临床试验，也称为临床被动试验，因此能很好地解决以上两个方面问题。临床试验实质就是运用运动生物力学中的肌肉功能原理对疾病进行检查，对疾病的病因、病灶、病情的严重程度做出较为明确的评估，是对有的放矢的治疗与治疗方案调整的铺垫。如在肩关节上举受限的病证中，就有许多不是肩关节本身病变所致，这一动作牵涉到颈部肌肉、肩胛部肌肉和上臂的肌肉。就三角肌而言，三角肌前缘、后缘与中部肌肉功能又是随着肩关节上举运动角度、部位不同，所起的主动作用与协同作用也不同。这样一个简单动作里面蕴含着复杂的肌肉功能变化。只有通过临床试验从复杂中找出关键所在，用运动生物力学术语讲就是"从数学的观点而言，可以将其归结为一个在约束条件下能达到最理想目标的优化，或称为最佳化问题"。临床试验的结果就是找到合理的甚至是最佳的治疗方案，同时取得最佳的治疗效果。

肌肉的功能是由神经系统支配的，神经系统是指挥者、支配者，肌肉是执行者。临床中有许多疼痛部位、痛点属于放射痛或牵涉痛。一指禅推拿临床就会根据肌肉生理功能与神经支配关系，灵活处理，以点治面，以面治点。

一指禅推拿认为利用肌肉功能原理达到人体自由机械运动，就必须了解肌肉的生理功能。例如股四头肌，一般解剖书中叙述其功能是伸小腿、屈大腿。只知股四头肌伸小腿、屈大腿的生理功能还不行，还要知道股四头肌是人体抗重力肌群之一，这类肌群可对抗重力作用，保持身体直立姿势。必须了解股四头肌在人体站立、行走、下蹲、大腿后伸等时的主要生理作用。如人体站立时，股四头肌必须向心收缩。中风偏瘫患者不能站立，我们就可以通过一指禅推拿手法增加股四头肌向心收缩力，使中风偏瘫患者尽快能够进行自由机械运动。这是一指禅推拿临床运用肌肉生理功能在临床中达到由病理到生理的目的。通过详尽了解肌肉生理功能，一指禅推拿才能达到人体自由机械运动的最理想疗效。

六、一指禅推拿中的哲理

在临床研究和治疗中，哲学是指导、解开临床医学难题的一把金钥匙，是研究一指禅推拿理论与提高临床治疗效果的指导思想。医中哲理，鸟瞰一指禅推拿宏观；医中哲理，解析一指禅推拿微观。

（一）屈伸是一对矛盾

屈伸是一对矛盾。在正常情况下，这对矛盾相互协调，相互制约，相互依赖；在特殊情况下，则可能产生屈而不能伸，或伸而不能屈，或干脆屈伸都不能。

屈伸在人体是一个重要活动功能。如颈部、腰部、髋部、膝部、踝部的屈伸等，都是人体缺一不可的正常生理功能。

【临床应用】

以膝关节屈伸受限为例。膝关节是人体最大关节。导致膝关节屈伸受限的原因很多，可能是大腿的屈或伸肌群（束）的功能失调，或小腿的屈或伸肌群（束）的功能失调，或关节周围韧带、关节内部韧带损伤，或关节内结构发生改变。这里要明确指出，关节周围韧带、关节内部韧带损伤与关节内部结构发生变化所致膝关节屈伸受限，都会牵涉到相关屈伸的肌群（束），特别是髋关节屈肌。

如小腿后部屈肌筋急而不能伸，我们的治法为：一医者双手拇指分别点在患者患侧太溪与昆仑二穴，并将下肢缓缓上抬；另一医者，一手按在患侧膝关节上面，目的是让膝关节被动伸直，另一手将患侧足部做节律性背屈。此"正屈反点法"，以伸肌有节律被动背屈收缩拉伸屈肌（图2-1、图2-2）。"正屈反点法"与中医"阳长阴消"而达"阴阳平衡"辩证思想息息相通。有节律背屈是在不断增加输出冲量，随着极值不断增加，屈肌逐步放松。

根据同一哲理，"正屈反点法"可治疗主干型坐骨神经痛、大腿或小腿后缘肌肉损伤等一系列病证。

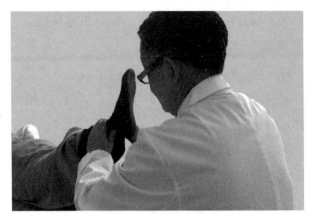

图 2-1　正屈反点法 1

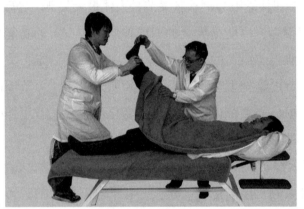

图 2-2　正屈反点法 2

（二）量变到质变

（1）量变到质变的过程是生理到病理过程。量变到质变，由于量的变化使生理功能逐步发生质的变化，也就是朝着病理性方向变化。其中这个量，可能是外因所致的量，可能是时间的量，可能指劳损或损伤的程度，可能指辅助科室的数据与影像结果，也可能是一个综合的量。总之，这个量是一个过程的结果，或只是过程。当量成为结果时，这个质也发生根本性变化，质也不是原来的质了。原来的质是生理的，发生根本性变化后的质是病理结果。当这个量在过程中时，就可以判断出质的变化方向，也可以尽快使质不发生根本性变化。

【临床应用】

量变质变哲学思想的临床应用非常广泛，因为任何疾病的发生与发展都是一个量变到质变的过程。

如颈部的疾病，当病变量较小时，颈部肌肉呈现酸胀感觉，休息后会自行恢复，或稍加治疗也可恢复；若病变量逐渐加大，颈部肌肉劳损度也逐渐加大，就有可能压迫到神经或血管。压迫到神经，会产生神经痛或牵涉痛；压迫到血管，则会产生血管性疼痛，或头部症状。

再如一般的肌肉群（束）的急性、慢性损伤，不会涉及韧带、肌腱的损伤。当出现韧带或肌腱损伤时，我们就知道致使肌肉急性损伤的"量"非常大，导致了韧带或肌腱的"质"的变化结果。治疗时必须治其相关的肌肉群（束）才能达到预期疗效。

在中医基础理论中有"治未病"和"治病宜早"的思想，正如《素问·八正神明论》中所说："上工救其萌芽……下工救其已成，救其已败。""治未病"的道理中也包含着量变到质变的哲学思想。

（2）量变到质变的过程是病理到生理的过程。量变到质变的过程也是病理到生理的演变过程，将病理演变到生理是通过治疗手段达到的。这个过程中对"质"的定性、变化和认识非常重要。根据"质"的定性、变化和认识来确定治疗方案，治疗方案本身就是从病理到生理过程中的"量"。在一指禅推拿中还包含刺激量概念。总之，这个量是一种积累过程，也可以是一种结果。当成为结果时，这个量使质发生根本性变化，质也不是原来的质了。原来的质是病理性的，改变的质是生理性的。当这个量在积累过程中时，也可判断出质的转化趋势，即转归。

【临床应用】

一指禅推拿治疗是以双手刺激体表的治疗方法，这种刺激应是良性的刺激。为了使疾病达到调节恢复生理的目的，就必须给予一定"量"

的刺激，这个量既可以指一次治疗中的刺激量，也指在整个治疗阶段的刺激量和时间的量。一指禅推拿的刺激量没有指标，也不可能拟定具体指标，因为刺激量是因人、因病制宜的。所谓指标是根据治疗过程中与治疗后的疗效来定的。比如在一次治疗中我们对某一肌肉刺激量过大，用力过度，会造成肌肉本身的人为损伤，会增加患者的疼痛度，这在临床是屡见不鲜的。再如治疗梨状肌综合征时，若在整个治疗阶段对臀部深层梨状肌挛急刺激量不足，或达不到深层的梨状肌，就无法使梨状肌松解，达不到以松治痛的目的。

从量变到质变即病理到生理这一过程中，一指禅推拿领悟到对一些患慢性疾病、年龄较大、体质虚弱的患者，在治疗中不能急于求成，应逐步积累治疗的量。只有积累了一定的量，疾病才能达到质的变化，才能循序渐进地使患者从病理回归生理。

任何疾病都有一个质的转归过程，为了提高治疗中的量，一指禅推拿临床创造出许多"被动治疗法"。至于"一拨就好""一点就愈"那是不科学的，极不符合量变到质变的疾病转归过程。

（三）次要矛盾上升为主要矛盾

矛盾往往是错综复杂的。主要矛盾解决了，次要矛盾就上升为主要矛盾。许多疾病也是非常错综复杂的，主要症状改善了，次要的（如并发症、多种疾病或多种疼痛）就会成为明显症状。

【临床应用】

治病就是解决矛盾，一指禅推拿治疗疾病也不例外。如治疗手麻的患者，往往手麻程度减轻后，睡眠也得到改善，但肩胛部疼痛、手臂痛或其他部位疼痛就觉得明显了，患者怀疑疼痛会游走，是风湿痛，这类病例非常多。从哲学思维角度就明白，这就是矛盾的转换性，或叫矛盾的转化。

另外，一种病证不代表只有一种表现形式，这就需要从复杂的疾病现象中找出主要病因。例如，手臂麻伴肩胛部疼痛，虽是两种表现形式，只要认真分析就能找出主要病因。而在治疗坐骨神经痛的病例时，首先要鉴别诊断是干性的还是根性的。

临床中值得注意的是，有时候主要矛盾并不是疾病的病灶，而是病证特别明显的表征，即病之"标"，在治疗中必须"标"与"本"并治。

若我们能用矛盾的转化这一哲学思维向患者解释，则患者易接受，也易懂，还能体现医者的水平与修养。

（四）外因与内因

外因促使内因变化，内因是疾病发生、发展的主导，又是疾病转归的主导。祖国医学认为，邪之所在，皆不为足；正气受伤，邪气始张；正气存内，邪不可干。这是对这一哲学思想最好的诠释。

【临床应用】

一指禅推拿是在外因作用下，调节内因的变化。在调节内因变化过程中，即使病证大体相同，但由于各病体的内因变化不同，病因不同，恢复程度与时间也不同。

内因是疾病转归的主导，所以"循经取线"，调节经气虚实，行气血、营阴阳、濡筋骨、利关节是非常重要的。加之"据穴取点"得气，"引气远入抽病"，才能起到一指禅推拿外因作用，才能真正通过"以筋取片""按部取片"扶正祛邪，促使内因发生变化，达到治疗疾病的真正目的。

一指禅推拿作为主要治疗手段治疗疾病，若疼痛较甚，亦可佐以针灸治之；若患者正气较弱，也可以用中药或食疗做辅助治疗，提振患者正气，正气存内，方能邪不可干。治病切不可拘泥。

（五）内在联系

任何事物的运动都同周围其他事物相互联系着和相互影响着。运动系统中，一个运动或一个动作都是由骨骼肌协同作用产生的。骨骼肌分为主动肌和协同肌。主动肌和协同肌在同一个运动或动作中非常协调。往往在运动方式、运动角度、运动变化过程中，主动肌和协同肌会相互转变。主动肌和协同肌在运动中做功，都是多组肌群参加的结果。

【临床应用】

从哲理中知道，有时两个似乎互不相干的事物，它们内在存在着联系。比如咳嗽与腰痛，咳嗽可诱发、加剧腰痛；咳嗽与颈痛，颈部疼痛时，咳嗽也会增加痛感，甚则呼吸、走路的振动也会导致颈部疼痛加剧。

一指禅推拿治疗疾病，特别是治疗运动障碍性疾病，首先要检查出产生运动障碍的主要肌肉束（群），分析是否与所支配的神经有关联，然后仔细检查运动中相互关联、相互影响的协同肌束（群）。这还不够，还得分清各肌肉束（群）是收缩功能失调，还是放松功能失调，或者是伸展功能失调。如在一指禅治疗胃疾的过程中，胃与肝、胆、心有密切内在联系，相互影响。胃疾也与腰背部相关联。治疗中"循经取线、据穴取点、以筋取片、按部取面、通关取节"时，都要做全面考虑。

（六）透过现象看本质

透过现象看本质是人人知晓的简单的哲学道理。世间越是简单的事物越能透视出复杂的道理，所谓大道至简也。当我们看一个事物或一个病时，有时觉得非常简单，却往往事情做不好或病难以治愈，这主要是我们对看起来简单的事物或病太过轻视，被简单的外表或症状所迷惑，不能透过简单的现象看本质。

【临床应用】

疼痛分为牵涉痛、放射痛和本部位疼痛三型。临床中牵涉痛与放射痛往往被本部位疼痛所迷惑。肩胛背部的疼痛是临床常见的症状，如果单纯"以痛为腧"治疗也是可以的，但只能取得短暂效果。大部分肩胛背痛往往都与颈部有关，是颈部臂丛神经的锁骨上分支受压迫，牵涉肩胛背部相关肌肉引起的疼痛。在这里，背胛背部疼痛只是病证的外在表象，其病灶在颈。

如肩关节疼痛，临床总以肩周炎来诊断治疗；膝关节痛，往往以膝关节骨关节炎来诊治，岁数大点的又会以膝关节骨质增生来诊治。这都是只看到表面现象，而没有透过关节疼痛现象去看本质，去分析这些疼痛的病因病机究竟是什么。

再如，我们经常看到患者带来许多 CT、磁共振摄片，摄片只能看到人体骨骼、关节的某个层面的结构，对临床诊断疾病只能作为参考，而不是根据摄片结果定案。比如磁共振结果显示腰 3～4、腰 4～5 都有程度不同的椎间盘突出（或膨出），这时我们就要通过磁共振结果这一现象，去看本质，其本质就在于是否有相应的压迫症状，是单纯性腰痛还是椎间盘突出症。

透过现象看本质这一哲理对临床诊断具有十分重要的指导意义，对临床治疗效果起着决定性的作用。这也是一指禅推拿区别于其他治疗方法并在疗效上胜之一筹的因素之一。

（七）任何事物总有其一定规律

任何一个事物总有其一定的规律。当事物发生变化时，其规律也同时发生变化，正常规律也被破坏。事物的规律性是事物的特性。要了解一个事物，必须要摸清其规律。世界上很多未能解开的事物，只是我们暂时没有彻底掌握它的规律与特点，特别是运动中变化的规律与特点更难掌握。

正常人体各个部位工作都有一个协调、和谐、平衡的规律。当某个脏器或某个组织发生量或质的变化时，其规律也同时发生变化，有的只是局部的变化，有的则会影响整体变化。

【临床应用】

颈部是人的指挥中心大脑与身体各部的神经、营养补给的通道。颈部的肌肉支撑着 6 千克左右重量的头部，使头部随意运动；保护着颈椎，维护颈椎的正常秩序。没有颈部肌肉、韧带，颈椎就是松散的关节骨架，不能进行正常的工作；颈部肌肉也承担着保护输送给大脑血液的血管的重要工作；还是上肢运动不可缺少的协同肌。另外肩背胛一部分肌肉的起始点位于颈部，成为颈部肌肉的组成部分。

以上就是颈部肌肉的规律与生理功能特点。颈部肌肉无论什么时间都在做功，有时做运动的功，大部分时间是在做"内功"，也叫"生理功"，就是人们不知道的肌肉慢性劳损的生理到病理的规律。当这一规律被打破，就会产生临床各种神经痛与牵涉痛病证。

（八）相对平衡

相对平衡是中医理论精髓之一，"阴平阳秘，精神乃治"（《素问·生气通天论》）。当整体或局部平衡失调时，就会出现相应的病证。

【临床应用】

从某一角度讲，医生治病，就是"搞平衡"。一指禅推拿治疗疾病更能彰显"搞平衡"，相对平衡这一哲理在临床应用上无所不包。人体有疾，意味着相对平衡被打破，生理功能减弱，或者不能进行正常的生理功能。在人体运动中，肌肉是"动力"，神经是"指挥"，关节是"运动枢纽"，血管是"后勤补给线"。这四者缺一不可，相互依赖，相互生存，而且保持相对平衡，只要其中一个或两个以上的平衡相对失调，就会产生矛盾，即可能产生病变。肌肉是运动的动力，是动力就必然要做功，无论做运动功，还是做生理功，发生平衡紊乱与失调概率就大。这就是临床常见肌肉劳损与损伤的原因之一。一指禅推拿在对各种临床适应证的治疗中始终贯彻这一哲理，在调节恢复肌肉的相对平衡中，注重点、线、片、面的相互作用，通过经脉、经筋调节肌肉、神经、血管、关节生理功能，达到肌体相对平衡的目的。

七、一指禅推拿运用中的手劲

（一）手劲

1.手劲的定义

一指禅推拿的"手劲"是专业名词。手劲，指医者运用一指禅推拿手法，作用于人体的渗透力，也是一指禅推拿言传身教的"心功劲"或"气劲功力"。

一指禅推拿强调手法要"用'劲'而不使'力'"（钱健民语）。钱健民先生对一指禅推拿的"劲"与一般手法的"力"做了区别：

表2-1　"劲"与"力"的区别

名称	区别
劲	点，聚，里，巧，按，击，合，意，逸，实，静，拗，活
力	面，散，表，呆，压，打，分，形，劳，虚，动，折，滞

从表2-1所列的对比来看，可以体会到："劲"是凝聚着点，而又深达内里，以巧束呆，以按伏压，以击克打，以合化分，以意抑形，以逸待劳，以实攻虚，以静制动，以拗镇折，以活拨滞的一种经过精提熟练的功夫。而"力"则是从表散于面所表现出来的一种动作。（见钱健民《推拿讲稿·第三节　劲与力的区别》）

手劲的力度分刚、柔、绵。《医宗金鉴·正骨心法要旨》云："一旦临证，机触于外，巧生于内，手随心转"，其中的"巧"就是指手劲。只有运用适度的手劲、巧劲，才能最大限度发挥手法的功能，才能"手随心转"，从必然王国到自由王国。

2.手劲要旨

一指禅推拿的手劲要旨是："沉肩坠肘，悬腕，蓄劲在指，以意运气，意从心发，意行气行，意到气至。"

"沉肩坠肘，悬腕，蓄劲在指"。一指禅推拿是以手指与双手为主要治疗工具，沉肩坠肘，悬腕，方能"蓄劲在指"。《推拿手法学》中告诉我们："通过以肌电图描记方式进行一指禅推拿推法运动学研究，所得的结果是以前臂伸屈肌群交替舒缩和肘关节交替屈伸为主导、以前臂旋转肌群交替舒缩为辅助的肢体运动方式。"这段文字从运动生物力学角度解析一指禅推拿手劲的产生，是以前臂伸屈肌群交替舒缩为主动肌、以前臂旋转肌群交替舒缩为协同肌，共同做功的合力。只有通过这合力传递，才能蓄劲在指，产生手劲。加之沉肩坠肘，悬腕，就能使这手劲低能耗，耐疲劳，效率高，避免手、腕、臂的损伤，达到《医宗金鉴》所讲的"宛转运用之妙"。

如何把手劲产生的巨大能量渗透到人体，使组织器官发生良性的、生理性的变化，使"正气存内，邪不可干"？必须"以意运气，意从心发，意行气行，意到气至"，其中"意从心发"最为关键。意，指进行一指禅推拿时，当医者之手接触到受术者肌体那一刻开始，必须精力集中，凝神，聚意，治疗意图、治疗方案了然于心。心者，脑也，神也。神为形之用，无神则形不可活。这就需要在施行一指禅推拿的全过程中必须动脑，随时掌握手法运用过程中患者的感受与信息反馈，检查临床效果，做到法从心生，法从手出，心生法之气，气随意之行，意到则气至，气至则有效。这时的手劲将产生出最大的能量，达到祛病除疾的最佳疗效。

钱健民先生生前总结了"意气功劲"的关系，给我们留下了以下言论："以意运气，以气应意，意先劲后，意到劲达，劲断意未断，功停气仍行。"（钱健民手稿墨迹见下篇）值得后世学习一指禅推拿者深思玩味。

掌握手劲是十分重要的，是临床效果的关键因素。从事一指禅推拿工作者除认真练习一指禅推拿基本功和学习中医基础理论外，还得掌握现代医学理论，如人体解剖、运动生物力学等，增加自我修养。

3. 手劲的相对性

手劲是通过各种手法作用于人体的渗透力，随着受术对象的年龄、性别不同，疼痛阈值不同，体质不同，疾病轻重度和部位不同而不同。所以手劲使用的刚、柔、绵，要因人、因病而宜，是具有相对性的，不能用统一的计量标准来衡定。不知手劲的相对性，盲目使劲，就会带来负面的影响。正如张介宾在《类经》中所说的："今见按摩之流，不知利害，专用刚强手法，极力困人，开人关节，走人元气，莫此为甚。患者亦以谓法所当然，即有不堪，勉强忍受。多见强者致弱，弱者不起，非唯不能去病，而适以增害。用若辈者，不可不为知慎。"

人与人之间，各人的疼痛阈值不同，存在个体差异。比如有人打针觉得很痛，而有些人不怎么痛，这是因为每个人的痛阈不相同。

痛阈，是肌体对外力刺激的最大承受力，也指感觉疼痛的最低刺激量。痛阈的高低因人而异，且受多种因素影响，比如年龄、性别、性格、心理状态以及致痛刺激的性质等。痛阈的个体差异，在个体来说，不同部位也有差异，比如大腿内侧和外侧痛阈不同，肌肉丰满与薄弱部位痛阈也不相同。总之，痛阈在一指禅推拿中对手劲的运用有十分重要的指导价值。比如在治疗痛证型病证时，一般来说患者开始对手法刺激的承受力较小，痛阈较低。如用一指推法稍给点力则痛甚。这时我们可用两种方法使其痛阈增大。第一种方法是逐步以适度一指推手劲的刺激量使其缓解，实质也是逐步增大痛阈。这种方法治疗见效较慢，适合慢性病证，或痛阈值比较低的人（痛阈与痛阈值成反比）。第二种方法是用一指禅推法中的缠法，或改用按拨之法，加大手劲，目的是增大刺激输出冲量，使极值增加的同时痛阈也增大，这就是所谓"以痛治痛"的方法。第二种方法虽然效果明显，但必须要把握手劲使用的力度，力度要深透达内，痛点或病灶部位要准确，切忌太过，以免造成损伤。在加大手劲后应该立即用柔中带刚的手劲予以松解。

又如女性一般痛阈较低，加之皮肤多细腻，当用一指禅推法等手法时，手劲要柔中带刚。同时还要配合思想工作，使她在受术中心情放松，配合治疗。

肌肉在生理情况下，对阈下刺激并不产生痛感。当刺激加大到一定程度时，若再增加强度就会产生疼痛。这就是说，手劲的大小要有度，并不是所有推拿过程中的疼痛都是病理性的。一指禅推拿临床要做手劲强弱的比较，有比较才能有鉴别。

部位不同，手劲的运用也不同。最难使上手劲的部位是腹部。腹部绵软，手劲强弱难以掌握，手劲过弱，力不深透，如隔靴抓痒，根本达不到治疗目的。手劲太过，则腹部难以承受，还会造成对脏腑的伤害。

推拿治疗不似针灸治疗，针刺刺入肌肤后，当刺激结束就没有什么感觉。推拿，特别是一指禅推拿讲究手不离身，气行连贯，刺激肌肤表现为治疗全过程。因此在一指禅推拿全过程中，使用手劲时不得不考虑与重视痛阈中的痛反应阈。痛反应阈是指能引起躯体反应（如反射、叫喊等）和内胎反射（血压、脉搏、呼吸、瞳孔等）所需的最小伤害性刺激量。其中内胎反射是不受主观意志支配的客观指标。比如说当我们使用适度的手劲以痛为腧治疗时，患者发出一定的叫喊声，这是适度手劲刺激所产生的躯体反应，是正常反应。发出一定的叫喊声，也能使痛阈值降低，减轻疼痛。若手劲再加大，则会产生内胎反射，如血压升高、脉搏加快，甚至晕厥等不良严重后果。

4. 手劲的综合性

一指禅推拿手劲不是单纯的力，力大是夯力。手劲是运动生物力学、解剖学、手法运用的熟练性掌握程度、步法身形等的综合性结果。手劲的综合性可用"形、体、神"三个字来概括。

（1）手劲中的形。手劲中的形，指掌握运用手法时的技术动作要求。手劲由手而出，手以术以法而用。一指禅推拿中的各种手法、手式是一指禅推拿先辈们在长期临床实践中的智慧结晶。比如运用手法必需的"形"是"沉肩、坠肘、悬腕"。沉肩,肩要放松。扛肩则紧,力的传递受阻,易疲劳。坠肘,增加使用手劲的持续性。不坠肘,就不能沉肩,坠肘使力通关过节。悬腕,可增加腕部灵活性与手指使用手劲时的力度和幅度。"沉肩、坠肘、悬腕"组成运动生物力学中最佳动作技术模式,其形把手劲发挥得淋漓尽致。

再如用抖法抖上肢的操作,术者双手握受术者手腕的形和站姿的形都十分重要。握紧,受术者手腕会痛,抖时会更痛;握松,则力不能传递。站形不好,难以以意运气。抖法必意从心发。抖肩关节,则肘关节不能抖动,力要直送肩关节。抖肘关节,则肩关节不能抖动。形意相合,是一指禅推拿非常重要的思想之一。

(2)手劲中的体。手劲中的体,指医者之体与患者之体。63 医者之体与手劲的关系:医者在一指禅推拿操作中的体位即站姿,对手劲的发挥十分重要。比如松解左侧大腿内侧肌肉群时,医者体位应站在治疗床的右侧,如果站在左侧,一是治疗不便,二是不能对松解左侧大腿内侧肌肉群使上手劲。再如作摇晃法松解腰肌,患者侧卧,医者呈弓箭步站在患者背后。医者体位对摇晃法手劲的发挥与疗效非常重要。若要放松下腰段肌肉,此时医者应站在患者上腰段部,面朝患者下方呈 45°,这时作摇晃法,则医者的手劲可传导至患者腰骶部(图3-44、图 3-45);若要松解患者上腰段肌肉,则反之。

患者体位与手劲的关系:患者体位与手劲的发挥同样有密切关系。手劲发挥的目的是为了治疗效果,临床中有许多病证都需患者适当的、必要的体位来配合。比如要以松治疗一侧肩胛部肌肉群,患者可坐姿,手臂前叉,被动牵拉肩胛部肌肉,这时医者更能发挥手劲,同时效果更佳。再如推治腹部疾病时,患者仰卧,可在患者膝垫枕,目的是放松腹部肌肉,便于手劲的发挥。《肘后备急方》以腹部抓法治疗心痛、腹痛,患者的体位就是屈膝仰卧位（"令卧……拄膝，使腹皮踧，气入胸"）。治疗颈部疾病以坐姿位为好，更能对颈部肌肉、神经产生手劲功效。

患者体位与手劲的关系，实际是病理到生理的关系。要达到病理回归生理，首先要了解生理。了解肌肉的起抵、走向和功能，神经的分部，及一个动作的生理功能，等等。

（3）手劲中的神。本来"神"指"手劲"，但这里的"神"指"思想与生命"。既指医者在施治中为达到治疗目的必须凝神聚意，不断思考；另外还指医者应随时注意被治疗者的神态与心态，并能及时疏导与沟通。关于这方面的内容前已论及，此不再赘述。

（二）手劲与手法

手法是形，手劲是神。形为神之体，神为形之用。手劲是通过各种手法的形，作用在肌体上去做功，调节恢复人体各方面的生理功能。手法的运用效果必须通过手劲去执行，手劲在运用各手法时是用补泻来体现的，以达到治疗效果。

无神形不可活。手法再漂亮，执行手法若用死力、大力也不能达到预期效果，只会有所损伤，手法只能成为花架子；手法如差一点、僵硬一点，只要手劲恰到好处，仍然会达到一定效果。

掌握手劲，就是掌握好刚、柔、绵三种力度。刚，是强硬、强劲的力；柔，是温和的力；绵，是缠绵的力。三种力可单独使用，也可复合使用，柔中带刚、绵里藏针（刚），是一指禅推拿的常用手劲。

手劲用得恰到好处，能手随心转，与手法掌握是否正确有很大关系。一指禅推拿手法中的扇形掌揉法（图3-33），是以手腕关节左右甩动为手法的基本功，疾时频率200次/分以上，徐时也在150次/分以上，为了使手劲渗透、持久，手腕灵活性显得特别重要，另外力的肌群源掌握也十分重要。当肘关节伸直时，力的传递源以上臂肌群为主。当变换为屈肘时，前臂肌群就轮换为力的传递源。力的传递源交换使用，可使手法持久而术者不易劳损。所以掌握手法不仅是形，而且必须掌握每个手法的技巧。只有形与技相合，才能手随心转，意从心发，法出自然，劲用功力，气至有效。

运用力学的原理，透过形态多样的手法可以发现，其实推拿最简单、最普遍的共同特征是术者在受术者一定部位上都施了力。任何手法离不开力，手法是力的载体。

赵毅主编的《推拿手法学》"第九章 推拿手法的现代研究"中开始认识到"推拿手法是以力的作用为本质特征""推拿手法的刺激强度主要取决手法力"。综合现代科学对手法的研究，逐步认识手法与手劲（手法力）是两个不同概念。从以形而论到"以力的作用为本质特征"，这是认识上的一个飞跃。

手法，是手劲的基础；手劲，是手法的目的与结果。从治疗广义来讲，手劲是疗效。

一指禅推拿手法临床使用，法不定式，法随意动，法随病用。

（三）手劲补泻

补泻是中医的基本治疗原则，正由于如此，从古至今中医内科、针灸都对补泻做了深入的理论探讨与临床研究，特别是针灸对补泻积累了丰富的理论。

1. 手劲补泻的依据

补泻的目的是达到阴阳平衡。阴平阳秘，精神乃治。人体相对平衡是健康的基础。

针灸的补泻是通过针刺或艾灸的刺激来完成的，推拿的补泻是通过手劲的刺激来完成的。虽然刺激方法不同，但其理相通。针灸、推拿是祖国医学的姐妹花，都是以经络为核心的理论。针灸、推拿的补泻都需在得气的基础上实现。

推拿理论一般认为推拿补泻是靠手法，这其实是推拿理论的一个误区。

《素问·举痛论》有"按之则血气散，故按之痛止"及"按之则热气至，热气至则痛止矣"，这两段精彩的经文说明了按法的功效。可惜按法如何能"血气散"，如何能达到"热气至"，都未提及。事实证明并不是什么人只要"按"，就能"热气至"，就能达到"血气散"。问题就在于古人不知手劲，更不知按摩必"得气"这个概念，以致在长久岁月中按摩日渐衰落，至明代隆庆五年，按摩科被正式取消。原因之一就像张介宾在《类经》中总结的："今见按摩之流，不知利害，专用刚强手法，极力困人，开人关节，走人元气，莫此为甚。"

推拿补泻理论初见于清代太医院的《医宗金鉴·正骨心法要旨》，《医宗金鉴》中说："盖人身之经穴，有大经细络之分，一推一拿，视其虚实酌而用之，则有宣通补泻之法，所以患者无不愈也。"《医宗金鉴》首次提出了推拿补泻，并在推拿补泻中阐明要视经络虚实酌而用之，这是推拿中经络补泻理论的雏形。《医宗金鉴》还提到推拿手法要"酌其宜轻宜重"而用，即隐隐有手劲之含义。《医宗金鉴》奠定了推拿经络补泻的基础。

上述《推拿手法学》在"推拿手法调整脏腑功能的作用原理"中专辟"补虚泻实"一节，论及推拿手法有"轻重补泻""方向补泻""频率补泻""时间补泻"。轻重、方向、频率、时间其实是手劲去完成的，即手劲刺激的轻重、方向、频率、时间。手法是形，手劲是神，是刺激，所以完成补泻是靠手劲，而不是手法。

对推拿补泻的机制，研究人员试图从生理、生化、神经等各个角度多学科渗透研究。比如"推拿手法深透性与生物组织作用机制研究""轻重不同手法对伤害疼痛刺激的镇痛机制研究"等。虽然这些研究只是以形而论，尚未深入下去，但已经开始注重"推拿手法渗透性"和"轻重不同手法研究"，这已是一个了不起的认识上的飞跃。

2. 手劲补泻原则

《灵枢·经脉》说："盛则泻之，虚则补之"。补虚泻实是一指禅推拿的手劲补泻原则。以扶正祛邪、增强人体抗病功能，达到治病或防病的目的。《素问·调经论》说："按摩勿释，着针勿斥，移气于不足，神气乃得复。"说明了因气不足而致患者可以用按摩的方法补其气，使精神恢复。补法，能提高脏腑的兴奋性与功能，起激活或增强肌体功能的作用。清代吴师机《理瀹骈文》提出了"气血流通即是补"，这一观点被借用于推拿补法的理论支持。"气血流通即是补"的观点不完全正确，只看到事物的一个方面。比如在筋紧、筋急、痉挛气血不通时，不通则痛，当用强刺激手劲进行松解，或用强刺激手劲点按痛点使之松解，气血流通则不痛。强手劲刺激为泻法，所以"气血流通即是补"观点并不完全正确。在一指禅推拿中用强手劲刺激泻法，泻去实，达到"气血流通"补的目的。

一指禅推拿治疗中风偏瘫，为了激活肌肉功能，就应根据患者身体状况给予较强的手劲刺激，产生神经反射弧的反应，同时推动瘫痪肢体的血液循环，激活其运动神经功能，使其得以康复。这种较强的手劲刺激按理是泻法，但若从"虚则补之""不足者补之"的原则和补法能提高脏腑的兴奋性与功能起激活或增强肌体功能的作用去理解，这种较强的手劲刺激实为补法。

另外，一指禅推拿补泻还分经络补泻、肌肉补泻和寒热补泻，这些补泻最终可用补其虚来概括。

3. 一指禅推拿的经络补泻

经络主运行血气。《灵枢·经脉》指出："经脉者，所以能决死生，处百病，调虚实，不可不通。"这说明了经络在病理方面，有抗御病邪、反映证候的功能；在防治疾病方面，有传导感应、调整虚实的功能。祖国医学理论奠定了一指禅推拿经络补泻的理论基础。

一指禅推拿所以能治疗疾病与保健治未病，是基于经络具有传导感应和调整虚实的功能。《灵枢·官能》说："审于调气，明于经隧。"一指禅推拿调虚实、调经气的前提是明了经络。

经络在正常情况下能运行气血和协调阴阳，在疾病情况下则出现气血不和及阴阳偏胜的虚实证候，这时运用推拿以调气治神、扶正祛邪使之恢复到正常的状态。经络的调整虚实功能是以它正常情况下的协调阴阳作用为基础，推拿就是通过适当穴位、经络，运用适当的点、线、片、面、节的刺激（手劲），激发经络本身功能，达到"泻其有余，补其不足，阴阳平复"（《灵枢·刺节真邪》）。

《灵枢·百病始生》曰："察其所痛，以知其应，有余不足，当补则补，当泻则泻，毋逆天时，是谓至治。"这是一指禅推拿补与泻的核心理论。疼痛，不通则痛，其邪在不通，邪为实邪，邪气盛，泻之。临床必以知其应，当补则补，当泻则泻，毋逆天时。一指禅推拿临床的特点是，即使在一次治疗痛证中，也可以有补有泻，当补则补，当泻则泻，毋逆天时。如临床治疗痛经，疼痛剧烈时非常难忍，治疗时在腹部用柔中带刚的手劲施补法，热至痛稍减，再用强刺激手劲泻其下肢阴经太盛之实，调其阴阳，疼痛得减，后再用柔中带刚手劲补其阳明，调其血气，点、线、片、面融为一体，毋逆天时。

至于手劲的轻重补泻、方向补泻、频率补泻、时间补泻，皆以疗效为准，视病证、患者体质等灵活而用。

4.一指禅推拿肌肉补泻

肌肉补泻似乎是新名词，其实推拿治疗中都在运用肌肉补泻，只是医者不明白其理而已。

肌肉补泻是把传统的补泻理论融入现代医学理论之中。

肌肉的挛急、转筋会使气血堵塞，堵塞之处会肿胀、转筋。现代医学认为发生血肿或水肿会使周围的组织受累。如压迫了血管，就增加了血管性疼痛，压迫了神经，就增加了神经痛，如果血管和神经都受压迫，则会增加血管性与神经性的疼痛。一般来讲，这类痛证大多为实证。肌肉的挛急、转筋产生疼痛，实则泻之，泻则松之，松而不痛。

一指禅推拿的肌肉补法，就是以收治痛，以收治萎。

因肌无力而产生的运动障碍性疼痛、因萎而产生的运动障碍性疾病均在"虚则补之"之列。在一指禅推拿中以收治痛，以收治萎。

以收治萎，大家可以理解，但以收治痛，很多人不理解。在此重点一述。

一指禅推拿认为一些运动障碍性疼痛是由于肌无力而产生的，这种肌无力是由于肌肉纤维延展太过而导致收缩功能障碍。就是肌肉本身无力，或无法自行恢复到原来的生理状态，当它要产生收缩时，收缩不了，当然更无法放松，从形象讲就是在过度延展情况下呈紧绷的状态。这时就必须依靠或借助外力使之回收，一指禅推拿把这种运动障碍的治疗归纳为"以收治痛"。临床常见的腰痛，如前俯可、后仰疼痛受限，提臀试验时腰部疼痛而提不了臀，仰卧时腰部有落空感而用手或小枕头等物垫在腰部方舒，或翻身受限、欠利等，均可用一指禅推拿"以收治痛"迅速见效。

临床往往见握拳收肌而产生疼痛，故而指不能攥成拳。这类病证用一指禅推拿"以收治痛"当能收其效。这是任何治疗方法都不可能达到的效果。

（四）一指禅推拿论补泻

泻法：临床上一指禅推拿强调以松治痛，松则不痛。泻法就是以松治痛。能减轻和消除疼痛的一指禅推拿的刺激手法都是泻法。

平泻：在一指禅推拿中就是用以松治痛的柔、绵手劲进行治疗或巩固治疗。任何疾病都有一定的转归，而其转归因人不同，转归的方法与程度都不同，放松功能恢复程度也不同，必须做进一步治疗或巩固治疗，使其功能恢复到最佳状态。

大泻：疾病有"沉浮"，有在深层，有在浅层，有轻，有重；体质有强，有弱。凡在深层、比较重的病证，体质较好的人，在一指禅推拿以松治痛时可用较强的手法刺激与方法。

较强的以松治痛的手法刺激与方法是相对的。泻法之大、之小、之平也是相对的。但有一点是绝对的，那就是用了泻法后，要有泻的效应，所以可在强刺激后再做被动试验，验证疗效。无效的泻法，不叫泻法。

补法：一指禅推拿的补法不以手劲刺激量大小等而论，只要使其收缩功能恢复，就叫补法。

平补：在一指禅推拿中就是用以收治痛的手劲刺激形式进行治疗或巩固治疗，也指以收治萎恢复期的治疗。

大补：在一指禅推拿中一般以收治萎用于痿证。为了恢复其功能采取较强而有效的方法。

较强的以收治痛、以收治萎的手劲刺激手法与手式是相对的。补法之大、之小、之平也是相对的。但有一点是绝对的，那就是用了补法后，要有补的效应。无效的补法，不叫补法。

"补阳泻阴"是一指禅推拿对补泻理论的补充。

纵观传统补泻理论、现代有关补泻的理论和临床研究，基本脱离不了本经补泻，或表里经补泻，或根据五行相生相克理论进行补泻。另外是从刺激量上、从刺激深浅上、从手法上去研究补泻。

一指禅推拿在"点压背屈法"的运用上独辟蹊径采用"补阳泻阴"。

什么叫"补阳泻阴"呢？

阳，主动，在肌肉力学上属主动肌；阴，主静，在肌肉力学上属协同肌。主动肌与协同肌只不过是一种名称而已，使我们肢体平衡，在某一些动作中位置会互换。比如我们的上肢外侧肌群属阳，一般是主动肌，即伸肌；内侧肌群叫屈肌，属阴。下肢股前面肌群及小腿外侧肌群属阳，一般是主动肌，即伸肌；股后面肌群与小腿后缘肌群叫屈肌，属阴。"补阳泻阴"就是增加主动肌（伸肌）肌张力，泻其屈肌的肌张力。"点压背屈法"就是通过阴阳相互制约的中医理论和现代医学肌肉力学原理进行"补阳泻阴"的。

八、一指禅推拿中的被动治疗

所谓被动治疗，即是根据骨骼肌的起始点与部位、神经与主要血管的部位，在各种针对性的体位下进行推拿治疗，通过关节位置变化拉伸相应肌肉来增强治疗效果。

被动治疗对治疗运动障碍性痛型疾病起着举足轻重的作用，是一指禅推拿取得显著疗效的关键之一。

一指禅推拿手法，是法；一指禅推拿循经取线、据穴取点、以筋取片、按部取面、通关取节及被动治疗等，是方。二者相合为临床治疗最佳方法，一指禅推拿手劲也是取得疗效的关键之一。

一指禅推拿具有其他物理治疗不具备的治疗优势，是医者双手直接在人体肌肤进行治疗，接触面积大，手感强，治疗疾病时灵活度大，被动治疗更能显示其优越性。另一方面，由于推拿对深层的肌肉渗透力、作用力不足，运用被动治疗可以弥补之。

运动障碍性痛型疾病无论是肌肉型疼痛，还是神经性疼痛，或是血管性疼痛，总与骨骼肌的疼痛分不开。疼痛就会导致骨骼肌放松功能失调。放松功能失调包括挛急、筋紧不能放松与延展功能失调，延展功能是在放松功能正常的基础上实现的。

（一）根据骨骼肌的起抵点、部位与功能进行被动治疗

人体骨骼肌都必须附着于骨，都有起抵点，这样才能牵动关节产生运动或者尽守自己的位置职能。骨骼肌通过肌腱跨关节附着在骨上，就产生肌肉物理力学。一指禅推拿就是根据肌肉物理力学原理进行治疗的。

在日常生活中，当我们感到疲劳时会伸个懒腰，懒腰伸过后就感觉舒服得多，轻松得多。这是因为伸懒腰的过程是人体关节、肌肉静力牵张的过程，而静力牵张肌肉能显著促进骨骼肌超微结构变化，恢复、缓解肌肉的疲劳或酸痛。一指禅推拿被动治疗根据肌肉病理变化，通过关节位置变化产生肌肉静力牵张来增强治疗效果。例如在颈部左旋时右侧胸锁乳突肌、斜方肌、肩胛提肌颈部段疼痛，可将头部逐步轻轻地有节律地徐徐向左侧，左右转动，同时做一指禅"以筋取片""以松治痛"治疗。腰痛的治疗，如一侧腰痛，可侧卧抱膝（图2-3、图2-4），亦可双膝跪床（图2-5），双手伸直，医者仍先"以筋取片""以松治痛"，在此基础上一肘部压臀，另一肘压另一边的腰部后，再呈对角按压，若患者臀部触及足跟则达到被动治疗的效果（图2-6）。又如在松解梨状肌时可俯卧位，将患侧肢脚放在医者脚面上，患者患侧肢呈屈膝状（图2-7），在这一体位松解梨状肌可事半功倍。

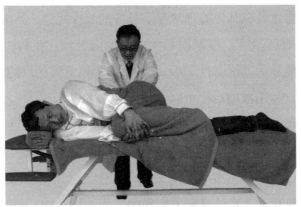

图 2-3　侧卧抱膝位推拿 1

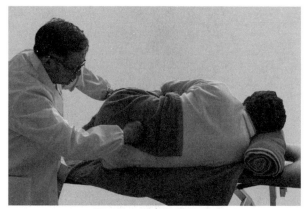

图 2-4 侧卧抱膝位推拿 2

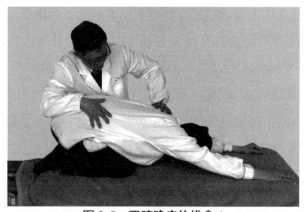

图 2-5 双膝跪床位推拿 1

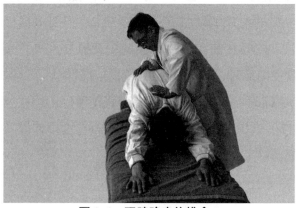

图 2-6 双膝跪床位推拿 2

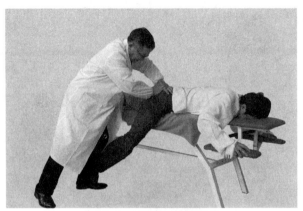

图 2-7　床边屈膝位推拿

　　一指禅推拿临床被动治疗方法要求医者能熟知肌肉解剖、骨骼肌的起抵部位、肌肉束的走向及其生理功能，这样就可以临床随症发挥，临床创造各种被动治疗方法。

　　（二）根据神经与肌肉的关系进行被动治疗

　　肌肉的运动由所属运动神经支配，神经的走向与所支配的肌肉走向一致。临床神经痛分为放射痛和牵涉痛。放射痛，是运动神经纤维为主被压迫后产生的疼痛；牵涉痛，是感觉神经纤维为主被压迫后产生的疼痛。无论放射痛还是牵涉痛都与肌肉的损伤、劳损有关，都与肌肉束（群）的挛急、筋紧，肌肉束之间粘连、血淤、瘢痕组织等有关。所以临床神经痛的治疗须以肌肉的松解为主，但要根据神经走向进行治疗，因此被动治疗在临床治疗神经痛中就极具重要意义。例如治疗腰部腰椎间盘突出症时，取俯卧位可用"被动腰侧旋"，拉伸腰肌（图2-8、图2-9），同时可对腰椎神经根有松解作用；也可用"拉伸法"（图2-10、图2-11）边用手法松解患者腰肌张力，边拉伸髋及骨盆，较快达到治疗目的。

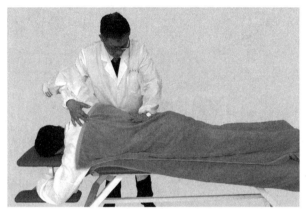

图 2-8　俯卧侧旋位推拿 1

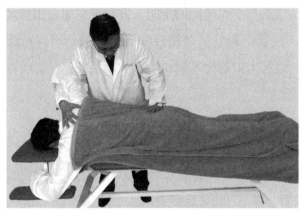

图 2-9　俯卧侧旋位推拿 2

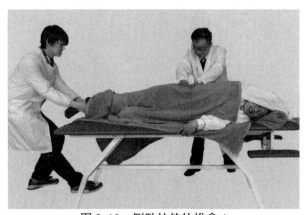

图 2-10　侧卧拉伸位推拿 1

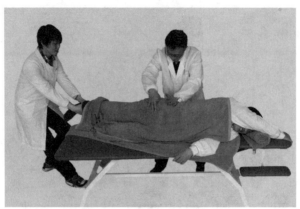

图 2-11 　侧卧拉伸位推拿 2

　　治疗神经痛只有了解神经的走向，方能更好地运用被动治疗。比如临床常见手麻症状，必分清是桡神经受压，还是尺神经受压，只有分清才能通过神经的走向与生理结构进行被动治疗。

第三章　一指禅推拿常用手法

一指禅推拿手法是 100 多年来的临床结晶。推拿手法是临床治疗和康复的工具。手法只是形,熟练地掌握手法,才能"手随心转,法从手出",单一的手法才能付之灵魂,单一的手法才能综合运用,才能适应临床治疗的需要和变化。推拿临床疗效是各种手法综合运用的结果。民国早期的《一指禅推拿说明书》《黄氏医话》等著作记载的一指禅推拿十大手法包括推、拿、按、摩、捻、滚、搓、抄、缠、揉。以后一指禅推拿诸前辈又创新了一些手法。本章所介绍的手法是一指禅推拿流派钱氏支脉的独特手法,一些简易行之有效的独特手法均是一指禅第五代传人钱德金先生近五十年临床所创,这些手法尽显一指禅推拿丰富的文化韵味。其他通用手法请参看赵毅主编的全国中医药行业高等教育"十二五""十三五"规划教材《推拿手法学》(中国中医药出版社,2013 年,2016 年)。

一、一指禅推法

(一) 跪指推法

一指禅跪指推法是本门一指禅推拿的基本手法。

【术式1】

以拇指指端或指腹着力于受术部位，术者有节律地跪屈拇指指间关节，其余四指呈半握拳样（在施术面较窄小或凸凹不平的部位施术时，可将食、中、环指伸直，小指略翘起，呈"兰花指"形或呈扇形。施术中食、中、环指伸直起扶持和引导作用，使手法不因施术面较窄小或凸凹不平而打滑）（图3-1、图3-2）。

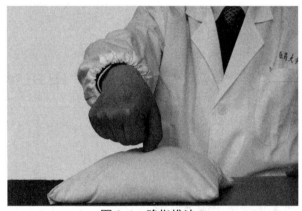

图 3-1　跪指推法 1

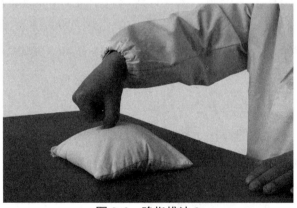

图 3-2　跪指推法 2

【术式2】

与术式1不同之处是将食指中节（或末节）桡侧面抵住拇指指间关节，可增加施术功力，并保护拇指关节在操作过程中不致受伤。

【要领】

（1）频率徐疾有节，以患者疾病、体质、年龄、耐受力等而定。徐者不低于100次/分，快者可高于200次/分。

（2）沉肩，坠肘，悬腕。

（3）吸定于着力面，忌跳跃与摩擦。

【应用】

跪指推法可循经取线、据穴取点、以筋取片、按部取面（通关取节）。临床治疗首用跪指推法通经活络，通畅气血。

【按语】

在以筋取片时可用跪指横推法和跪指竖推法。跪指横推法的运行路线与肌纤维方向垂直，有调节、恢复肌肉放松功能的作用；跪指竖推法的运行路线与肌纤维方向平行，有恢复、调节肌肉收缩功能的作用。面部操作多用术式1中的扇形式。跪指推法在各体位中多用。

（二）轮指推法

轮，车轮，圆形滚动。轮指推法即医者拇指像车轮一样做圆形滚动的手法。一般与跪指推法配合，也可单独应用。

【术式】

术者先从一指禅推法的跪指推法起始，然后着力点由拇指内侧锋、指腹，再达拇指桡侧锋，最后还原至跪指式，即拇指按顺时针方向轮转，完成轮指推法（图3-3至图3-6）。

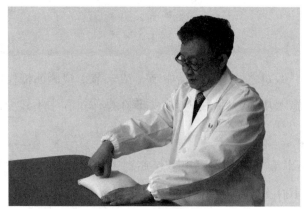

图 3-3　轮指推法 1

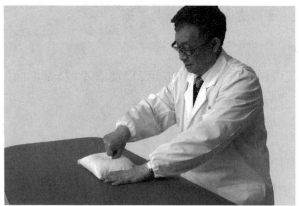

图 3-4　轮指推法 2

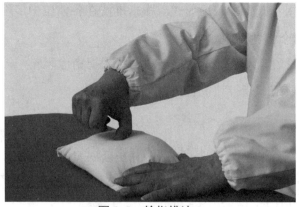

图 3-5　轮指推法 3

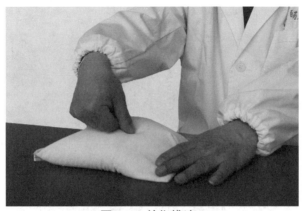

图 3-6　轮指推法 4

【要领】

（1）沉肩，坠肘，悬腕。

（2）频率为 100 次 / 分以上，气劲功力须渗透。

（3）施轮指推法时，指轮要圆润而有节律。

【应用】

轮指推法常用于腹部，治疗胃肠道和妇科等疾病，兼具补泻双重性，有健脾和胃、消导化滞、推动腑脏运动、增强腑脏正气等作用。

【按语】

轮指推法圆形滚动圈由小到大如"投石激水"般波纹荡漾；轮指推法圆形滚动圈由大到小如"聚而歼之"，又如"抽丝剥茧"。轮指推法是一指禅推拿第四代传人钱健民先生所创。

（三）中锋推法

中锋为拇指的指端。中锋推法是以拇指指端着力的一指禅推法。

【术式】

术者以食指中节或末节桡侧面紧贴拇指指腹，并将拇指指腹向前挤压，拇指指端直立在受术部位上，以肘关节为支点，前臂摆动并带动腕关节左右摆动（图3-7）。

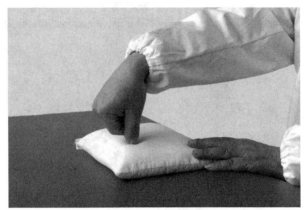

图3-7　中锋推法

【要领】

（1）沉肩，坠肘，悬腕。

（2）术者必修整指甲。

（3）在术中移动时要小步子移动，不可滑动。

（4）频率120次/分以上。

【应用】

中锋推法比跪指推法刺激度较强，比点法柔和。一般用于痛证的痛点、结节，并可循经取线。具有通经活血化瘀、止痛散结的功效。

【按语】

中锋推法与跪指推法术式2有些相似，但跪指推法术式2是食指抵住拇指的指间关节，拇指的指间关节在操作时做节律性屈伸动作，本法则是食指抵住拇指指腹，拇指的指间关节不做屈伸动作。

中锋推法的妙用，可定点而推，可打圈而动，可上下左右而行，也可边推边抹，如加速到200次/分以上则成缠法。以刚为主，以柔为辅，刚柔相济。

（四）侧锋推法

本法在赵毅主编的《推拿手法学》教材中名为"一指禅偏锋推法"。偏者，侧也。侧，指拇指桡侧，用拇指桡侧缘施推法，故名侧锋推法。其名不同，其法一也。

【术式1】

术者掌指部自然伸直，以拇指桡侧偏锋着力于受术部位，腕关节自然放松，呈微屈或自然伸直状态，沉肩、坠肘。其他四指自然分开，以四指左右摆动带动腕关节有节律摆动，产生拇指关节的屈伸活动，使所产生的功力作用于受术部位。此式轻快、柔和、舒适（图3-8）。

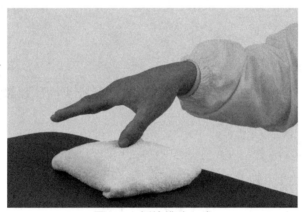

图3-8　侧锋推法一式

【术式2】

与跪指推法术式2相同，所用手法部位不同，侧锋推法是用拇指侧锋施法（图3-9）。

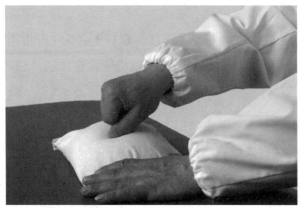

图 3-9　侧锋推法二式

【要领】

（1）腕关节要放松、灵活。特别是术式 1，腕关节灵活性非常重要。

（2）频率 120 次 / 分以上。

【应用】

适用于头面部和胁肋部等。临床多用于治疗头面、颈部疾病。具有活气血、通经络、镇静安神等功效。

【按语】

本法术式 1 和跪指推法术式 1 中的扇形式，双手协同在头面部操作时，属于"蝴蝶纷飞"手式（图 4-2、图 4-3）。

（五）跪指轮推法

【术式】

此术式是跪指推法与轮指推法的结合推法。术者以跪指推法术式 2 为基础，以腕部的环旋运动做跪指推法并移动，当循经取线时呈螺旋形推进。

【要领】

（1）沉肩，坠肘，悬腕。

（2）以腕部顺时针方向旋转发力，动作节律要协调，可柔可刚，可疾可徐。

【应用】

特点是呈螺旋形向前推动，经络疏通作用和运行气血作用较强。恢复肌肉功能较好，而且对无痛型疾病肌肉和神经的调节、恢复作用较强，多用于背部和下肢部位的疾病。

【按语】

此法要在跪指推法和轮指推法熟练的基础上进行。

（六）食指指节推法

【术式】

术者沉肩、坠肘、悬腕，将食指近节指间关节自然屈起，食指近节骨突吸定于受术部位，拇指与其余三指自然分开在两侧，前臂发力，带动腕部做节律性摆动，做一指禅推法（图3-10）。

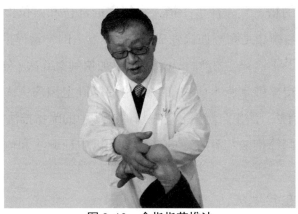

图3-10　食指指节推法

【要领】

（1）沉肩、坠肘、悬腕。

（2）本法特别强调手法的灵活性和手法运用的持久性。

【应用】

通经活络，化结解痉，活血祛瘀。常用于头部、颈部和四肢部位。

【按语】

本法功劲深透，而无指甲伤及皮肤之虑，用途较广泛。食指指节推法在临床应用时可随机变化，如在本法的基础上环转操作，为食指指节轮推法；偏于食指近节骨突的尺侧着力，称食指指节尺侧推法；以食指近节骨突做横向拨动，为食指指节拨法；以食指中节背面着力，可做食指中节指面推法；以食指近节骨突按压穴位，即食指指节点法；而以食指近节骨突按而振之，则食指指节振法；若以食指中节桡侧着力，还可做食指中节桡侧刮法。

二、缠法

缠法首见于清代一指禅推拿秘籍《一指定禅》。一指禅推拿钱氏支脉宗师钱福卿先生的缠法，被称为"心功劲""小步子"。意指推拿医生集全身的精、气、神于一指，在特定的部位和穴位上做缠绵不绝的快速操作。缠法是频率加快到 200 次 / 分以上的一指禅推法（赵毅主编的《推拿手法学》规划教材认为"频率加快到 220 次 / 分以上即为缠法"）。一指禅推拿施术应在推拿理论的基础上因病因人施法，法不定法，法中有法，法出自然。上述一指禅推法中的跪指推法、轮指推法、中锋推法、侧锋推法均有相应的缠法。此以中锋缠法和侧锋缠法为例介绍缠法。

（一）中锋缠法

【术式】

以食指中节或末节桡侧面抵住拇指指腹，以拇指中锋（指端）为着力点，前臂摆动并带动腕关节左右摆动，做快速的一指禅中锋推法。

【要领】

（1）沉肩，坠肘，悬腕。

（2）频率 200 次 / 分以上。

（3）术者手臂要放松，集中全身的精、气、神达于拇指。

【应用】

应用腹部疾病可通塞，驱壅堵，止痛，增加腹部脏器生理功能；应用运动障碍性疾病可活血祛瘀，通经活络，消肿化结，解痉祛痛。

【按语】

中锋缠法不仅可在点上使用，而且可循经取线，如背部经线等。中锋缠法可根据治疗需要变化为跪指推法、轮指推法等。

（二）侧锋缠法

【术式】

侧锋缠法是用拇指桡侧锋施缠法的术式。

【要领】

（1）沉肩，坠肘，悬腕。

（2）可半握拳，也可伸开其他四指呈散掌状。

（3）频率为 200 次 / 分以上。

【应用】

侧锋缠法比中锋缠法柔和，一般应用于头、面部，有通经活络、通塞散壅、活血止痛、消肿化结、解痉等作用。

三、滚法

滚法是民国初期一指禅推拿常用手法之一，见黄汉如《一指禅推拿说明书》。

一指禅推拿宗师钱福卿生前指出："滚法的操作摆动快速，形如圆球状，施术在特定的部位，缓慢移动。"

（一）小鱼际滚法

【术式】

术者手指自然放松，小鱼际着力，以腕关节灵活摆动带动小鱼际在施术部位滚动，形如蛟龙摆尾（图 3-11 ~ 图 3-14）。

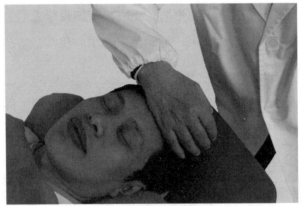

图 3-11 小鱼际滚法 1

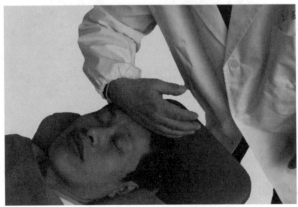

图 3-12 小鱼际滚法 2

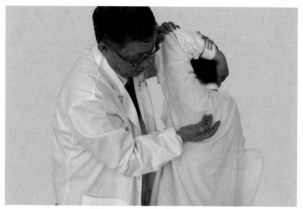

图 3-13　小鱼际滚法 3

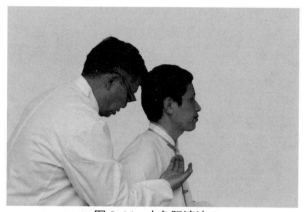

图 3-14　小鱼际滚法 4

【要领】

（1）沉肩，坠肘，腕关节要放松、灵活。

（2）徐者频率为 100 次 / 分以上，快者可达 200 次 / 分以上。徐疾以病证治疗需要而变。

（3）在面部施术时，小鱼际应贴于体表，不可浮于皮肤上。

【应用】

小鱼际滚法应用广泛，基本适用于全身各部位。小鱼际滚法平和舒适，是疏通经络、行气活血的理筋手法，用于胸部可宽胸理气。当小鱼际滚法的频率在 200 次 / 分以上时，产热量加大，渗透性增强，可温经通络、祛寒解痉，调节恢复肌肉与神经功能。

【按语】

小鱼际滚法还可变化为小鱼际快速抹法，增加活气血、通经络、理经筋的效果。在下肢施术时要配合弓箭步，使形态与效果相统一。

【附】鱼际滚法

鱼际滚法的术式类似于小鱼际滚法，只是着力部位为鱼际（俗称"大鱼际"）（图3-15、图3-16）。两种鱼际滚法可根据受术部位而选用，或交替使用，以方便施术为宜。

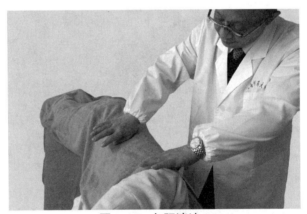

图 3-15 鱼际滚法 1

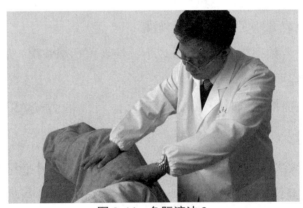

图 3-16 鱼际滚法 2

（二）指背滚法

【术式】

术者除拇指外的四指自然弯曲，以近节指背紧贴受术部位，拇指自然分开，也可将拇指末节指骨置于弯曲的四指之中，以腕关节的屈伸带动指背滚动（图 3-17 ~ 图 3-20）。

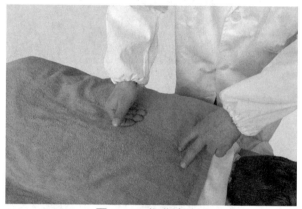

图 3-17　指背滚法 1

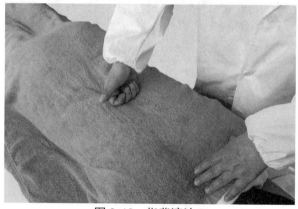

图 3-18　指背滚法 2

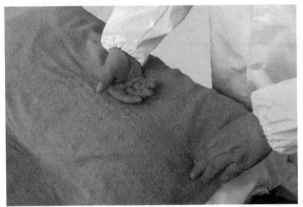

图 3-19　指背滚法 3

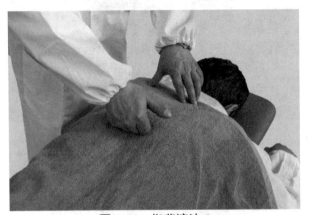

图 3-20　指背滚法 4

【要领】

（1）沉肩。

（2）以腕关节的节律屈伸带动指背滚动。若用前臂主动摆动，则滚法生硬，形难看而不柔和，也不能持久施术。

（3）徐者频率为 120 次 / 分左右，快者可达 200 次 / 分以上。

（4）向内向外滚动用力基本一致，必要时向外滚动力度可大于回滚，临床使用应根据病情等决定。

（5）指背滚法是连续均匀的往返滚动，不可跳动。

【应用】

指背滚法的受术部位接触面积较大，除头面部外均可适用。具有舒筋络、行气血、利关节、祛淤血的功效。

（三）四指指节滚法

又称四指第二指关节滚法。这是用除拇指外四指的掌指关节或近节指间关节骨突为着力点，在受术部位做滚动的手法。

【术式】

术者四指并拢屈成半圆形，虎口自然张开，以除拇指外四指的掌指关节或近节指间关节骨突着力于治疗部位，以腕关节屈伸带动做来回滚动（图 3-21、图 3-22）。

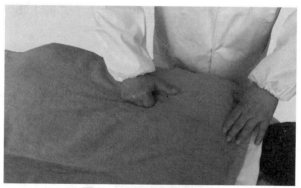

图 3-21　四指指节滚法 1

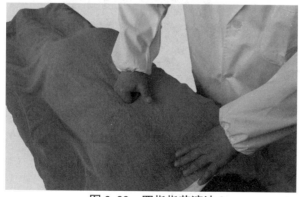

图 3-22　四指指节滚法 2

【要领】

（1）沉肩。

（2）以腕关节屈伸带动做滚动。

（3）频率可疾可徐，徐者 120 次 / 分左右，疾者 180 次 / 分以上。

（4）四指掌指关节或近节指间关节滚法可交替进行，以病情或病位而定。

【应用】

四指指节滚法应用于颈、胸、背部和四肢部位，可柔可刚。柔，则疏导，加快气血运行，通筋理气；刚，则消壅堵，破结节，解痉止痛。四指指节滚法接触面积大，对条索状结节或面积较大疼痛部位不仅起疏导作用，而且兼有点、揉、拨之功能，适应于各种疾病。

四、抹法

（一）指腹抹法

一指禅推拿指腹抹法分拇指指腹抹法、三指（食指、中指、无名指）指腹抹法（图 3-23、图 3-24）和四指（除小指外）指腹抹法（图 3-25 ～ 图 3-28）。

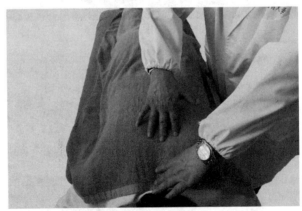

图 3-23　三指指腹抹法 1

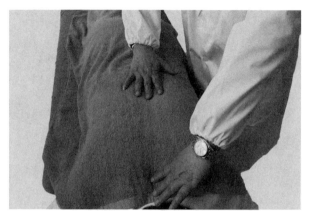

图 3-24 三指指腹抹法 2

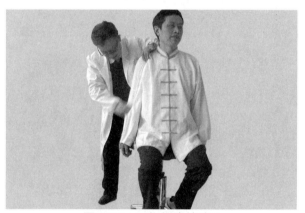

图 3-25 四指指腹抹法 1

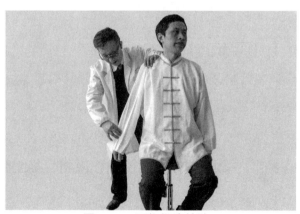

图 3-26 四指指腹抹法 2

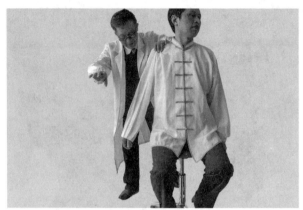

图 3-27　四指指腹抹法 3

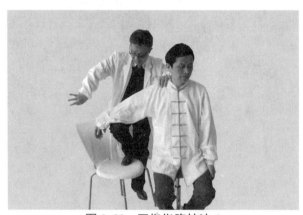

图 3-28　四指指腹抹法 4

【术式】

术者沉肩，蓄劲于腕，以指腹在体表做上下、左右或弧形抹动。可双手同时操作。在四肢进行三指指腹抹法和四指指腹抹法时，三指可像弹钢琴键一样，边抹边弹操作部位。

【要领】

（1）单向操作，操作时应掌握节律，平稳缓和。疾时像风扫落叶，徐时如柳叶轻拂。

（2）频率：较慢者在 80 次 / 分左右，较快者在 200 次 / 分左右，双手操作时可达 200 次 / 分以上。

【应用】

抹法大多是循经取线、以筋取片的手法。指腹抹法如用于背部及四肢部，可通经理筋，增加气血循环，温经通络。拇指指腹抹法常用于面部或四肢部位，用于面部时可与点、揉相结合，做到平稳缓和、舒畅不浮，具有开窍镇静功效。三指抹法多运用于胸、腹部，具有宽胸理气、消除胀满、增加胃肠蠕动等功效。

【按语】

一指禅推拿临床治疗的启始式以指腹抹法开始，一般以抹法结束治疗，形式上讲叫有始有终。可双手同时操作。使用时要注重身形步法。

（二）掌抹法

【术式】

术者以掌根为主，或以小鱼际为主着力抹施术部位。掌根抹法以肘关节为支点，蓄力于掌，向掌前方迅速滑抹；小鱼际抹法则以腕关节为支点，蓄力在小鱼际抹动（图 3-29）。

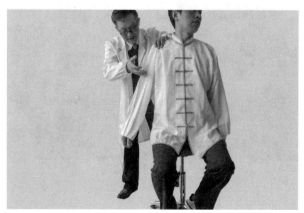

图 3-29　小鱼际抹法

【要领】

（1）沉肩，肘、腕关节要放松。

（2）抹时速度宜快，才能产生抹法效应。其频率快慢需根据病情及患者体质而定。

（3）小鱼际抹法可往返操作。

【应用】

掌抹法一般运用在背部和四肢部，通经理筋，增加气血循环，温经通络。

五、扇形掌揉法

【术式】

术者沉肩，蓄劲于腕，腕部须完全放松，掌心贴于受术部位，五指自然分开，腕部做左右甩动，使掌面在受术部位做扇形掌揉法。（图3-30～图3-33）双手可同时做扇形掌揉法。

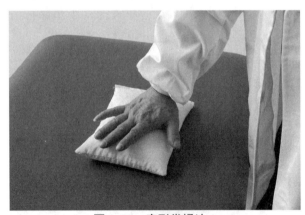

图3-30　扇形掌揉法1

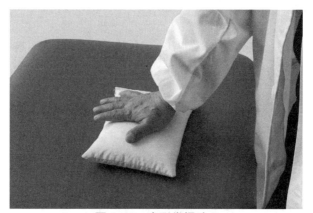

图 3-31　扇形掌揉法 2

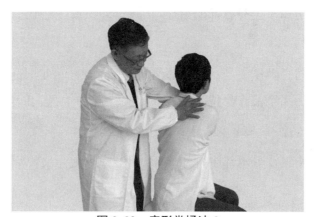

图 3-32　扇形掌揉法 3

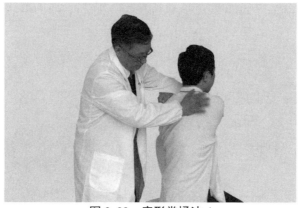

图 3-33　扇形掌揉法 4

【要领】

（1）沉肩，腕部放松。练习时双肘关节自然伸直，双掌自然分开，使腕关节左右甩动。

（2）频率较快，一般在 180 次 / 分以上。

（3）掌心要贴于施术部位，绵而不断，不要悬浮。

【应用】

扇形掌揉法是一指禅推拿中非常有功效的放松手法，频率快，受术面积较大，有局部透热功效，加速局部血液循环，温经化结，通筋止痛，消肿散瘀，适用于全身各部的治疗。

【按语】

可双手同时操作。可在一个部位做扇形掌揉法一定时间后再做掌擦法，运动到另一个治疗部位。在背部和下肢施法时要注重身形步法。

六、弹法

用手指指腹在受术部位一弹即开的手法，称为弹法。多用于头顶部。

【术式】

术者呈"兰花指"，四指呈四足鼎式，以四指指腹前端抓住受术部位，或四个点，比如四星穴，蓄劲在指，向上一弹即开，弹不虚发，弹可续发（图 3-34、图 3-35）。

【要领】

（1）接触受术部位要一触则弹开。

（2）弹击力度因病因人而异。

（3）动作轻巧、灵活，节律性强。

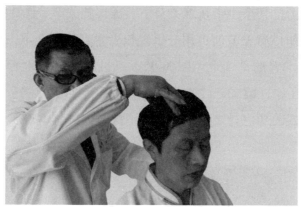

图 3-34　弹法 1

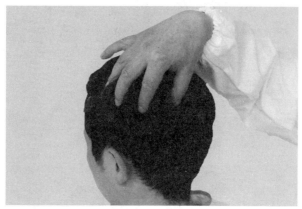

图 3-35　弹法 2

【应用】

常用于头顶部。弹开壅堵，醒脑开窍，增加头部血液循环，升举清阳，通经止痛。

七、抖法

一指禅推拿的抖法较一般的抖法更讲究气劲功力与功效。这里着重介绍抖肩和抖肘法。

【术式】

术者根据治疗需要站立受术者外侧或前外侧，双手拇指平行放在受

107

术者腕关节上，其余手指在腕关节下，虚握腕关节（图3-36），施术者做马步，如抖肩关节前可用一手轻拍受术者肩部2下，抖肘关节前用手轻拍受术者肘部2下（图3-37），目的是让受术者放松，术者聚神。拍后还原握腕式，目视所抖部位，气沉丹田，运气于双手之上，行意念上传气劲功力抖之。做到抖肩不抖肘，抖肘不抖肩（图3-38、图3-39）。

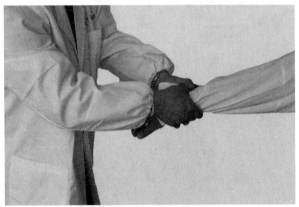

图3-36　抖上肢的握腕法

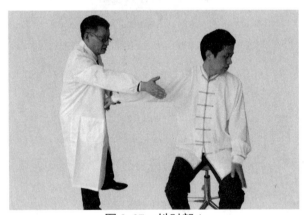

图3-37　抖肘部1

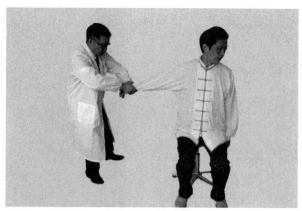

图 3-38 抖肘部 2

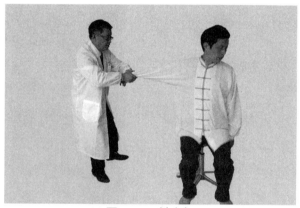

图 3-39 抖肩部

【要领】

（1）术者要放松，虚握受术者腕关节，切不可在施抖法时让力全部在手上，产生力的分解而无法上传，或过于紧握而使受术者腕部疼痛。

（2）术者要精神集中，目注受术部位（肩部或肘部），行意念上传气劲功力。

（3）受术肢体要自然放松伸直。

（4）频率较快，最快时受术者可感觉关节有颤抖感，甚至有热感。

（5）术者运用气劲功力施抖法最好能坚持 15 秒左右，并可隔数秒复行之。

【应用】

滑利关节，通筋解痉，松解粘连。一般抖法后可接运法等手法。

八、摇晃法

摇晃法是治疗腰疾的手法，分为上、中、下摇晃法，简称上摇、中摇（正摇）、下摇。

【术式】

受术者侧卧，侧卧侧下肢自然伸直，另一侧下肢自然弯曲。术者沉肩、坠肘，弓箭步站立受术者腰后，一手按扶其肩部，另一手按扶其髋部。

上摇晃法：术者面朝受术者上半身，与受术者体位呈45°弓箭步站立，嘱受术者肢体放松，双手同时一前一后摇晃（图3-40、图3-41）。

中摇晃法：术者面朝受术者腰部平行站立，双手同时一前一后摇晃（图3-42、图3-43）。

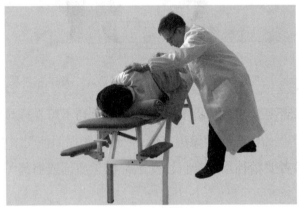

图 3-40　上摇晃法 1

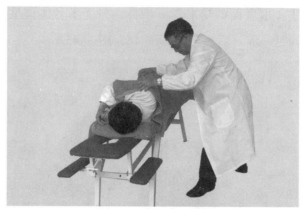

图 3-41 上摇晃法 2

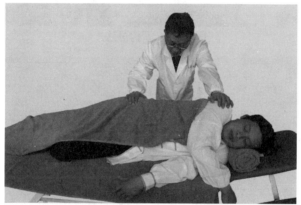

图 3-42 中摇晃法 1

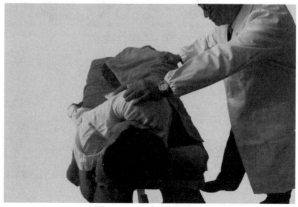

图 3-43 中摇晃法 2

下摇晃法：术者面朝受术者下半身，与受术者体位呈 45° 弓箭步站立，双手同时一前一后摇晃（图 3-44、图 3-45）。

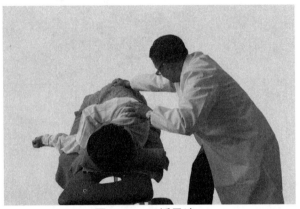

图 3-44　下摇晃法 1

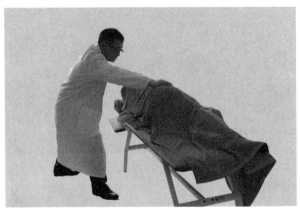

图 3-45　下摇晃法 2

【要领】

（1）注意 3 种摇晃法术者不同的身形步法。

（2）双手作一前一后摇晃时要协调，开始摇晃幅度不要大，摇晃手法要柔，幅度与频率逐步增加。

（3）一次摇晃时间一般在 20 秒左右，根据病情时间也可长些。

【应用】

上摇晃法以放松上腰部肌肉与活利腰椎小关节为主；中摇晃法以放松中段腰肌与活利腰椎小关节为主；下摇晃法以放松下段腰肌与活利腰椎小关节为主。

九、振法

主要包括掌振法和点振法。

（一）掌振法

掌振法是以治疗腹部疾病为主的手法。

【术式】

受术者仰卧位。术者以掌按于受术部位，如胃疾掌心一般放于中脘穴部或病灶所在部，肠疾掌心一般放在神阙部、关元穴部或病灶部，妇科之疾掌心一般放在归来穴部或病灶部。术者吸气，气沉丹田，以意运气至掌，始掌振之（图3-46、图3-47）。

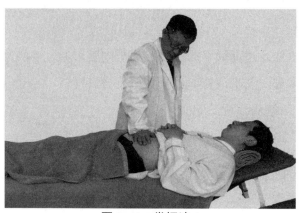

图 3-46 掌振法 1

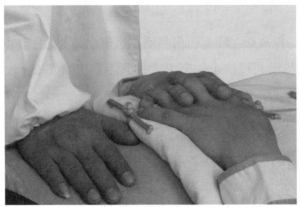

图 3-47　掌振法 2

【要领】

（1）掌振法是比较难以施术的手法。其要领在气沉丹田，以意运气至掌。掌振时以掌振动而不见其动，振动频率 280 次 / 分以上。这要求术者平时要练习气之吞吐和以意运气之法。

（2）术者手掌贴于受术部位，不可用力按压。

【应用】

腹部掌振法通过高频率的振动传输至内脏，通过掌心透热到内脏，消炎止痛，散寒，气血通畅，激荡内脏生理功能。

（二）点振法

点振法类似掌振法，用中指指端而不是手掌着力。

【术式】

术者将食指指腹按压在中指远节指间关节背部，再将拇指指腹抵住中指远节指间关节腹部，中指直立于穴位之上，点之。此时术者可吸气，气沉丹田，以意运气至中指，始进行点振法。振动频率 280 次 / 分以上（图 3-48、图 3-49）。

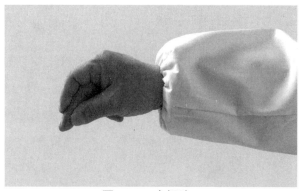

图 3-48 点振法 1

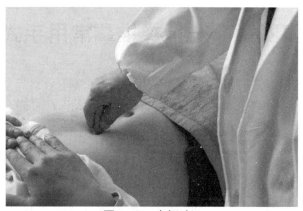

图 3-49 点振法 2

【要领】

（1）点振法一是要点，点则要穴位准确，或点之痛点部，要得气；二是要振，频率要高，内动外不动，外观不见其振，实则振波不止。要领在于气沉丹田，以意运气至中指。

（2）拇指和食指夹持中指，保护中指不使屈曲，方可避免伤及中指。

【应用】

点振法是治疗腹部疾病为主的手法。通经活络，散结止痛，通过高频率的振动传输内脏，激荡内脏生理功能。也可用于其他部位的腧穴或痛点。

第四章　一指禅推拿常用手式

　　一指禅推拿在临床上有一整套特殊的运用法式，简称"手式"，属于推拿手法学的复式操作法。推拿手法的运用法式，是医者以双手或单手在同一部位或不同部位，施行相同或不同手法，而产生综合的、整体的、连续的手法效应。"手式"的命名被冠以拟人、状物、象形的艺术词汇。据钱健民先生的遗稿，他生前总结的"手式"有27式，包括：

　　浮云掠月、剥茧抽丝、蝴蝶纷飞、翻山越岭、丘陵起伏、玉女穿梭、流星赶月、微风摆柳、水银泻地、峭壁行云、急瀑飞泉、细雨斜风、投石激水、苍龙入海、平原放牧、托塔举鼎、拉弓射雕、竹梢风动、狮滚绣球、丹凤点头、伯牙抚琴、高山流水、拨草寻蛇、锦雏顿首、中流砥柱、燧人取火、蜻蜓点水（图4-1）。

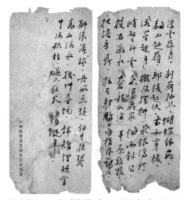

图 4-1 钱健民一指禅推拿运用法式（手式）墨迹

一指禅推拿的运用法式（手式）特别讲究医者手法之形。形如流水，流水通经、舒筋、濡养经脉；形如疾风，疾风行气、祛瘀、泻邪；形稳如钟，凝气、安神、固本。许多复式操作法如"托塔举鼎""蓑翁摇橹"都渗透着运动生物力学原理。手式在治疗过程中体现了"据穴取点、循经取线、以筋取片、按部取面、通关取节"治疗法则。手式取名优雅、形象化。有的出自典故，加之手式运用优美，还具有一定的观赏性。医者施法能产生一定意境，而不是枯燥无味，极大丰富了一指禅推拿的文化内涵。

一指禅推拿运用法式的主要内容和临床应用，部分已公开发表。如《江苏中医》1964 年第 4 期钱健民《推拿对疟疾的疗效》一文，公开了翻山越岭、玉女穿梭、流星赶月、水银泻地、急瀑飞泉、细雨斜风、投石激水、苍龙入海八法。《云南中医杂志》1987 年第 2 期钱德金、钱士金《推拿治疗 64 例十二指肠溃疡病》一文，介绍了蝴蝶纷飞、翻山越岭、流星赶月、微风摆柳、水银泻地、投石激水、苍龙入海、平原放牧、狮滚绣球、伯牙抚琴十法。原《浙江中医学院学报》1986 年第 3 期钱德金、钱士金《推拿治疗慢性结肠炎手式试述》，介绍了流星赶月、微风摆柳、水银泻地、投石激水、苍龙入海、平原放牧、狮滚绣球、伯牙抚琴八法。

本章介绍临床上较为常用的 10 种一指禅推拿复式操作法。

一、蝴蝶纷飞

以双手拇指指端（指锋）或侧锋在面部做一指禅推法的手式。

钱健民遗稿："蝴蝶纷飞，这是利用凤翅手双手操作时像蝴蝶飞翔的一种手的形态。绵柔、轻松、空匀。它特别适应于人体头部，是指掌并用、运用复式的手法之一。如指揉和摩，推法和擦等。"

【意境】

面部有"山"，山指鼻、颧；有"水"，水指清澈眼睛；有"花草"，花草是眉、须、发。双手在头面部操作，犹如蝴蝶在山水花草中纷飞，亦笑称为蝴蝶"翻山越岭"，岂不心旷神怡，法从心出。

【操作】

拇指与其他四指自然分开，四指如蝴蝶蝶翅。拇指可做一指禅推法（跪指推法、侧锋推法），可点，可振，可抹。双拇指在面部根据治疗需要可分可合（图4-2、图4-3）。

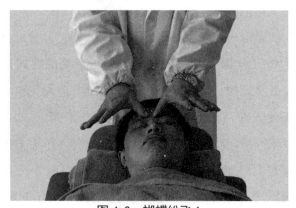

图 4-2　蝴蝶纷飞 1

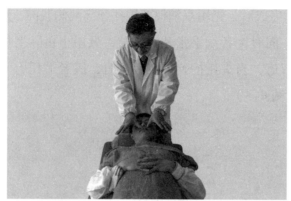

图 4-3　蝴蝶纷飞 2

操作手式必以手腕关节带动拇指屈伸。治疗体位取仰卧位较多，也可取坐姿位。初学者取仰卧位较好。

【应用】

凡鼻、眼、面部疾病及失眠、头部血管性、神经性疼痛均适用。对面部皮肤、肌肉都有很好保健作用。

二、托塔举鼎

以双手在颈部做牵引的手式。双手施法。托塔举鼎共分二式。

钱健民遗稿："托塔举鼎，是振法中用于四肢托举式的手术。在操作时，一手托肢体，要平，要稳，一手用手法，或上举，劲要稳健，并行气运送各节。"

【意境】

头，似塔似鼎，双手托起，如传说中托塔李天王之神。

【操作】

一式：

患者坐位，低首，双臂自然下垂。医者站立在背后呈马步或弓箭步，双手手指外相叉，小鱼际分别放在其两侧枕骨下缘，双肘分别按压患者肩部。

　　准备动作完成后，先用双掌根部按揉颈部两侧肌肉，后嘱患者慢慢把头部上抬，同时医者双手张开，反腕，只用小鱼际上托头部，双肘亦加力下压双肩，当头托抬到一定角度时，医者上托力坚持数秒，法毕（图4-4、图4-5）。

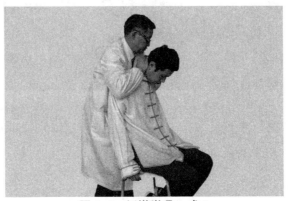

图 4-4　托塔举鼎一式 1

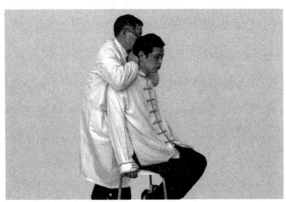

图 4-5　托塔举鼎一式 2

　　二式：

　　患者坐位，头部自然直立，呈放松态。医者一手拇指指腹顶住患者枕外隆凸正下缘部，另一手搭在患者对侧肩上，同时用前臂桡骨部放在患者下颌下部。然后拇指指腹与前臂同时发力，指腹上顶，前臂上抬，将患者头部向上缓缓顶起，以患者能忍受为宜，以舒为宜，数秒后徐徐松力，患者头部恢复自然状态。术毕（图4-6、图4-7）。

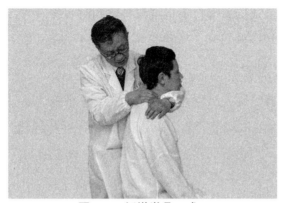

图 4-6 托塔举鼎二式 1

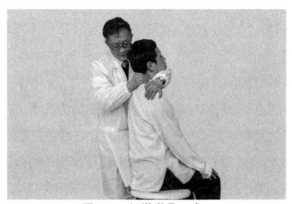

图 4-7 托塔举鼎二式 2

【应用】

适用于治疗颈部疾病。此法内含运动生物力学原理，有颈部牵引的功用。根据病症，所托抬头部的角度十分重要。针对颈椎椎间盘突出症一般在头抬到 30°～45° 时开始发力托抬头部；低头牵痛者一般在抬头初始就可逐步发力上托。此法对颈动脉压迫而至头晕者慎用。

托塔举鼎一式的临床应用关键，是用小鱼际上托患者枕骨下缘，要与患者头部上抬之力形成合力，并控制在一定角度内。另外医者同时要用肘部使力向后按压患者双肩，这对医者要求非常高，要逐步练习才能熟能生巧，产生手式的功效。

托塔举鼎二式的关键在于指腹与小臂同时缓缓用力，指腹上顶是关键所在。二式较一式易学，易掌握。

三、水银泻地

用拇指在背腰部做治疗并下抹的手式。单手施法。

钱健民遗稿："水银泻地，是用于背部的一种轻重适宜、行动迅速、由上下泻的手术。进行时手劲要均匀、深透，有无孔不入的功能。"

【意境】

施此法情不自禁想到唐诗名句"飞流直下三千尺"，速度之快，一泻千里，令人好不快哉。

【操作】

患者大多取俯卧位，也可坐姿操作。医者站立左侧，在背部选取所需治疗的起始穴位或痛点，施以缠法或一指推法或用一指揉法。例如失眠，起始穴位为心俞，也可取督脉身柱穴始；感冒，起始穴位为大椎，也可取定喘或肺俞穴始；胃肠疾病可取胰俞穴始；腰及腰腿痛，则可取太阳经大杼或风门穴始，不一一赘述。取穴后或摸清痛点后，用缠法或一指推法或用一指揉法施之数秒，突然改为拇指指腹循经线从上快速下抹，迅疾如飞流直泻，以风卷残云之势，直达骶部，继用一指禅推法快速推回至起始穴或痛点（图4-8～图4-10）。反复数次，根据治疗需要可取多条经脉、经筋。

【应用】

水银泻地是以"循经取线、据穴取点"为主的治疗复式手法，所以运用很广泛，对内科及妇科疾病、腰及腰腿痛、中枢性偏瘫均可用之。主要功能为通经活络、行气活血，对脊神经有一定良性刺激作用，可调节神经功能，对背腰部肌肉有较好的放松作用。

操作此法需一气呵成，往返数次。指腹迅速下泻时，会产生热能，反复数次后热能渗透于内，并能使患者产生气流在动的快然之感。

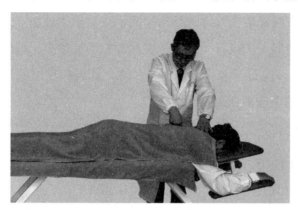

图 4-8　水银泻地 1

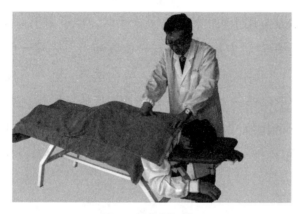

图 4-9　水银泻地 2

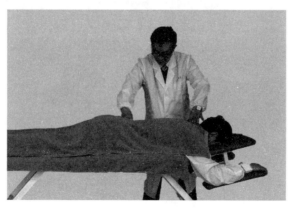

图 4-10　水银泻地 3

四、投石激水

以拇指在腹部或胸背部进行治疗的手式。单手施法。

钱健民遗稿："投石激水，是在局部轮动或颠振，行气扩散到较广面积的手术。有投石于水，旋起波纹，一圈一圈向外扩展的现象，以指揉、指按、卷滚的手法多在腹部运用。"

【意境】

一粒石子虽小，投入河中"一石激起千重浪"。用投石激水复式手法就似：一石激起千重浪，一指禅出万般音。

【操作】

投石激水是多用于腹部治疗的复式手法，也可用于胸背部治疗。在一指禅推拿治疗过程中取治疗重点穴位或痛点，先在穴位或痛点上用拇指指锋点，或点振，或一指推法，或缠法等，如一石投入，后用轮指（从拇指桡侧侧锋转至指背，再达指腹，后轮至桡侧侧锋，轮而无止）顺时针绵绵不断围绕穴位或痛点向外扩展，犹如千重浪。4圈或5圈再回到原点（图4-11 ~图4-14）。如此反复数次，次数以病情而定，不可拘泥。

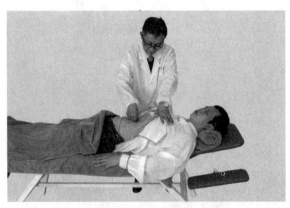

图4-11　投石激水1

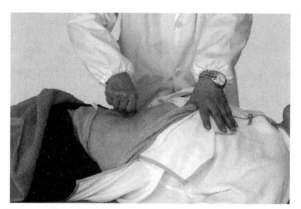

图 4-12　投石激水 2

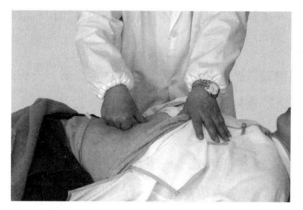

图 4-13　投石激水 3

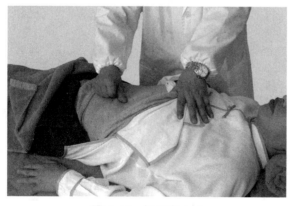

图 4-14　投石激水 4

【应用】

开塞通闭，通经接气。在腹部操作，可增加胃、肠等脏器蠕动，有行气行血、消炎止痛之功。在胸背部施法，可消其壅阻，经气畅通，调节气机。投石激水，可补可泻，是不可多得的复式手法，可谓"一指禅出万般音"。

五、弯弓射雕

以双手在腰部及髋部操作的手式。

钱健民遗稿："拉弓射雕，是振法的屈伸手术，一手持臂，一手执腕，或一手持股，一手执踝，屈伸肢体，气沉劲稳，如拉弓放矢一样。"

【意境】

英雄弯弓射雕，医者弯弓治病。射雕之弓必满，治病时，"弓"拉满与否，必视人、视症而定，不可施以猛力、蛮力。

【操作】

侧卧治疗体位。弓箭步态，一手在其腰部或髋关节部用一指推法，或拨法，或掌揉，或点等法，另一手握其足踝关节，将腿向后拉伸，似拉弓射雕之势。双手配合，节律操作（图4–15）。

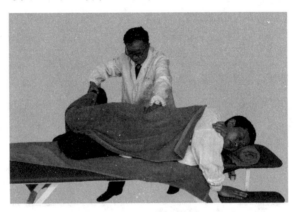

图4-15　弯弓射雕

【应用】

治疗腰疾，特别针对腰后仰欠利，或酸痛，平卧腰部觉空的症状有极佳功效；治疗髋关节关联疾病。

六、伯牙抚琴

在腰部和下肢操作的手式。双手施法。

【意境】

春秋战国时期的伯牙精通琴艺，善抚弹鼓琴，志在高山，志在流水。医者在做这一手式时，以伯牙抚琴姿态，穿越古今，演绎传奇，志在治愈疾病。视患者俯卧体位为鼓琴，不似抚琴，又胜抚琴，运用一指禅推拿中各种适应手法弹出健康旋律。

【操作】

俯卧治疗体位。医者站在一侧，弓箭步态，一手在患者腰部施一指禅推拿手法"以筋取片"，另一手在臀部用一指推法向下至腿改为指抹法达足踝关节止（图4-16），可行足太阳膀胱经（坐骨神经主干），到腘窝后沿腓浅神经或腓深神经下行抹之，实为"循经取线"。下行抹法速度如疾风，犹如快速拨弄琴弦，来往反复数次。声色指下而生，经气指下而动，经筋在指下而松。运用此手式难度在于双手动作不同，难以协调，平时要多加练习。指抹法，可拇指指腹行之，可用除小指外四指指腹抹之。

【应用】

疏通经络，滋养经筋、神经，行气血。伯牙抚琴也是在治疗将要结束时运用的手式，对腰及腰腿疾病功效极大，运用后往往患侧下肢有热感、舒服感。此法也可用于患者侧卧治疗体位，抚拨琴弦则以胆经为主。

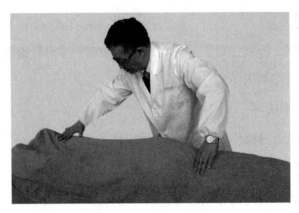

图 4-16　伯牙抚琴

七、平原放牧

以双手食指抹法在腹部或背部操作的手式。

钱健民遗稿："是在腹部左右进退，轻缓柔和运行全面的手术，有补虚的功能。"

【意境】

平原放牧，万马蹄急。施此手式于腹部或腰背部治疗，视如辽阔的大草原，而双手十指又如万马奔腾之势，心注指腹，意在腑脏，鼓荡后天之本；在背部可温通经脉，激荡神府。

【操作】

平卧治疗体位，医者侧立患者右侧，蓄劲在指，以双手食指、中指、无名指指腹在腹部轮流操作，中指走任脉，食指与无名指走胃经，或根据治疗需要二指可走肾、脾、肝经。一般从剑突始三指腹用抹法，急速下抹，至耻骨上缘止。双手交替，先缓后急，缓如牧童放马，急如万马奔腾。（图 4-17、图 4-18）数遍后，左手五指分开，走胃型下走小肠型，后从升结肠到横结肠再到降结肠止，完成一平原放牧手式。若治疗妇科疾病可简化此手式而用，后面走型部分可减之。一般要做 3～5 个平原放牧手式。背部施法，中指在督脉，食指和无名指可在膀胱经或华佗夹脊之上。

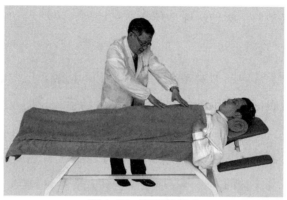

图 4-17　平原放牧 1

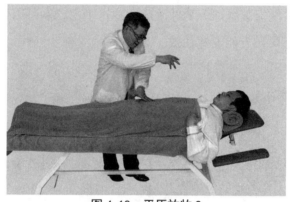

图 4-18　平原放牧 2

【应用】

调经气，调节腑脏功能，增加胃肠蠕动与气血滋养，温内驱寒。治疗各种慢性胃肠疾病、妇科疾病与小儿腹胀有奇效。在治疗胃肠疾病过程中如听见腹部有水激荡之声为最佳。如在过程中患者欲大、小便即可让其行之，不可忍之。故治疗前必与患者讲明。

在背部施之除上述功能，还对脊神经有调节恢复作用。

八、狮滚绣球

以指背滚法在腹部施术的手式。单手施法。

【意境】

狮立绣球之上，滚动绣球，球面紧贴地面，灵活转动，酣畅淋漓。

【操作】

将拇指屈于掌内，似狮站立于绣球之上，其余4指微屈如绣球，近节指背部贴紧腹部，以手腕的顺时针转动带动手背轮动。由剑突下始，沿胃底到胃大弯再到胃小弯，走幽门，下小肠，顺肠型沿耻骨上缘达升结肠，循横结肠，在脐中（神阙穴）停轮数次，达降结肠，止于耻骨联合上方，由任脉而上，再在脐中（神阙穴）停轮数次，复至剑突下，法毕（图4-19、图4-20）。在施术过程中根据病情，可选择重要募穴或疼痛部位多次狮滚绣球。绣球滚动要功达于内，不可用劲下压腹部，轮动时徐疾有章，方能发挥功效。

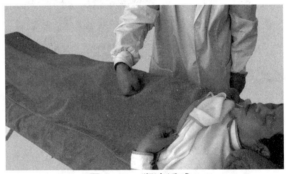

图4-19 狮滚绣球1

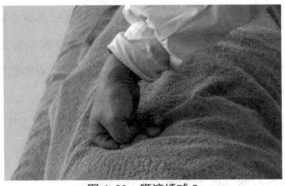

图4-20 狮滚绣球2

【应用】

能解腹部肌肉痉挛，调经气，调节脏腑功能，增加胃肠蠕动与气血滋养，温内驱寒。治疗各种慢性胃肠疾病、妇科疾病有一定功效。

九、蜻蜓点水

以三指点法为主在背部或腰骶部操作的手式。双手施法。

【意境】

蜻蜓飞舞水面，用其尾部点水而去。蜻蜓为生育点水产卵，医者为治疾点穴通经。

【操作】

患者俯卧位。医者站于一侧，蓄劲于指，以食指、中指、无名指指腹由第一胸椎始，中指在督脉（脊柱），食指与无名指分别在膀胱经（竖脊肌）上，双手轮流迅速下抹至骶部。始抹法行 5 次左右后，在轮流施抹法的过程中，根据疾病不同取督脉与膀胱经的腧穴或痛点，仅用右手食指、中指、无名指指端点之，点要准，一点则收，犹如蜻蜓点水一般，全凭医者气劲功力点之（图 4-21 ~ 图 4-24）。法毕时，患者背部热气翻滚，精神振奋。但在点法的同时会产生一定酸痛与痛苦。点之气劲功力大小应视患者年龄、体质与病情而定。点后可用松解手法。此法可与背部平原放牧手式交替运用。

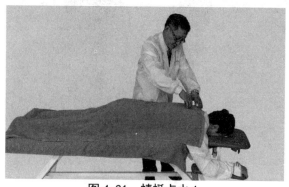

图 4-21　蜻蜓点水 1

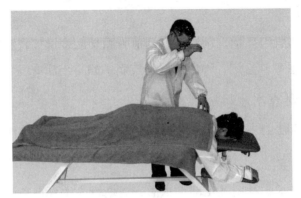

图 4-22　蜻蜓点水 2

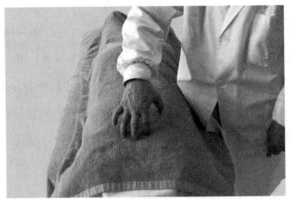

图 4-23　蜻蜓点水 3

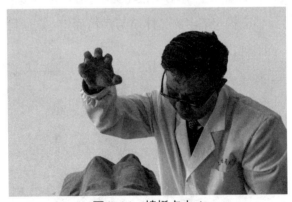

图 4-24　蜻蜓点水 4

【应用】

通经活血，调经气，壮正气，调节恢复神经传导路。可治疗中枢性瘫痪、截瘫、背与腰骶部疾病及与中枢神经相关的一些内科疾病。另外胃肠疾病、妇科疾病也可用此复式手法。

十、蓑翁摇橹

在肩关节或髋关节做摇法的手式。双手施法。

【意境】

"千山鸟飞绝，万径人踪灭。孤舟蓑笠翁，独钓寒江雪。"这是唐代诗人柳宗元的千古佳作《江雪》。医者施此手式心无他念，唯只认真治其病，意独在肩颈，意独在腰腿。

【操作】

上肢操作：患者坐位。医者根据治疗需要站立患者背后或站于一侧。一手在颈肩部，或背胛部，或上臂及胸大肌部，施行一指禅推拿手法；另一手握其手腕，做肩关节摇法。摇时以逆时针为主，尽量使肩关节活动幅度逐渐加大，速度以慢为宜，势如摇橹（图4-25、图4-26）。

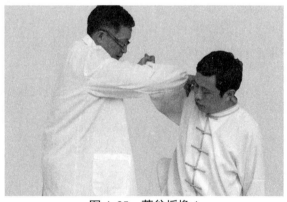

图4-25 蓑翁摇橹1

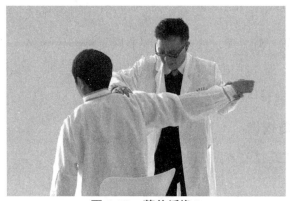

图 4-26　蓑翁摇橹 2

下肢操作：患者俯卧位。医者站在所需治疗一侧。一手在腰或臀部运用一指禅治疗手法，另一手掌按住其小腿腹部来回搓动，带动髋关节运动，似蓑翁摇橹。

【应用】

滑利关节，松解经筋与肌腱。

以上介绍了 10 种一指禅推拿临床常用的运用法式（手式）。一指禅推拿手法的运用法式来自临床治疗，是从临床疗效出发产生的，是一指禅推拿前辈们临床智慧与一指禅推拿文化的结晶。我们只有通过一指禅推拿理论的研究，结合现代医学才会创出更多、更有效的运用法式，一指禅推拿百花园中定会呈现一派春色。

第五章　常用临床试验

祖国医学强调"治病必求其本"，一指禅推拿临床也必须遵循这一原则。"治病必求其本"，如何"求本"，临床试验就显得特别重要。尤其在治疗运动障碍性疾病时必须做必要的临床试验和鉴别诊断，达到"求本"和提高临床疗效的目的。许多临床上的试验是长期临床经验的积累，是现代医学临床的结晶，是鉴别疾病的有效武器。熟练地掌握临床试验对推拿治疗有一定的指导作用，在治疗时可做到有的放矢，事半功倍。现代临床核磁共振、CT、X线等影像学检查主要针对骨骼显像，而对软组织尚不能完全显像，且核磁共振、CT的显像只是一个切面，所以临床上大多软组织损害性疾病光靠核磁共振、CT、X线等影像检查是不完全的，只能作为参考。比如颈、腰椎间盘突出可在核磁共振、CT片上显示，但不代表就是颈、腰椎间盘突出"症"，要做出准确诊断还要靠相关的临床试验。熟练地掌握临床试验，还可节省医疗资源与减轻患者的经济负担，避免误诊误治。

下面介绍一些临床常用的、灵验、基本可确诊的临床试验。

一、钱氏臂丛神经牵拉试验

钱氏臂丛神经牵拉试验是一指禅推拿第五代传人钱德金先生运用运动生物力学的理论，结合长期临床总结出的临床试验。

钱氏臂丛神经牵拉试验不仅能诊断"颈肌综合征"臂丛神经锁骨上支压迫型和臂丛神经锁骨下支压迫型，而且能鉴别诊断肩、臂运动障碍与疼痛是否与颈部肌肉压迫有关。比传统的臂丛神经牵拉试验更具有临床实用价值。

【试验方法】

患者坐位。医者站立患者身后。先将患侧上肢外展，同时询问患者肩关节或臂部是否有手酸痛、麻痛的感觉，再将头部慢慢向另一侧旋转，待转到一定角度时，询问上述部位症状是否加重（图5-1），然后松手令患者的头还原正位（图5-2），再询问是否减轻。

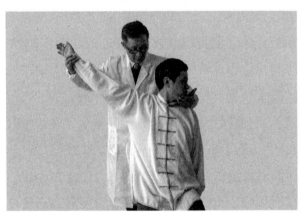

图5-1　钱氏臂丛神经牵拉试验1

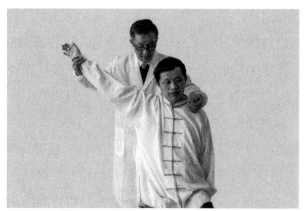

图 5-2 钱氏臂丛神经牵拉试验 2

【试验目的】

如头向对侧旋转时患侧肩臂的酸痛、麻痛症状加重，而头部还原正位后立即减轻，为试验阳性，提示颈部肌肉压迫臂丛神经锁骨上分支或臂丛神经锁骨下分支。治疗时必从颈部治之。

【鉴别诊断】

本试验可对下述两种病证做出鉴别诊断：

（1）颈部臂丛神经锁骨上支压迫牵涉肩关节疼痛与单纯性肩关节疼痛。

（2）颈部臂丛神经锁骨上支压迫产生臂部、背部、肩胛部牵涉痛与单纯性上述部位肌肉劳损。

二、钱氏抗阻力伸指（屈指）试验

钱氏抗阻力伸指（屈指）试验是钱德金先生通过网球肘症（肱骨外上髁炎）的病因病机总结出的试验。通常临床进行的"网球肘试验"（Mill试验）有时因医者方法有所出入而难以准确，比如拇指没有握在拳心内，或没有屈腕或没有充分屈腕。钱氏指背伸试验比"网球肘试验"（Mill试验）更准确，且容易操作和掌握。

钱氏抗阻力伸指（屈指）试验是鉴别诊断反网球肘的试验。

【试验方法】

钱氏抗阻力伸指（屈指）试验：患者坐姿位，将前臂放于桌面，掌心向下，肘关节成90°角。医者用食指或中指分别按压患者拇指、食指、中指，每按压一指同时令患者指做背伸动作。只要其中一指背伸时引起肱骨外上髁部疼痛或酸胀痛，即为阳性（图5-3）。

钱氏抗阻力伸指（屈指）试验：患者坐姿位，前臂以掌心向上平放于桌面。医者用食指或中指分别按压患者小指、无名指、中指，每按压一指同时令患者指做背屈动作。只要其中一指背屈时引起肱骨内上髁部疼痛或酸胀痛，即为阳性（图5-4）。

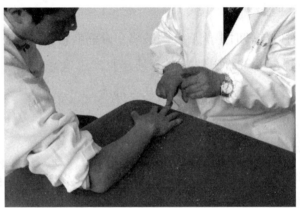

图5-3　钱氏抗阻力伸指（屈指）试验

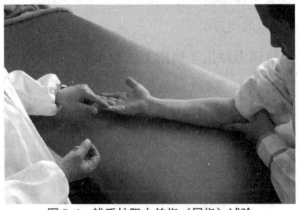

图5-4　钱氏抗阻力伸指（屈指）试验

【试验目的】

在做抗阻力指伸试验时，医者要注意每一手指指伸（指屈）时在前臂的部位，以便在"以筋取片"治疗时能抓住主要矛盾，有的放矢。

【鉴别诊断】

钱氏抗阻力伸指（屈指）试验阳性为肱骨外上髁炎（网球肘），钱氏抗阻力伸指（屈指）试验阳性为肱骨内上髁炎（高尔夫肘）。

三、腰椎间盘突出症试验

临床上被核磁共振、CT 摄片检查出颈、腰椎间盘突出者，不一定是腰椎间盘突出症，必须结合患者临床症状加以临床试验予以确诊。腰椎间盘突出症试验是一套完整的临床试验方法，分 3 个试验步骤进行，综合评价诊断，临床试验准确率非常高，也很简单、适用。

【试验方法】

（1）蹰趾背伸试验：患者平卧，双腿自然放松伸平，医者站立于患者脚前，用双手拇指指腹按压在患者足大趾上，同时请患者足大趾用力上翘（即背伸），此时医者双手拇指进行下压，感觉患者蹰趾背伸抗阻力程度。如患侧背伸抗阻力减弱则为阳性，双侧均减弱也为阳性。

（2）直腿抬高试验：拉赛格氏（Lasèlgue）试验。患者仰卧，两腿自然放松伸直，医者一手固定骨盆，另一手将患肢抬高。如果直腿抬高低于 70° 时腿产生酸胀痛，则为阳性。进一步继续做直腿抬高加强试验：当腿抬高到出现腰腿痛的角度时，放低 5° ~ 10°，然后背屈其踝关节，如又引起疼痛，则为阳性，说明是腰骶部位神经根的损伤。

（3）端坐屈颈试验：林纳尔试验，也称为林德纳（Linder）试验。患者端坐在检查床上，双腿自然伸直。医者站立一侧，一手按压在患者疼痛侧膝关节上，一手放在患者枕后，令患者做屈颈低头动作。若屈颈低头后患者下肢疼痛增加，为阳性。如端坐时，患者下肢疼痛不能伸平，绝不可勉强伸平，此时不必做屈颈，为强阳性。

【试验目的】

蹬趾背伸试验阳性，为腰 4 ~ 5 神经根受压；直腿抬高试验及其加强试验阳性，提示坐骨神经受压迫。端坐屈颈试验阳性，为腰 4 ~ 5 神经根受压或腰 5 ~ 骶 1 神经根受压。

【鉴别诊断】

一侧下肢疼痛，当双侧蹬趾背伸试验均为阳性时，腰 4 ~ 5 中央型椎间盘突出，偏患侧肢；端坐屈颈试验阳性，直腿抬高试验阳性，或加强试验也为阳性，而蹬趾背伸试验阴性，则为腰 5 ~ 骶 1 神经根受压。

四、梨状肌牵拉（紧张）试验

【试验方法】

患者仰卧位，屈髋、屈膝均成 90°。医者一手按压膝部，一手握住小腿，两手用力配合，将大腿内收和极度内旋，使梨状肌处于紧张状态，如出现臀部及下肢后外侧放射痛即为阳性。

本试验也可俯卧位操作。患者俯卧位，屈膝成直角。医者一手固定在患者腰骶部，另一手握住小腿下端，将髋关节极度内旋，使梨状肌处于紧张状态，此时若出现沿大腿后侧至小腿后外侧的放射性疼痛即是阳性（图 5-5）。

【试验目的】

一般在诊断腰椎间盘突出症时必须做梨状肌牵拉试验，以排除梨状肌挛急压迫坐骨神经。若梨状肌牵拉试验为阳性，临床必连梨状肌一起治疗。

【鉴别诊断】

临床常有单纯性梨状肌综合征误诊为腰椎间盘突出症者，临床还常见腰椎间盘突出症伴梨状肌综合征，必鉴别诊断。另外可做梨状肌表面投影部位叩击或点按试验，进一步做鉴别诊断。

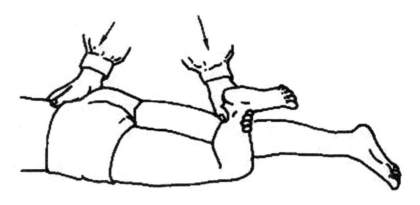

图 5-5 俯卧位梨状肌牵拉（紧张）试验

五、"4"字试验

【试验方法】

"4"字试验又称帕特里克试验（Patrick 试验）。患者仰卧位，一侧屈膝屈髋并外展，将外踝部置于伸直的膝上部，即双下肢呈"4"字形。医者一手固定于伸侧下肢的髂前上棘上，另一手下压屈曲的膝部，如能诱发屈侧下肢的骶髂关节疼痛，则为阳性。

【试验目的】

"4"字试验不能作为单独鉴别诊断的试验，但能告诉医者大体是哪个部位的病变，通过其他临床表现结合叩诊得出最后正确诊断。

【鉴别诊断】

"4"字试验阳性多见于腰 3 ~ 4 神经根受压、髋关节韧带与关节病变、骶髂关节病变。

六、旋转试验

【试验方法】

旋转试验又称麦氏征（Mc Murray 试验）、回旋挤压试验。患者仰卧，患膝屈曲成 90°，医者一手按在膝上部，另一手握踝部，做膝关节极度外展和外旋，同时令患者膝关节抗一定的阻力逐渐伸直。如在伸直过程中膝内侧疼痛，说明内侧副韧带损伤；若听到弹响声或有弹响感，说明内侧半月板破（撕）裂。按上述方法做反方向动作，即在膝关节内收、内旋位伸直时，若膝外侧有疼痛说明外侧副韧带有损伤；若有弹响声或弹响感，说明外侧半月板破裂。

【试验目的】

膝关节是人体最大的关节，若膝关节内侧或外侧副韧带沟有压痛，再通过旋转试验就基本能确诊副韧带或半月板的病变。

【鉴别诊断】

除旋转试验外，研磨试验及提拉研磨试验也是鉴别诊断内、外侧副韧带损伤或半月板损伤的临床试验。旋转试验和研磨试验可单独做，也可两者都做，更有助于确诊。

七、研磨试验

【试验方法】

研磨试验又称阿普利（Apley）试验或膝关节旋转提拉试验。患者俯卧，屈膝 90°。医者双手用力沿患者小腿纵轴向膝关节施加压力，同时做外旋或内旋活动。如有膝关节内、外侧疼痛，提示内、外侧半月板损伤。如医者一腿屈曲跪压于患者大腿屈面，双手将患者小腿上提，再做外旋或内旋活动，此时出现膝关节内、外侧疼痛，提示内、外侧副韧带有损伤。

【试验目的】

通过本试验基本能确诊副韧带或半月板的病变。

【鉴别诊断】

研磨试验与旋转试验是临床鉴别诊断膝内、外侧半月板和副韧带损伤的有效试验方法。初涉临床医务工作者可先做研磨试验，研磨试验较简单，易操作。

八、抽屉试验

【试验方法】

患者平卧，一腿屈膝 90°，足平放于床上。医者一手握住踝部，稳定膝关节，另一手握住小腿上端做前拉后推动作。正常时前后有少许活动，如前拉活动度变大，表明前交叉韧带（前十字韧带）损伤；后推活动度变大，提示后交叉韧带（后十字韧带）损伤。

【试验目的】

抽屉试验可诊断膝关节前、后交叉韧带的病变。

【鉴别诊断】

膝关节的病变非常复杂，可与副韧带、髌韧带损伤做鉴别诊断。临床中还有许多切实可行的试验能对疾病进行鉴别诊断，以上所介绍的 8 种临床试验是一指禅推拿临床中最常用而有效的鉴别诊断方法。所有临床工作者应认真学习并掌握各种临床检查与试验的方法，避免误诊误治。

一指禅推拿临床中，除上述临床试验外，还必须认真做各种临床检查。在痛症治疗中仔细临床检查，从生理到病理，"治病必求其本，治病必求其因"方能更好地运用手法，将其从病理调节恢复到生理。有时我们在搞不清病因时。不知病因，下手必错。在治疗无痛型病症时，除进行适当检查外，望诊也是非常重要的。

中　篇

开 篇 语

"一指禅推拿比较寻常推拿，从医理上讲，来得格外深，从效力上讲，来得格外大，此语虽有些夸大其词，但也有一定道理。其道理就在于现在一指禅推拿有了指导临床治疗的理论，使临床治疗从必然王国走向自由王国。

本书治疗各论对各适应证的病因病机，大多阐明一指禅推拿的理论观点，从理论上讲深讲透。一些疾病的病因病机制论也是新颖的，对临床治疗的疗效起着决定性作用。一指禅推拿有着科学的理论指导，疗效概率高。科学的理论来源于祖国医学；来源于历代致力于一指禅推拿的先师们长期的临床实践、总结，并从中去粗存精，去伪存真；来源于挖掘出一指禅推拿中的现代科学理论，并与之接轨。

本书的治疗各论本来准备与其他医疗书籍一样公式化地去写，写成初稿后发觉未能突出一指禅推拿的临床特点，突出治病的关键，学者不能通过学习后应用于临床治疗而取得疗效。这对写本书的宗旨"传道、授业、解惑、有效"有所违背。其次，临床疾病有时不是单一的，而往往是多变的，临证时必须在科学指导下发挥医者的主观能动性。对于内科各疾病一般根据"据穴取点、循经取线、以筋取片、按部取面"的操作规范来写；对于痛型和无痛型病证则突出一指禅推拿对各病的病因病机观点或对该病的认识、治疗前检查、被动运动治疗和治疗关键套路。

有些疾病的病因病机基本相同，如将颈部所致的一系列病证归类而写，使读者看之明白，治疗有方，取得应有疗效。由于一指禅推拿具有双向调节作用，因此有些疾病虽病因病机不同，如腹泻与便秘，且在治疗中有所区别，但仍在一节治疗中论述。在各论中虽写了43种病证，其实包含了许许多多的病证。比如治疗小关节、肌腱和韧带的病证就包含了许多部位病证。再如治疗肩关节周围炎的病证就包括颈部及周围所有牵涉肩关节的肌肉、肌腱、神经的许多病证。

本篇治疗各论分内科病证、妇科病证、运动障碍性疾病三大类型疾病描述，运动障碍性疾病又分为痛型病证和无痛型病证。

一指禅推拿临床治疗要取得显著疗效，必须抓住3个关键：一是总论中的一指禅推拿新颖理论；二是各论中的病因病机、临床检查、治疗关键套路、相应被动治疗；三是一指禅推拿手法、手式。初学者必熟练地掌握好各种手法、手式，临证时方能得心应手，潇洒自如。一指禅推拿治疗每个疾病都讲究治疗时手法、手式的连贯性，使气血运行畅通，不可东一把、西一把、上推一下、下拿一下。每次治疗时间一般不能低于20分钟。

我们在推拿治疗或保健正式开始时，或一个体位的操作开始前，都要先做一个"启示式"，一般是用抹法轻抹欲施术的部位1次或2次。启示式的作用，一是给受术者一个启示，快要开始推拿了，避免突然施术而受术者没有心理准备；二是给施术者自己一个启示，开始集中精气神进入施术状态。

第六章 内 科 病 证

一、失眠

【临床症状】

以睡眠时间不足,睡眠深度不够,以致不能消除疲劳、恢复体力与精力为主要证候特征。其中睡眠时间不足者可表现为入睡困难,或夜寐易醒,或醒后难以再睡,严重者甚至彻夜不寐。睡眠深度不够者常表现为夜间时醒时寐,寐而不酣,或夜寐梦多。由于睡眠时间不足及深度质量不佳,致使醒后不能消除疲劳,或可出现头晕、头痛、神疲乏力、心悸、健忘,甚至心神不宁。临床判断失眠不仅要根据睡眠的时间和质量,更重要的是以能否消除疲劳、恢复体力与精力为依据。

【病因病机】

1.情志所伤

情志不遂,肝气郁结,肝郁化火,扰动心神,心神不安,则睡难成眠。或由五志过极,心火内炽,扰动心神,神则不安,睡则难眠。或由思虑太过,损伤心脾,心血暗耗,神不守舍,营血亏虚,心神失养,长期不寐。"思虑伤脾,脾血亏损,经年不寐。"(《类证治裁·不寐》)

2. 饮食不节

宿食停滞，脾胃受损，酿生痰热，壅遏于中，胃气失和，阳气浮越，卧寐难安。"脉滑数有力不得卧者，中有宿滞痰火，此为胃不和则卧不安也。"（《张氏医通·不得卧》）

3. 病后、年迈

久病血虚，产后失血，年迈血少，致心血不足，心失所养，心神不安而不寐。正如《景岳全书·不寐》中说："无邪而不寐者，必营气之不足也，营主血，血虚则无以养心，心虚则神不守舍。"

4. 禀赋不足，心虚胆怯

素体阴虚，兼因房劳过度，肾阴耗伤，不能上奉于心，水火不济，心火独亢；或肝肾阴虚，肝阳偏亢，火盛神动，心肾不交而神志不宁。如《景岳全书·不寐》中说："真阴精血不足，阴阳不交，而神有不安其室耳。"也有因心虚胆怯，暴受惊恐，神魂飞越，以致夜不能寐或寐而不酣。如《杂病源流犀烛·不寐多寐源流》所说："有心胆俱怯，触事易惊，梦多不祥，虚烦不寐者。"

综上所述，失眠的病因众多，但其主要病机不外心、肝、胆、脾、肾的气血失和，阴阳失调，以致心神失养或心神不安。

【诊断】

（1）轻者入寐困难或睡而易醒，醒后不寐，连续 3 周以上；重者彻夜难眠。

（2）常伴有头痛头昏、心悸健忘、神疲乏力、心神不安、多梦等。

（3）各系统及实验室检查未发现有妨碍睡眠的其他器质性病变。

【治疗】

1. 治则

失眠的主要病机不外心、肝、胆、脾、肾的气血失和、阴阳失调，以致心神失养或心神不安。一指禅推拿治疗失眠必谨守之，则达效。

2. 循经取线

督脉、足太阳膀胱经、足阳明胃经、足太阴脾经、手厥阴心包经等。

3. 据穴取点

百会、心俞、膈俞、肝俞、胆俞、脾俞、胃俞、命门、肾俞、神门、足三里、三阴交、太溪、太冲等。

4. 按部取面

以额部为主，兼取头部。

5. 主要手法与手式

（1）手法：一指禅推法、点法、掌揉法、小鱼际滚法、抹法等。

（2）手式：蝴蝶纷飞、水银泻地、蜻蜓点水。

（3）手劲：失眠实证以刚、柔为主，失眠虚证以柔、绵、刚为主。

6. 操作

1）俯卧位

启示式：医者用抹法从大椎部起至骶部由上而下抹2遍左右，以示患者治疗开始。

先循经取线，用一指禅推法从大椎部起至骶部往返推督脉、膀胱经各3遍或4遍；再可用拇指指腹行揉拨之法往返3遍或4遍；改水银泻地，督脉与膀胱经均做4遍左右；后医者一手可掌揉第5胸椎部、第11胸椎部与第2腰椎部，另一手可循臀下股，顺小腿外侧推至外踝，往返3遍或4遍，在经足三里穴时可点之，再循小腿内侧推之，达足面；在经三阴交、太溪、太冲等穴时可点之。一般医者在一侧操作时，推该侧阳经，然后须从腰骶部推另一侧阴经，当要结束另一侧阴经时，医者要马上转至患者另一侧，再从下肢阳经始，要手不离患者身体，气血运转流畅，此为一指禅推拿治疗疾病之要。

当下肢操作完全结束后，复推至胸上部掌揉至腰骶部，往返3遍或4遍，当患者背部有热感时，再改蜻蜓点水2遍或3遍，点重点穴位。

法毕即行双手食指、中指、无名指三指交替抹法，中指在督脉，食指与无名指分别在两侧膀胱经上，速度由疾到徐，8 ~ 10 遍。

俯卧位操作完毕。

2）仰卧位

取蝴蝶纷飞手式从神庭穴至印堂穴往返5次左右，再推前额、颞部、上眼睑，在有胀痛部位可多停留一会儿，其中遇主要穴位则可点振之。然后再回至神庭穴与印堂穴一线往返推5次左右。改掌揉与小鱼际滚法，对额部、颞部皮眼面部施之。当手法回额部正中线时，再用蝴蝶纷飞手式上头顶百会穴部约半分钟左右后，医者用一手的食指关节点百会穴、四神聪穴，另一手拇指与食指或中指分别点在神庭穴与印堂穴之上，点毕，一手掌揉巅顶10余秒后，沿巅顶再达前额。达前额时，另一手用一指禅推法"循经取线"推左右两侧上肢的心包经，或加推心经，每侧均以抹法收之。收后，改拇指抹法，用两拇指指腹从印堂抹至神庭后分别抹左右额，以额中线为基点依次而下。

在面部施术时，施术顺序不一定全按上述所施。

抹法毕，则术毕。

【治疗关键】

（1）手法、手式转换，医者站位转换，手不离病体。

（2）治疗失眠之疾，实证在"循经取线""据穴取点"时宜泻其有余，如疏肝解郁，降火涤痰，消导和中。虚证在"循经取线""据穴取点"时宜补其不足，如益气养血，健脾补肝益肾。

（3）治疗过程中宜配合一定的精神治疗，消除紧张焦虑，保持精神舒畅。

（4）神庭穴与印堂穴之间本为督脉之线，在全息反射区又是安眠区。

（5）在仰卧位治疗时，往往有的患者可以即时入睡，此时医者手法的手劲必须以柔绵为主，或干脆做操作结束手法，让其安睡。

二、咳嗽

咳嗽本是人体清除呼吸道内的分泌物或异物的保护性呼吸反射动作。咳嗽是呼吸系统疾患的主要症状之一。咳，指有声无痰，气管发痒导致痉挛会咳，肺气上逆而作声；嗽，指咯吐痰液，有痰无声。有声有痰为咳嗽。咳嗽初期一般为外感，久治不愈成为慢性，则属内伤。慢性咳嗽迁延日久，或年老体弱，则可并发喘息，成为咳喘。

现代人们一咳嗽不是服药就是打针，目的是解痉消炎，但只解其表。一指禅推拿治疗咳嗽不仅能解表而且能治本，对吃药打针久治不愈的慢性咳嗽，一指禅推拿更能彰显其治疗优势。

急慢性气管炎、支气管炎、上呼吸道感染等，均可参考本节论治。

【病因病机】

现代医学认为，咳嗽由气管、支气管黏膜或胸膜的炎症、异物、物理或化学性刺激引起。气管、支气管黏膜或胸膜的炎症引起咳嗽是病理反应，异物、物理或化学性刺激引起咳嗽是刺激反应。

传统医学认为，外感咳嗽多为气候冷热急剧变化，人体卫外功能不强，风寒、风热之邪乘虚侵袭肺卫，以致肺气不宣、清肃失常而成。内伤咳嗽多因咳嗽反复发作，肺气久伤，肺虚及脾，脾虚生湿，湿盛生痰，痰湿上渍于肺，肺气不降；或因情志刺激，肝失调达，气郁化火，上逆于肺，肺受火灼。凡外感新病多属实证，内伤久病多属虚证，但亦有虚实夹杂者，施治当分标本缓急。

【治疗】

1.治则

一指禅推拿认为，通经络，行气血，气血行，炎症消，湿亦减，风自灭。正气存内，邪不可干。以上治则也是一些内科适应证的治则。

2.循经取线

手太阴肺经、手阳明大肠经、督脉等。

3.据穴取点

中府、云门、尺泽、孔最、列缺、鱼际、合谷、大椎、定喘、肺俞、肝俞、脾俞、肾俞等，临床需辨证加减穴位。

4.以筋取片

华佗夹脊。

5.主要手法与手式

（1）手法：一指禅推法、缠法、点法、掌揉法、小鱼际滚法、抹法等。

（2）手式：水银泻地、蜻蜓点水。

6.操作

1）仰卧位

启示式：患者双手掌面向上。医者施抹法沿手太阴肺经由肩前上方向下至手腕部2次或3次。

一指禅推法先由一侧中府穴始，顺手太阴肺经而下，肩关节、肘关节、腕关节部停留时间长些，达拇指末端后，向上推至中府穴，此为一个来回。经络有疾时，经气的通关过节能力降低，停留时间长些有助经气通关过节。每侧推手太阴肺经3~5个来回。

若先推左侧，渡过右侧必从天突穴向下推至膻中穴，上（返）回天突穴部移至右侧，不可停顿。

在通经过程中重点穴位可用缠法，或用点法加强刺激，尤其注重合穴、经穴、郄穴的刺激。

每侧一指禅推手太阴肺经至列缺穴时，应配合点揉手阳明大肠经合谷穴，意为原络配穴。

每侧一指禅推法结束即转小鱼际滚法，最后以抹法收之。

一般向下推之手劲应柔绵，向上顺经气而行时手劲应柔中带刚。

2）俯卧位

启示式：医者在患者背部以掌抹法由大椎部向下抹之 2 遍左右。

再施一指禅推法，先督脉后两侧膀胱经，均达命门与肾俞止。再施水银泻地手式，仍先督脉后两侧膀胱经。接施蜻蜓点水手式，中指在督脉，食指与无名指分别在两侧膀胱经上，以取重点穴位点之。点完即施掌揉法，后施双手抹法结束治疗。

如肝气不舒者，可顺取肝经治之。如风寒甚者可取风池穴点之。随症加减。

【治疗关键】

（1）取穴要准。比如合谷穴在第一、第二掌骨中点处。再如孔最穴，在尺泽与太渊连线中点上 1 寸。

（2）治疗后患者应觉轻松，并伴有热感。所以对医者手法、手式施治的气劲功力有一定要求，初学者治疗时除经络、穴位要掌握准确外，可在抹法、掌揉法上下点功夫，此二法可使经气温煦，以弥补不足。

【注意事项】

（1）如患者咳喘而不能平卧，可取伏坐位治疗。

（2）此法可适用 5 岁以上小患者。如 8 岁以下瘦弱的儿童可减蜻蜓点水手式，增加捏脊之法。

（3）年老体虚和儿童瘦弱者，点法手劲不宜过刚，以轻刺激为主，以通经、温煦经络为主，即先以补为主，增加其营卫能力。治疗时间约 30 分钟即可。

三、慢性鼻炎

慢性鼻炎是指鼻黏膜的炎性病变。慢性鼻炎，中医多称"鼻渊""鼻窒""脑渗""脑漏"。一指禅推拿对慢性单纯性鼻炎效果较好。对于急性鼻窦炎、过敏性鼻炎，也可参照本节诊治。

【病因病机】

中医认为，肺开窍于鼻，本病多由肺气虚弱，卫表不固，风寒乘虚而入所致。或因风邪解后，郁热未清，酿为浊液，壅于鼻窍，则成鼻渊。如果脾气虚或肾气虚，也可影响肺而导致本病。

现代医学认为，本病可因急性鼻炎反复发作而致，或因外界不良刺激影响，或急性传染性疾病和慢性消耗性疾病也能并发本病。

【临床症状】

鼻黏膜弥漫性充血、肥厚或萎缩，分泌物多，流脓涕，鼻塞伴有鼻音，或鼻痒，鼻黏膜干燥，鼻腔变宽，打喷嚏，嗅觉减退等。

【诊断】

全身症状不明显，持久鼻塞，呈间歇性或交替性，多涕，多为感冒后所有。

【治疗】

1. 循经取线

手太阴肺经、督脉、足太阳膀胱经。

2. 据穴取点

合谷、鱼际、尺泽、中府、云门、风池、肺俞、肾俞、人中、迎香、印堂、山根等。

3. 主要手法与手式

（1）手法：一指禅推法、小鱼际滚法、掌揉法，抹法、点法等。

（2）手式：蝴蝶纷飞、水银泻地、蜻蜓点水。

4. 操作

1）仰卧位

启示式：医者站立于患者头前，用双手拇指指腹由山根始，走印堂，至上星止，用抹法，行2遍或3遍。

从上星始用蝴蝶纷飞手式向下，经印堂、山根，走鼻梁，来回 3 次左右后，转一侧鼻旁从印堂始沿鼻旁达迎香穴，上下推 3 遍左右，从人中穴转向另一侧，上下推 3 遍左右。每推至一个穴位或酸痛点时应多停留，或点振之。最后仍从山根穴还原至上星穴。

蝴蝶纷飞手式结束后立刻改为小鱼际滚法。滚法行走路线与蝴蝶纷飞手式相同，然后掌根揉山根部。施滚法与掌根揉法要透热为佳，因此以上二法施治不得低于半分钟。

面部治疗结束后分别用一指禅推法推两侧肺经 2 遍或 3 遍，重点穴位可用点法，亦可用缠法。每侧循经取线治疗后均用小鱼际滚法，再用一指抹法或三指抹法使经气舒展、贯通。

2）俯卧位

启示式：医者站于患者左侧，单手由大椎部用指腹或手掌向下抹 2 遍左右。

先取一指禅推法上至大椎部下行至命门部，走督脉，行两侧膀胱经，达命门与肾俞后向上推至大椎部 2 遍或 3 遍，遇重点穴位可点之，亦可用缠法。换水银泻地手式，施式顺序与一指禅推法相同。每条经脉施 2 次以上，结束后即转蜻蜓点水手式 3 次左右，重点点肺俞、肝俞、肾俞等，辨证加减取之。

改掌揉法。医者一手在患者背部由上而下，再由下而上掌揉背部，另一手可点风池穴及百会穴（《针灸大成·口鼻门》："久病流涕不禁：百会〈灸〉。"）

以背部抹法结束全部治疗。治疗时间 25 分钟以上。

【治疗关键】

山根部与鼻梁两侧的局部治疗是关键之一，背部治疗是关键之二。

四、呃逆

呃逆，古称为"哕"，民间俗称"打呃"。

【病因病机】

中医认为，呃逆由胃气上逆、寒气蕴蓄、燥热内盛、气机不畅、气郁痰阻、正气亏损引起。

现代医学认为，膈肌的阵发性痉挛可由膈神经局部受累如炎症、肿瘤侵及膈神经，迷走神经受刺激如胆囊炎、胃部及腹腔其他脏器疾患或手术，或中枢神经炎症、中毒等引起。按诱发部位的不同，呃逆的病因可分为中枢神经性和周围神经性两大类。

【临床表现】

呃逆，胸膈气逆，喉发呃声，可频打呃，可间隙打呃，难以自忍，妨碍工作、咀嚼、呼吸、睡眠。手术后发生呃逆，则增加创口疼痛，影响愈合。

呃逆可单独发生，轻者可自愈。虽可自愈，但在打呃的一段过程中，人感到难受，腹部振动还会使腹肌酸胀。重者可发于腹部疾病手术后及其他急慢性疾病的过程中，可昼夜不停，或间歇发作。打呃时不仅全身振动，且连床都会振动，迁延数日至数月不愈。

【治疗】

一指禅推拿治疗呃逆的方法简单易行，且立竿见影。

令患者先做深呼吸，同时双手拇指指锋顶点双眼眶骨内缘，产生胀痛感后，呃即止。严重者可在背部膀胱经上先取水银泻地手式，再重点膈俞穴、脾俞、胃俞。

【治疗关键】

双手拇指指锋顶点在双眼眶骨内缘，点压时有较大酸胀感。体弱者可适度在患者能耐受酸胀下持续长时间点，直至呃止。

【按语】

此方法可立即止呃，对多种病因引起的呃逆，此法能治其标，缓解手术后呃逆给患者带来的痛苦，但要患者配合治疗本病。

【附】呃逆可能发生的疾病

1. 哕

呃逆，脉数，食欲缺乏，烦渴多饮，干呕。

2. 肝胃不和

嗳气，呃逆，肝气犯胃，气机不畅，吞酸，胀痛。

3. 十二指肠壅结症

呃逆，恶心，消瘦，肠壅积。

4. 小儿血管网状细胞瘤

呃逆，复视，感觉障碍，共济失调，红细胞增多。

5. 食管癌

呃逆，干咳，气急，声音嘶哑。

6. 老年人食管裂孔疝

嗳气，便秘，呃逆，反胃。

五、胃疾

一指禅推拿治疗的胃部疾病一般是指胃部慢性疾病，如慢性胃炎、反流性胃炎、十二指肠溃疡（胃溃疡）、萎缩性胃炎、胃下垂、胃动力减弱等。当然也包括一部分急性疾病，如胃痉挛、胃胀等。

以上胃疾虽病因病机各有不同，临床表现不同，但是胃的气血不调是疾病的共同点。

《素问·玉机真藏论》说："五脏者，皆禀气于胃。胃者，五脏之本也。"《类经》说："胃为脏腑之本。"临床诊治胃之慢性或急性疾病，调节胃气虚实是关键中的关键。一指禅推拿以气劲功力直达胃部，是一种直接的良性外动力，调节胃气虚实，促使胃体血液循环。只是因病种不同和病因病机的不同，所取推拿治疗的手法补泻各有不同，配穴选择不同。

胃部疾病的病因病机此不赘述。

【治疗】

1. 循经取线

任脉、足阳明胃经、足太阴脾经、足太阳膀胱经等。

2. 按部取面

按脏腑之形取面。主要取胃部、十二指肠部，兼取小肠和大肠部。

3. 主要手法与手式

（1）手法：一指禅推法、掌揉法、抹法、滚法、点法等。

（2）手式：投石激水、狮滚绣球、平原放牧、水银泻地、蜻蜓点水等。

4. 操作

1）仰卧位

启示式：以指腹轻抹患者腹部，由上而下 3 遍或 4 遍。

取一指禅推法从膻中走任脉，以上脘、中脘、气海、关元等穴为主，下行手劲刚柔，上行手劲绵柔，行 3 遍左右，补中益气。紧接按胃形取面，由剑突下贲门部始，经胃底部、胃大弯、胃体部、胃小弯、十二指肠部，先取一指跪指推法 4 遍左右（一指跪指推法其余四指自然外展，随跪指节律推动而在空中摆动，故手式取名“随风摆柳”），再取投石激水手式，在上脘、中脘、建里、下脘穴投石激水，此时可根据不同的病证重点取之。如：消化不良、胃胀、胃痛、慢性胃炎等，即胃体本身病证应着重取中脘与建里二穴；贲门部疾，以上脘、膻中二穴为主；胃下垂者，重取上脘、下脘、气海、关元等穴；慢性胃溃疡，以胃体与溃疡部为主；反流性胃炎，以膻中、上脘及十二指肠部为主；萎缩性胃炎，则以胃体、中脘、气海、关元为主。约 2 遍左右。转狮滚绣球手式，取胃形之面至肠形之面，约 3 遍左右后，左手以掌揉胃中部，右手顺一侧下肢足阳明经循经取线推之，重点足三里，痛证加点梁丘、解溪等穴。再循脾经推之，以点三阴交、太溪为主，后右手用指抹法收之。后右手再用同法取另一侧下肢。结束后取平原放牧手式，最后以掌揉结束仰卧位治疗。

2）俯卧位

启示式：单手指腹由大椎起向下抹至骶部 2 遍或 3 遍。

先推督脉后推两侧膀胱经，在推的过程中要问患者特别酸痛的部位，酸痛部位可加缠法。在肝俞、胆俞、脾俞和胃俞点、揉、拨之。若肝气郁结而不舒者，可用另一手点期门、风市、丘墟；若气虚者，可加肺俞、命门、肾俞。再用蜻蜓点水手式，最后用抹法结束治疗。

全部治疗过程 30 ~ 45 分钟。仰卧位与俯卧位均一气呵成。

【治疗关键】

（1）治疗时要分清病之虚实，在一指禅推拿施术时手劲补泻要掌握好。特别在治疗慢性胃溃疡时，手劲以柔中带刚为主，千万不可用大力下压。

（2）治疗时可根据病的并发症相应取经线、取穴、取痛点。

（3）按部取面切不可逆施，一定要按上述胃形步骤施术。

（4）治疗急性胃痛可先重点足三里、梁丘或胃俞，稍缓解，再进行治疗，手劲先柔绵再刚中带柔。对消化不良所致胃痛可直接进行治疗，按部取面治疗时间要长些。

【注意事项】

（1）治疗前最好排清二便。

（2）治疗过程中如听见胃中有水晃动声响为佳。嘱患者若要排气切不可忍。

（3）治疗中如果患者腹部不能放松，可在膝下垫个枕头。

六、便秘与腹泻

便秘与腹泻是性质相反的两种疾病，前者大便次数减少，甚则数日不排；后者大便次数增多，甚则日排数次。但在一指禅推拿治疗中，都是通过手法的外部直接作用，促使肠蠕动，调节、恢复肠的运化、传导生理功能。一指禅推拿认为，便秘与腹泻均属肠胃运动障碍性疾病，一指禅推拿运用于便秘与腹泻的临床效果，从某种意义上讲优于其他疗法。

【病因病机】

1. 便秘

中医认为，大便秘结不通，粪便干燥，艰涩难解，可见于多种疾病。主要因大肠传导功能失常，粪便在肠内停留时间过久，水液被吸收而致大便干燥难解。便秘在中医临床中分偏虚、偏实两类。偏虚者，见于多病、久病体质虚弱者；偏实者，多因饮食不节，多食燥、炒、热、辣、煎炸等，或因工作忙碌，该大便时，忍而不行，久之则可秘之，或因出差地与时差影响造成。

现代医学认为，便秘是一种症状，引起的原因较多，主要分结肠便秘和直肠便秘。前者系指食物残渣在结肠中运行迟缓而引起便秘；后者则指食物残渣在直肠滞留过久，故也称排便困难。

中医与现代医学对便秘的认识有一共同点，即便秘是因肠传导功能紊乱、失调，致使食物残渣在大肠中运行迟缓、滞留过久所致。

2. 腹泻

中医认为，急性腹泻多由饮食生冷不洁之物，或兼受寒湿暑热之邪，外邪食滞扰于肠胃，以致传导功能失常，水谷相混，清浊不分而成。慢性腹泻多由脾胃素虚，或肝气恣横，或肾阳不振、命门火衰所致。水反为湿，水湿积滞泛溢肠间，亦可导致腹泻。慢性腹泻多由急性腹泻演变而来，病程较长。中医辨证分为脾虚、肝郁、肾虚腹泻，我们常讲的"五更泻"属肾虚泄泻。

现代医学认为，腹泻由细菌感染所致，如纳不洁食物；或因精神情绪致胃肠道功能紊乱产生腹泻；或结肠过敏，服用抑制交感神经、兴奋副交感神经的药物可引起腹泻。另外胃肠肿瘤和炎症都可以引起急性或慢性渗出性腹泻，如癌症晚期、慢性结肠炎、慢性胃肠炎等。对牛奶、鱼、虾过敏者也可发生腹泻。

一指禅推拿认为，便秘与腹泻不论什么原因所致，都致使胃肠功能紊乱，传导、运化功能失调。一指禅推拿能通过手法与手式的运用，直接驱动肠的蠕动。动，则气血行，可使紊乱的肠功能逐步达到不乱；动，可推动传导与运化功能的调节与恢复；动，可提高抵制外邪能力，提高肠胃自身免疫功能。

临床治疗腹泻时需排除器质性病变。

【临床症状】

便秘——数日不行，或用药、栓剂方能排便。有感腹部微胀或不舒服，有的腹部无胀感，有因粪便干结排便时致肛门出血，甚则可脱肛。体弱、久病便秘者，有便意时而努责乏力，无力排便。

腹泻——"好汉也架不住三泡稀"。严重的腹泻可引起脱水和身体电解质紊乱，危及生命，尤其是老人和儿童。便意频繁，每次量不多并有里急后重感者，病变多在直肠或乙状结肠。小肠病变则无里急后重感。腹痛在下腹或左下腹，排便后腹痛可减轻者，往往为乙状结肠或直肠病变。小肠病变腹泻时，疼痛多在脐周，排便后疼痛多不缓解。分泌性腹泻往往无腹痛症状。

【治疗】

1.治疗体位

治疗便秘取仰卧位；治疗腹泻先仰卧位后俯卧位，年老体虚者先仰卧位治疗，后可侧卧位。

2. 循经取线

任脉、足阳明胃经、足太阴脾经。治疗腹泻增加督脉、足太阳膀胱经等。

3. 据穴取点

天枢、气海、关元、足三里、上巨墟、下巨墟、三阴交等。治疗腹泻增加命门、肾俞。

4. 按部取面

胃部、肠部。

5. 主要手法与手式

（1）手法：一指禅推法、缠法、擦法、点法、振法等。

（2）手式：投石激水、狮滚绣球、平原放牧、水银泻地等。

6. 操作

1）仰卧位

如患者紧张，腹部紧绷，可在其双膝下垫个枕头。

启示式：医者站立于患者右侧，单手由剑突部施抹法向下至中极。

一指禅推法，用跪指推法由剑突下始，沿任脉而下达至中极，往返2次左右，可在神阙、气海部位用缠法。在钱氏一指禅推拿中此一指禅推拿操作法定名曰"苍龙入海"。

后在剑突部始用一指禅推法按胃部取面，推必走胃形逐步而下，即从剑突下贲门始，也可从膻中穴始，到胃底部，从胃中部到胃大弯，再推至胃小弯，达幽门、十二指肠部。转下按肠部取面，推必走肠形，从左到右走小肠面，再从升肠结到横结肠，再到降结肠与乙状结肠，沿耻骨缘达耻骨联合部（中极穴），后向上沿任脉推至剑突部或膻中。以上治疗2遍左右。在治疗过程中可据穴取点，后以一指禅推法按肠部取面进行重点治疗。

仍用一指禅推法，但推至天枢、神阙、气海、关元、中极穴位和升级肠与横结肠、横结肠与降结肠、降结肠与乙状结肠连接部位改用投石激水手式，在肠的疼痛部位也可用缠法。以上治疗 2 遍或 3 遍。后从中极返至剑突部施狮滚绣球手式，按上述胃、肠生理之形取面，2 遍。

狮滚绣球复至剑突部改掌擦法。时左手掌擦由胃部始，顺胃之形而下达腹部，按肠之形顺擦，可在神阙部停留改振法透热；右手则分别沿双腿足阳明胃经、足太阴脾经一指禅推法推之，点揉足三里、上巨墟、下巨墟、三阴交等穴，也可根据具体病情辨证加减穴位，右手施抹法结束。

紧接双手在腹部施平原放牧手式，缓急交替，以缓结束整个治疗。

腹泻则要增加俯卧位治疗。

2）俯卧位

启示式：医者站立于患者一侧，单手在背腰部隔推拿布行抹法。

一指禅推法从第 7 胸椎始，行督脉，再行两侧膀胱经，2 ~ 4 遍。重点穴位肝俞、脾俞、胃俞、命门、肾俞、大肠俞等在推的过程中可点可揉。转水银泻地手式 3 遍或 4 遍，接掌揉，转抹法收之，治疗结束。

【治疗关键】

（1）便秘与腹泻是两个极端病证。便秘主要促使肠蠕动，特别是大肠的蠕动，所以在施一指禅推拿治疗时应根据患者身体情况用泻法，应特别注重结肠连接部位的治疗。

（2）腹泻常表现脐周部或左下腹疼痛，以神阙为中心，治疗时间长些，在治疗时应施补法，掌揉振神阙部最能透热，平原放牧手式时腹部要有热感。治疗全程如出现肠鸣声为佳。腹泻背部治疗不可缺少。

（3）整个胃肠部治疗必按胃肠形与生理功能进行治疗，特别是肠部位，必按肠道生理功能进行治疗，绝对不可逆施。

【按语】

慢性结肠炎按腹泻治疗，效果显著。

七、胆囊炎

【胆的生理与病理】

胆囊内贮藏的是胆汁，是一种精纯、清净、味苦而呈黄绿色的清汁。所以胆有"中精之府"（《灵枢·本输》）、"清净之腑"（《千金要方》）、"中清之府"（《难经·三十五难》）之名。胆与肝相连，附于肝之短叶间，肝与胆又有经脉相互络属，说明肝胆相照。《难经·四十二难》说："胆在肝之短叶间，重三两二铢，盛精汁三合。"故《灵枢·本输》说："肝合胆"。

胆的生理功能，一是贮藏并排泄胆汁，二是主决断。

胆又属奇恒之腑。清代吴鞠通在《医医病书·小便论》中说："胆无出路，借小肠以为出路。"胆腑通畅，贮存和排泄胆汁的功能才能正常进行。胆腑阻塞不通，必然会导致胆汁排泄不畅。胆腑阻塞的因素主要有湿热、淤血、砂石、寄生虫等直接阻塞管道，或气机紊乱而致胆管痉挛，形成胆腑不通的病理变化，从而产生胁肋胀满、疼痛等症。由于胆汁对消化饮食有特殊作用，因此胆汁排泄不畅必然影响到消化功能，导致食欲不振、厌食油腻、腹胀、大便秘结或腹泻等症。胆汁上逆，可见口苦、恶心、呕吐黄绿苦水等症。胆汁外溢肌肤，则可发生黄疸。

胆排泄胆汁还与肝有重要关系。肝通过疏泄功能以调畅气机，令胆气疏通，胆汁畅流。所以，肝的疏泄功能直接控制和调节着胆汁的分泌和排泄。肝疏泄正常，胆汁排泄畅达，消化功能就正常。若肝失疏泄，则可导致胆汁排泄不利。胆汁郁结，肝胆气机不畅导致肝胆同病，出现消化吸收方面的病变。所以有"肝胆同主疏泄"的说法。

【治疗】

临床中求治于推拿治疗的患者多是经过明确诊断，而且经过许多药物治疗效果不明显，抱着试试看的想法来治疗的。

1. 循经取线

足阳明胃经、足少阳胆经、足厥阴肝经、督脉、足太阳膀胱经等。

2. 据穴取点

章门、期门、中脘、阳陵泉、丘墟、太冲、肝俞、胆俞、脾俞、胃俞等。

3. 按部取面

胃脘部。

4. 主要手法与手式

（1）手法：一指禅推法、擦法、揉法、滚法、点法、抹法等。

（2）手式：投石激水、狮滚绣球、平原放牧、水银泻地等。

5. 操作

1）仰卧位

启示式：单手以指腹轻抹患者腹部由上而下3遍或4遍。

用一指禅推法按胃形取胃脘部，推至幽门部，2遍或3遍，于此同时向上推其10~12肋间，走肋间隙可取点期门、章门穴和肋部疼痛点。后转投石激水手式，重投中脘、建里、左天枢，再兼用一指禅推法推下腹肠部。来回3次或4次后改狮滚绣球，以胃脘部为主，徐疾有序，3遍左右。回上腹部左手用掌擦法以胃部幽门部为主，右手则推下肢胆经、胃经、脾经，1遍或2遍后在推的过程中点揉阳陵泉、足三里、丘墟、太冲，其中以丘墟、太冲二穴为主重点揉。一侧下肢治后再推治另一侧下肢。最后以平原放牧结束。

2）俯卧位

启示式：单手以指腹由大椎起向下至骶部轻抹患者。

一指禅推督脉后推两侧膀胱经，再取水银泻地手式推督脉与两侧膀胱经。再改一指禅推法，于肝俞、胆俞、脾俞、胃俞和痛点用缠法2遍或3遍，最后用平原放牧由疾至徐而收。

【治疗关键】

（1）如胆囊疼痛则先取双侧丘墟与太冲穴点之，可缓解或止痛。根据一指禅推拿第五代传人钱德金先生科研成果，丘墟与太冲二穴有扩张胆总管与舒张胆囊作用，其效果明显高于阳陵泉、风市、三阴交等穴。

（2）按部取面以第 10 肋以下与幽门部为主。

（3）如伴有胆石症，仍以上述治疗为主。

（4）10 天为 1 个疗程，1 个疗程后可休息 2 日左右。一般以 3 个疗程为 1 个治疗周期。胆石症者可在 1 个半疗程后试服油煎鸡蛋，观其疗效。

（5）临证根据患者症状不同、体质不同可灵活取穴。

八、糖尿病

一指禅推拿治疗糖尿病可作为主要治疗手段，也可作为辅助治疗手段。一指禅推拿通过医者手法与手式的气劲功力，结合点、线、片形成较强劲的脏腑调节功效。

一指禅推拿治疗糖尿病，当空服血糖在 7mmol/L 以下时可作主要治疗手段，可降可稳血糖。当然必要的生活与饮食节制、适度的运动也是非常重要的。

一指禅推拿治疗糖尿病，当空服血糖在 7mmol/L 以上时可作辅助治疗手段，配合药物治疗，可降可稳血糖。

糖尿病，大致对应中医的消渴证。以多饮、多食、多尿为主症。因患者小便甘甜，故名为糖尿病。

【病因病机】

现代人多因偏嗜甘肥酒辛，脾胃积热，化燥伤津，以致消渴善饥，发为中消。加之工作、生活压力较大，精神烦劳，心火偏亢，消泺肺阴，遂致口渴多饮，发为上消。或因恣情纵欲，房事不节，肾精亏耗，封藏失职，尿多而混，发为下消。总之，中医认为其病机主要是阴虚燥热。阴虚为本，燥热为标，两者往往互为因果。

现代医学认为糖尿病是一组以高血糖为特征的代谢性疾病。高血糖则是由胰岛素分泌缺陷或生物作用受损，或两者兼有而引起的。糖尿病时长期存在的高血糖可导致各种组织，特别是眼、肾、心脏、血管、神经的慢性损害、功能障碍。除中医所述病因外，认为糖尿病遗传概率非常高。

多饮、多尿、多食和消瘦多属 1 型糖尿病的主要症状。疲乏无力、肥胖多属 2 型糖尿病的主要症状，2 型糖尿病发病前常有肥胖，若得不到及时诊断，体重会逐渐下降。

【治疗】

1. 循经取线

督脉、足太阳膀胱经、足阳明胃经等。

2. 据穴取点

肺俞、胰俞、脾俞、胃俞、命门、足三里、三阴交等。

3. 主要手法与手式

（1）手法：一指禅推法、缠法、小鱼际滚擦法、点法、掌揉法、抹法等。

（2）手式：水银泻地、伯牙抚琴、平原放牧等。

4. 操作

患者取俯卧位。

医者单手指腹从大椎始抹向骶部。启示式后即从大椎始，用一指禅推督脉直达骶部，后推两侧膀胱经，2 遍或 3 遍。仍从督脉始，再至膀胱经，行水银泻地手式，2 遍或 3 遍。后仍改一指禅推上述二经，但推至肺俞、胰俞、脾俞、胃俞、命门等穴或疼痛点时均改为缠法，每施缠法不低于15秒，在胰俞施缠法不低于20秒。

缠法后即施平原放牧手式，再以胰俞为中心左手施掌擦法，上下移动，右手先推患者左下肢后推右下肢，循经取线，取足阳明胃经，亦可随证加取脾经与点太溪、太冲等穴。后以伯牙抚琴手式结束。

【治疗关键】

（1）施水银泻地时，下泻要均匀有力、快速，方能使患者有突然悬空感。

（2）缠法以两侧胰俞为重点，要达到缠法要求，不能低于20秒。

（3）掌擦法以胰俞为中心，最好能有热感向患者体内渗入。

【注意事项】

（1）施治时手劲应柔中有刚，特别推下肢和点下肢穴位时切不可损其皮肤。

（2）在治疗前可先请患者自测血糖，治疗后再做测试，并对照存档。年老体弱和血糖高于10mmol/L的患者，治疗前一定要测其血压，绝不可急于求效立减血糖。

（3）如遇患者呼气中有酮味（如烂苹果味），不可治疗，嘱其转科治疗。

（4）一般10天为1个疗程，每日1次。血糖经治疗达6.5mmol/L左右可隔日1次。

（5）治疗后血糖下降只是通过调节而一过性低糖，嘱患者仍然要坚持治疗，并必须注重生活与饮食节制，适度的运动是非常重要的一环。

九、青少年近视

青少年近视除遗传因素外，一般都是假性近视。

中国少年儿童活动中心研究结果披露："中小学生近视绝大多数是因在晚上灯光下看书，致使眼睛长期处于疲劳状态造成的，而真正的遗传性近视只占全部近视的55%左右。"中国的学生近视发病率在全世界的排名,已从1998年的第4位,上升为第2位了,仅次于日本。儿童近视将影响中国高素质人才职业的筛选,限制不少特殊职业人员的选取范围。全国学生体质健康调研最新数据表明,我国小学生近视眼发病率为22.78%,中学生为55.22%,高中生为70.34%。更令人震惊的是,有份调查报告称,国内因高度近视致盲者已达30多万人。

【病因病机】

近视的病因学说有十几种,但都不能完全解释所有近视的发生。目前大家比较认同的是:遗传与环境对近视形成起着关键的作用。遗传作用有限,是近视发生、发展的生物学前提,存在发生近视的可能性。调查发现父母双方近视眼,子女发生近视的明显多于正视眼的子女。而后天环境因素在近视的发生中起着更大的作用。人在过度近距离工作时,由于睫状肌长时间过度紧张,在看远时不能完全放松,致远视力下降,此时为调节性近视,也叫假性近视,如及时治疗可恢复正常。如继续过度近距离用眼,由于眼肌牵拉,调节紧张,眼压升高,长时间眼球充血,导致眼轴变长,形成真性近视。

《灵枢·大惑论》曰:"五脏六腑之精气,皆上注于目,而为之精,精之窠为眼,骨之精为瞳子,筋之精为黑眼,血之精为络,其窠气之精为白眼。"故又有"目得血方能视"之说。

一指禅推拿认为,现代电脑、手机的普及,特别是电子游戏;加之缺乏用眼卫生的教育;作业量太多等均是青少年近视的原因。以上外因促使用眼时间过长,眼部肌肉、视神经过度紧张而疲劳,晶状体控制调节失调,视轴与眼轴调节失调,而成近视。青少年身体稚嫩,眼部肌肉、神经易调节,只要增加其局部血液循环,调节恢复眼部肌肉的放松功能,近视则可愈。

【治疗】

1.据穴取点

攒竹、睛明、鱼腰、丝竹空、太阳、承泣、阳白、四白等。

2.按部取面

眼部、视神经头部投影部。

3.主要手法与手式

（1）手法：点法、掌揉法、挤按法、小鱼际滚法、抹法等。

（2）手式：蝴蝶纷飞、蛟龙摆尾等。

蛟龙摆尾手式：是以小鱼际滚法为主的手式，以腕关节活动带动小鱼际滚动，频率较快，手劲可柔可刚，如蛟龙摆尾（图6-1、图6-2）。功效：可行直线，可在坑凹部游走，功力渗透，由于频率快，施之局部可产生热感，通经温络，调节恢复肌肉放松功能。

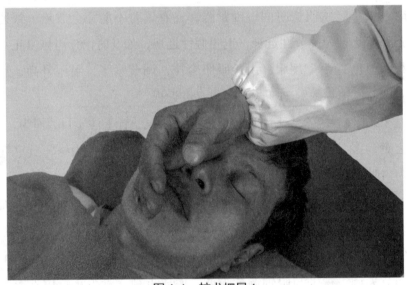

图6-1　蛟龙摆尾1

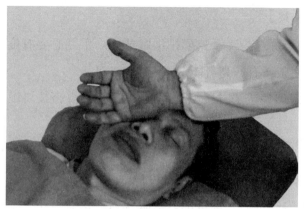

图 6-2　蛟龙摆尾 2

4. 操作

患者仰卧，双目微闭。医者站立床头。

启示式：医者双手拇指指腹由眉内分别抹至眉外角。

始用蝴蝶纷飞手式从印堂起分别推两眼。以左眼为例，从印堂→上眼眉骨→太阳→下眼眶骨→睛明→上眼睑→下眼睑，为一个回合。遇穴位时可停留数秒，可点，3～5 回合。后推至鱼腰穴，向上推达阳白，走向视神经头部投影部点，来回 2 次或 3 次。再如法推右眼。

右眼结束治疗后再回治左眼。

蝴蝶纷飞手式排推眼球 2 遍或 3 遍后，医者左右手拇指分别在目外眦与内眦部行眼球左右挤按手法，左右挤按 20～30 秒后轻轻点揉，再行推至上下眼眶中点部位，进行上下挤按手法，20～30 秒后轻轻点揉。改掌揉法，行眼 1 周。也可施蛟龙摆尾手式。同时医者另一手掌可揉擦视神经头部投影部，在眼部掌揉约 3 遍，目的是使眼眶周围发热。后在鼻根部施蛟龙摆尾手式，结束左眼治疗。如法治右眼。

右眼结束治疗后，用拇指腹分别在左右二眼施抹法，由上至下排抹 3 遍左右，结束全部治疗。

【治疗关键】

（1）运用蝴蝶纷飞手式要排推眼球体。手劲必要有度。推时若眼球胀痛，表明眼压有升高可能。

（2）施眼球挤按法时避免医者指甲伤其眼睛，挤按要慢，手劲适中，避免疼痛。

（3）治疗后双眼应有热感。不要治疗后立即测视力，这时往往视物会模糊，要闭目养神1分钟左右方可。

（4）视力的提高是渐进的，双眼视力往往有差距，治疗时首先对较好的一只眼多花些治疗时间，以对照两眼之疗效，待显效后再对较差的另一只眼增加治疗时间。一般10天为1个疗程。

【注意事项】

（1）治疗前可先做双眼视力检查，记录备案。

（2）治疗结束后嘱患者闭目养神1分钟左右，然后起身测视力，做治疗前后对照。

【附】视神经萎缩

视神经萎缩不是一个疾病的名称，而是指任何疾病引起视网膜神经节细胞和其轴突发生病变，致使视神经全部变细的一种形成学改变，是病理学通用的名词。

视神经萎缩是视神经病损的最终结果，表现为视神经纤维的变性和消失，传导功能障碍，出现视野变化、视力减退并丧失。一般分为原发性和继发性两类。一指禅推拿主要治疗原发性和炎症引起的继发性视神经萎缩。除上述症状外，眼底检查可见视盘颜色为淡黄或苍白色、境界模糊、生理凹陷消失、血管变细等。现代医学对本病尚缺乏特效疗法。

【病因病机】

常见的病因有视盘炎、视盘水肿、视网膜脉络炎、视网膜色素变性、视网膜中央动脉阻塞、奎宁中毒、缺血性视盘病变、青光眼等。

颅内炎症，如结核性脑膜炎或视交叉蛛网膜炎可引起下行性视神经萎缩，如炎症蔓延至视盘则表现为继发性视神经萎缩。颅内肿瘤所产生的颅内压升高，可以引起视盘水肿，然后导致继发性视神经萎缩。

【治疗】

一指禅推拿治疗视神经萎缩的治则，是增加眼睛局部血液循环，"目得血方能视"。无论什么病因所致的视神经萎缩，只要其得到气血濡养，萎缩程度就可以逐步减轻。气血濡养，提高眼睛之正气，正气存内，邪不可干，故可消炎。

治疗方法和治疗近视大体相同。

不同之处：

（1）一般视神经萎缩眼压可能较高，在上下眼睑治疗时手劲要柔绵。随着治疗时间推移，眼压会逐步减轻，治疗时手劲可以柔为主，刚为辅。

（2）左右、上下挤按手法幅度不可大。

（3）治疗部位以目外眦部、颞部、额部、视神经头部投影部为主，增其血液循环。

【参考资料】

钱德金，钱士金.推拿治疗 64 例十二指肠溃疡病 [J].云南中医中药杂志，1987，2：40–42.

钱德金，钱士金.推拿治疗慢性结肠炎手式试述 [J].浙江中医学院学报，1986，3：19–21.

第七章 妇科病证

一、痛经

痛经是妇科常见病。一指禅推拿在长期临床治疗中积累了丰富的经验，临床中分"疼痛时治疗"和"根性治疗"。疼痛时治疗，即经期产生疼痛时进行一过性止痛治疗；根性治疗，指每次月经前5天开始治疗，直到经至而停止治疗，这种治疗每月进行1次，一般只需3~5次即可，因器质性原因产生的痛经除外。

【病因病机】

痛经为月经期出现的子宫痉挛性疼痛，可伴腰酸、下腹坠痛或其他不适，严重者影响工作和生活。痛经分为原发性痛经和继发性痛经两种。原发性痛经是无盆腔器质性病变的痛经，始于初潮或其后不久；继发性痛经通常是盆腔器质性疾病引起的。

1. 原发性痛经

原发性痛经的病因和病理生理并未完全明了，目前认为可能由以下原因引起：

（1）前列腺素合成与释放异常：前列腺素可影响子宫收缩。在月经周期中，分泌期子宫内膜前列腺素浓度较增生期子宫内膜高。月经期因溶酶体酶溶解子宫内膜细胞而使前列腺素大量释放，含量升高，引起子宫平滑肌过强收缩，血管痉挛，造成子宫缺血、缺氧而出现痛经。增多的前列腺素进入血液循环，还可引起心血管不适和消化道不适等全身症状。

（2）子宫收缩异常：子宫平滑肌不协调收缩及子宫张力变化可使子宫供血不足，导致子宫缺血和盆腔神经末梢对前列腺素、过氧化物的高敏感度，人体更易因各种物理和化学刺激而感觉到疼痛。

（3）其他因素：垂体后叶加压素也可能导致子宫肌层的高敏感性，减少子宫血流，引起原发性痛经。原发性痛经的发生还受精神、神经因素的影响，另外与个体对疼痛的敏感度和遗传因素也有关。

2.继发性痛经

继发性痛经则是指行经数年或十几年才出现的经期腹痛。继发性痛经多数是疾病造成的，例如子宫内膜异位、盆腔炎、盆腔充血等。

中医认为，气血不畅是痛经的主要发病机制。常由于经期受寒饮冷，坐卧湿地，寒湿伤于下焦，客于胞宫，经血为寒湿所凝，运行不畅而作痛；或肝气郁滞，气血受阻，经血滞于胞宫，不通则痛；或禀赋虚弱，精血亏损，行经后血海空虚，胞宫失养，故经后作痛。

【症状】

经行酸痛，以小腹胀痛为主，时伴腰部酸胀，甚则绕脐痛，汗出，按腹蜷卧，不思纳食，或纳则吐。四肢乏力，经血量少，或伴血块。

【治疗】

1.治则

一指禅推拿认为，痛经，就是子宫阵发性痉挛，或挛缩。不管受寒所致或肝气郁滞所致或失养所致，根本原因就是气血不畅。无论是寒湿凝滞型、肝气郁滞型或肝肾亏损型，最终仍以调气行血为治则。气行则血行，血行则通，通则不痛。

2. 循经取线

任脉、足太阴脾经、足阳明胃经、膀胱经。

3. 据穴取点

气海、关元、归来、足三里、血海、三阴交、太冲、肾俞、上髎、中髎等。

4. 按部取面

小腹部。

5. 以筋取片

足太阴经筋腿部片。

6. 主要手法与手式

（1）手法：一指禅推法、缠法、扇形掌揉法、抹法、点法、拨法、振法等。

（2）手式：狮滚绣球、平原放牧等。

7. 操作

1）根性治疗

患者先取仰卧位。

启示式：单手指腹（中指在任脉，食指与无名指分别在两侧胃经上）由剑突下始抹至耻骨联合止，2 遍或 3 遍。

一指禅推任脉达耻骨联合来回 3 次左右，经过主要穴位可施缠法。后从神阙始按部取面循解剖体表投影部位由左向右、由上至下逐步施一指禅推法，后重点推小腹中部（相当子宫部位）3 遍左右，结束后转狮滚绣球手式，仍以小腹中部为主，手劲由柔至刚，但必以患者承受力为度。过程中注重重点穴位的施术。术毕医者右手按患者小腹部施振法以意运气。片刻后，左手接之施掌揉法，徐疾有弛张，左手改推患者下肢两侧胃经线与脾经线 2 遍以上，据穴取点揉之，再施抹法。

后双手在腹部施平原放牧手式，手式后部以小腹部为主。

转而将患者下肢分别呈"4"字式，拨揉、滚法施于足太阴经筋。足太阴经筋"其病……阴器纽痛，下引脐两胁痛，引膺中脊内痛。"手劲先柔，后柔中带刚，以大腿内侧经筋为主，3遍左右后用掌根揉擦生热而止。

俯卧位操作：一指禅推督脉与两侧膀胱经，直推至骶骨部，3遍左右；以拇指指腹揉点上髎、中髎；用掌指关节滚腰部至骶骨部；后用抹法结束治疗。

2）疼痛时治疗

于患者经期痛经时治疗。患者取仰卧位。

先以上述拨揉、滚法施于足太阴经筋，因此时此经筋拨揉疼痛无比，故手劲必由柔至刚，后掌根揉擦时可一手点太冲、三阴交、血海穴，一手施扇形掌揉致热，热至痛减、痛逝。后可按其并发症对症治之。

【治疗关键】

（1）在腹部穴位施用缠法时频率要快，功劲渗透。

（2）平原放牧重点在小腹部施后患者内外均有热感为上。

（3）拨揉足太阴经筋定要将患者下肢作"4"字式，手劲先柔，后柔中带刚。

【注意事项】

（1）因人因症不同，临床可随症增加取经、取穴治疗。

（2）若经至时痛甚，患者可在月经来时前2日继续治疗。

二、月经不调

月经不调，就是月经周期出现异常。提前7天以上为"经早"；推后7天以上，甚至四五十天一潮，为"经迟"；月经不按周期来潮，或早或迟为"经乱"。无论经早、经迟或者经乱，临床都必须对其月经的经量、经色、经质与月经来时到干净的时间做综合分析，辨明虚实寒热。月经不调是妇科多发病、常见病。

【病因病机】

月经不调不外乎内因与外因。内因如七情忧郁，劳倦内伤，忧思过度则气结，气结则血亦结，气血郁结于脏腑经络，冲任二脉气血失调，血无所摄，而使月经不调。或因脾胃虚弱，饮食减少，血无生源，气血亏损，致使经水减少。月经过多者，多由于血热，因血得热则妄行。阳盛者则经水过多，或因劳倦内伤而致伤气，气虚则血无所摄而致妄行，损伤冲任二脉，致使月经过多。

经早，素体阳盛，嗜食辛辣之品，或情志抑郁，肝郁化火。

经迟，素体阳虚，寒邪内生，或行经之际，贪食生冷。

经乱，多因肝郁、肾虚所致。

现代医学认为，情绪异常，如长期的精神压抑、精神紧张或遭受重大精神刺激和心理创伤，都可导致月经失调或痛经、闭经。这是因为月经是卵巢分泌的激素作用于子宫内膜后形成的，卵巢分泌激素又受垂体和下丘脑释放激素的控制，所以无论是卵巢、垂体还是下丘脑的功能发生异常，都会影响到月经。妇女经期受寒冷刺激，会使盆腔内的血管过分收缩，可引起月经过少甚至闭经。因此，妇女日常生活应注意经期防寒避湿。少女的脂肪至少占体重的17%，方可发生月经初潮；体内脂肪至少达到体重的22%，才能维持正常的月经周期。过度节食时，由于机体能量摄入不足，造成体内大量脂肪和蛋白质被消耗，致使雌激素合成障碍而明显缺乏，影响月经来潮，甚至经量稀少或闭经。因此，追求身材苗条的女性，切不可盲目节食。

一指禅推拿认为，月经不调大多与精神因素、性格因素、工作压力和生活压力有关，无论什么病因致使月经不调，子宫本身血气不畅，不能行使自身功能是主要原因。正所谓："正气存内，邪不可干。"

【症状】

经早：可见月经量多，色深红或紫红，经质黏稠，兼见心胸烦躁。或见经量或多或少，经色紫红，或夹有瘀块，经行不畅，或胸胁及乳房作胀，小腹胀痛，心烦易怒。

经迟：经色黯而量少，小腹胀痛，得热可缓可舒。

经乱：经量或多或少，经色紫黯，经行不畅，偶有胸胁、乳房胀痛。

【治疗】

一指禅推拿治疗该病，经早与经迟必在月经到时的前 10 天或 1 周进行治疗，经来时停止治疗，下个月仍然提前进行治疗。若经迟色黯量少，在月经来潮时仍可继续治疗。经乱一般以俯卧位治疗为主，经量大的那一天可停止治疗，经停后休息数日可继续治疗。因此临床治疗对经早、经迟与经乱有所区别。

（一）经早、经迟治疗

1. 体位

以仰卧位为主，俯卧位为辅。

2. 循经取线

任脉、足厥阴肝经、足少阳胆经、足太阴脾经、足太阳膀胱经等。

3. 据穴取点

气海、关元、天枢、归来、足三里、血海、三阴交、太冲、足临泣、肝俞、胆俞、上髎、中髎等。

4. 按部取面

小腹部。

5. 主要手法与手式

（1）手法：一指禅推法、缠法、振法、扇形掌揉法、点法、抹法等。

（2）手式：狮滚绣球、平原放牧、伯牙抚琴、水银泻地等。

6. 操作

1）仰卧位

启示式：单手指腹（中指在任脉上、食指与无名指分开在两侧）由剑突下始抹至耻骨联合止，2 遍或 3 遍。

一指禅推任脉达耻骨联合来回 3 次左右，后从神阙始按部取面，由上至下、从左向右逐步施一指禅推法 2 遍左右，后重点推小腹中部（相当子宫部位）。在施一指禅推法时经重要穴位施缠法，一般穴位 15 秒左右，重点穴位不低于 20 秒。后转狮滚绣球手式徐疾交错，改扇形掌揉法，频率要快，导热入内。再换振法，根据经早或经迟之疾，掌心放在气海或关元部，以意运气。后稍做掌擦法行平原放牧手式。

转伯牙抚琴手式，左手可掌擦、可指点振，右手循经取线，先推，后在推之过程中遇穴可点、可点振，最后以抹法收之。双手配合，眼随右手专注而行，犹如抚琴，先右下肢，后左下肢。仰卧位整个治疗过程 25 分钟以上。然后换俯卧位继续治疗。

2）俯卧位

一指禅推法从第 5 胸椎始取督脉达骶部再转两侧膀胱经，来回 3 遍左右；后施水银泻地手式 2 遍左右；再用拇指指腹揉点重点穴位，特别是酸胀穴位或某个点，重点揉点之；后亦可取平原放牧手式或掌揉法结束治疗。

如患者伴失眠、纳食不振等症，可随治加减。

（二）经乱治疗

1. 循经取线

督脉、膀胱经、足厥阴肝经、足太阴脾经、足少阴肾经等。

2. 据穴取点

心俞、肝俞、胆俞、命门、肾俞、足临泣、太冲、太溪、三阴交、血海等。

3. 以筋取片

足太阴经筋腿部片。

4. 主要手法与手式

（1）手法：一指禅推法、滚法、缠法、扇形掌揉法、拨法、点法、揉法等。

（2）手式：水银泻地、蜻蜓点水、伯牙抚琴等。

5. 操作

启示式：掌抹背部由上而下 2 遍左右。

从大椎始用一指禅推法由上而下推至骶部，再走膀胱经背部线，重点穴位与酸胀部施缠法，转水银泻地手式，每条经线 2 ~ 4 遍；再施滚法由上而下，有徐有疾，重点穴位或酸胀部有停驻而滚之，有行而滚之，滚后背部有热感为上；再施扇形掌揉法加热通其经，当左手达肾俞部时，改三指推法，拇指与食、中指各在患者左右肾俞与命门部，右手推下肢循经取线，合成伯牙抚琴手式。法如上述，取穴略有不同。

后再以筋取片，手劲由柔至刚，必以患者能接受为宜。擦法收以筋取片治疗。回至患者背部，先用指腹抹背部 2 遍左右；再施蜻蜓点水手式，仍点在重要穴位与酸胀部，轻重缓急，互相交错；最后施平原放牧手式结束全部治疗。

若患者经量很少，也可仰卧治疗，以小腹部为主。

【治疗关键】

（1）经早主要取穴关元、血海、足临泣、太冲；经迟主要取穴气海、三阴交、足临泣、太冲；经乱主要取肝俞、胆俞、肾俞、三阴交、足临泣与足太阴经筋腿部片。其他穴位临证辨证加减取之。

（2）虚证手劲以柔为主，施治过程中感到有热感为佳；实证手劲必刚中带柔，或先柔后刚。手劲运用因人因病而宜。

（3）点振法是一指禅推拿腹部点穴的独特手法，要根据患者腹部松弛程度控制其点振深度。

（4）在整体治疗过程中，医者对患者的心理治疗也是治疗一重要环节。

三、乳腺增生与乳肿

乳腺增生与乳肿是妇科常见病，一指禅推拿治疗对其有独特功效，特别是哺乳期的乳肿，且对乳母、婴儿无任何副作用。

【病因病机】

现代医学认为，乳腺增生是乳腺组织导管和乳腺小叶在结构上的退行性病变及结缔组织的进行性增生。主要是因为自身内分泌失调，雌激素和孕激素比例不平衡，刺激乳腺增生过度而复原不全。婚育、膳食、生存的外环境和遗传因素是乳腺发病的主要原因。据调查 70% ~ 80% 的女性有不同程度的乳腺增生，多见于 25 ~ 45 岁。

乳汁淤积使乳房肿大。乳汁有利于侵入细菌的繁殖。乳汁淤积的原因有：①乳头过小或内陷而产前又未能及时矫正，使婴儿吸乳困难，甚至不能哺乳；②乳汁过多，排空不完全，产妇不了解乳汁的分泌情况，多余乳汁不能及时排出而保留在乳内；③乳腺管阻塞使排乳困难。

传统医学认为，肝胃两经与乳房关系最密切，其次是冲任两脉。肝郁气滞、情志内伤在乳腺增生的发病过程中有重要影响。平素情志抑郁，气滞不舒，气血周流失度，蕴结于乳房胃络，乳络经脉阻塞不通，不通则痛而引起乳房疼痛。肝气横逆犯胃，脾失健运，痰浊内生，气滞血瘀挟痰结聚为核，循经留聚乳中，故乳中结块。如在哺乳期乳络经脉阻塞不通，则会肿、胀、痛。

【临床症状】

乳腺增生有很多类型，有的完全是生理性的，不需特殊处理也可自行消退，如单纯性乳腺增生症。有的则是病理性的，需积极治疗，尤其是囊性增生类型，存在癌变的可能。单纯性乳腺增生症，在少女和年轻患者中最为常见，其原因是性腺激素分泌旺盛及变化波动较大，以明显周期性乳房胀痛为特征，月经后疼痛自行消失。疼痛以乳房局部为主，但有时疼痛可放射至同侧腋窝、胸壁。这类增生属于正常的生理现象。囊性增生病，以乳管上皮细胞增生为主要病变，乳房内出现的肿块多弥漫性增厚，有部分患者呈局限性表现，且呈椭圆形的囊状物居多，很容易与纤维混淆。此类增生可能发展为癌变。

乳腺小叶增生（Ⅰ期乳腺增生）是乳腺的初期增生，多发生在25～35岁，症状表现较轻。

乳腺腺病（乳腺导管扩张症，Ⅱ期乳腺增生）是乳腺初期增生的进一步发展，从小叶增生发展到乳腺导管扩张，称为乳腺腺病，多发于30～45岁，症状表现严重，属于乳腺增生Ⅱ期。容易引起重视，往往治愈比较困难，久治不愈造成精神压抑，导致症状加重。严重时可导致内分泌紊乱，如月经不调、失眠多梦、肤色晦暗等一系列反应。

囊性增生（乳腺导管扩张合并上皮细胞增生症，Ⅲ期乳腺增生）是乳腺Ⅱ期增生的进一步发展，多发生在40～55岁，症状表现非常严重。Ⅲ期增生的恶变率在70%以上。

乳房肿块可发于单侧或双侧乳房内，单个或多个，好发于乳房外上象限，亦可见于其他象限。肿块形状有片块状、结节状、条索状、颗粒状等，其中以片块状多见。肿块边界不明显，质地中等或稍硬韧，活动好，与周围组织无粘连，常有触痛。肿块大小不一，小者如粟粒般大，大者可逾3～4cm。乳房肿块也有随月经周期而变化的特点，月经前肿块增大变硬，月经来潮后肿块缩小变软。

乳头溢液：少数患者可出现乳头溢液，为自发溢液，草黄色或棕色浆液性溢液。本病月经失调患者可兼见月经期不定，量少或色淡，可伴痛经。情志改变者常感情志不畅或心烦易怒，生气、精神紧张或劳累后加重。

哺乳期乳房红肿，一般可发于单侧或双侧乳房内，单个或多个，好发于乳房外上象限，症见乳房红肿，疼痛难忍。

【治疗】

1. 循经取线

任脉、督脉、足阳明胃经、足太阳膀胱经、胆经等。

2. 据穴取点

膻中、乳根、中脘、气海、关元、中极、足三里、太冲、太溪、三阴交、肝俞、胆俞、脾俞、胃俞、期门等，临症加减。

3. 按部取面

乳房肿胀痛部。

4. 以筋取片

胸大肌、胸小肌外上角象限。

5. 主要手法与手式

（1）手法：一指禅推法、拨法、扇形掌揉法、滚法、点法、抹法等。

（2）手式：投石激水、狮滚绣球、水银泻地、伯牙抚琴等。

6. 操作

1）仰卧位

启示式：用食指、中指、无名指三指由璇玑抹至剑突部。

取一指禅推法从璇玑穴始走任脉而下达中极止，重取璇玑、膻中、中脘、神阙、气海、关元等穴，取穴时可用投石激水手式，约2个来回，后达膻中穴。

沿膻中穴用一指禅推法推向患侧乳根穴，同时伴用点、揉、振手法，5分钟左右。后改用掌揉乳房增生部或红肿部，视疼痛程度与患者承受疼痛情况决定手法强度，先揉后拨，先轻后重。再用狮滚绣球手式，后以揉为收，10～15分钟。乳房肿痛者，必用拇指指腹逐步揉拨，以狮滚绣球手式为主。

揉法改滚法，以筋取片，滚胸大肌、胸小肌外上象限，可拨其肌腱，仍以掌揉收之。

2）俯卧位

启示式：单掌以指腹为主由大椎部向下抹至骶部。

一指禅推法先取督脉，再取两侧膀胱经，同时以肺俞、肝俞、脾俞、胃俞、肾俞、命门等穴随症加减点之。在一手推至肝俞时可另一手点揉期门穴，2遍左右。后一手改为扇形掌揉法，另一手从大腿胆经始推之而下达丘墟穴止，再向上推到阳陵穴，改循足阳明胃经而下至足面，后点太冲穴，沿脾经而上至三阴交点揉，约2遍，后以伯牙抚琴手式结束。随之用三指抹法背部结束全部治疗。

【治疗关键】

（1）以乳根与乳房疾处治疗为主体，活血化结。以通经活络为基础。

（2）一般乳疾必累及胸大肌、胸小肌，且二者互补。

（3）一般以10次为1个疗程，乳肿之疾1个疗程基本治愈；乳腺增生治疗时间较长，1个疗程后可改为隔日1次。

四、宫寒

胞宫失于温煦则寒，故谓之宫寒。临床常见的一些妇科急慢性炎症如阴道炎、宫颈炎、子宫内膜炎、附件炎，等等，都可以用一指禅推拿治疗宫寒法辨证治疗。

【病因病机】

传统医学认为，宫寒多为内伤七情，外感六淫，血虚气滞及房劳所伤。在病理上来说，血得热则行，遇寒则凝。外邪客于胞中，伤及冲任之脉，加之内因因素，均可引起宫寒等一系列病证。

现代医学认为，多方面的刺激常引起混合性感染，致病菌常为葡萄球菌、链球菌、大肠杆菌。本病的症状多与年龄因素、营养因素、精神因素、内分泌因素、发育因素、炎症、肿瘤等有关。

一指禅推拿认为，宫寒在某种角度上是妇科疾病的前因或称为病因病机。宫，狭义讲是胞宫，即子宫。某种意义上讲，子宫是妇科的核心，胞宫安，妇人安，胞宫健，妇人健。宫，广义上讲，包括女性内生殖器中的子宫、输卵管、卵巢、阴道。所谓寒，指寒邪存内，又指宫阳不足，肾阳虚或血虚或气血运行不畅。在正气存内气血流畅的情况下，完全可以拒病菌于宫之外，并歼之，正气存内，邪不可干。

【症状】

由于病种较多，只能介绍主要的综合症状，其他症状因病而论。主要症状有下腹坠胀、疼痛，得热则缓和，白带多，痛经，月经失调，发胖，并伴有气短乏力、失眠多梦等，脉沉紧，舌苔薄白，多津。子宫热量不足，为了维护自身的生理功能，脂肪就充当起"护宫使者"，子宫越冷身体就越需要囤积脂肪，从而引起发胖。

【治疗】

1.治则

用一指禅推拿治疗妇科疾病必须振胞宫气血，气血正，邪则弱，病则退，人则安。

2.体位

以仰卧位为主，俯卧位为辅。

3.循经取线

任脉、足阳明胃经、足太阴脾经、足太阳膀胱经、督脉。

4.据穴取点

神阙、气海、关元、曲骨、血海、足三里、三阴交、命门、肾俞、腰阳关等。

5. 按部取面

小腹部。

6. 主要手法与手式

（1）手法：一指禅推法、滚法、缠法、振法、扇形掌揉法、抹法、点法等。

（2）手式：狮滚绣球、平原放牧。

7. 操作

（1）仰卧位的治疗方法基本同治疗月经不调，加掌振神阙，施术时嘱患者做腹部深呼吸，深吸慢吐，医者手掌按神阙不动，随腹部起伏而升降，以意运气，气至透热为上。

（2）俯卧位治疗与治疗月经不调基本相同。

如输卵管、附件炎等症，在运用手法与手式时注重在腹部按部取面，施法时停留时间稍长些，频率快些，疾而深透，疾而生热。

【治疗关键】

（1）总治疗时间一般半个小时左右，其中腹部治疗是重点，在15 ~ 20分钟。

（2）神阙掌振透热与点振法是一指禅推拿独门绝活，运用得好，事半功倍。患者腹式深呼吸配合也是其中重要一环。

（3）要根据患者腹部肥瘦和接受治疗力度而定施术的气劲功力。

第八章　运动障碍性疾病

痛　型　病　证

一、颈肌综合征（1）：单纯性颈肌型疼痛

人类的颈部是非常重要的通道，是承上启下的桥梁，将大脑的指令传达给身体各个部分，又将身体各个部分的活动信息传到大脑。颈椎只有在韧带、颈部肌肉结实的组织连接与保护、支撑下才能成为颈部支柱，保障全身信息通畅。颈部肌肉又是颈部运动的动力，与颈椎一起支撑约6千克重的头部。在颈椎外有错综复杂的神经和血管，而这些神经和血管都会受到颈部肌肉的保护与牵制。椎动脉进入椎管前，其线路也必须经过颈部肌肉。因此，颈部肌肉功能正常与否会直接影响神经与血管，当其发生病理变化时如牵涉压迫某一神经或某一血管，就产生神经和血管的病变，产生相应症状。临床上我们将其归纳为颈肌综合征。

颈肌综合征的定义：凡由颈部肌肉及其他软组织的病变而产生一系列症状，以及这些肌肉及其他软组织的病变致使其周围重要组织如臂

丛神经、交感神经、颈总动脉（颈内动脉、颈外动脉）、椎动脉、枕大神经、枕小神经等受到压迫，呈现相应的临床症状者为"颈肌综合征"。

颈肌综合征分为颈肌型，臂丛神经压迫型，交感神经压迫型，颈总动脉（颈内动脉、颈外动脉）、椎动脉压迫型，枕大神经、枕小神经压迫型和综合型。

一指禅推拿临床治疗颈肌综合征各型均有特殊疗效。首先介绍治疗颈肌型，即单纯性颈肌型疼痛。

【病因病机】

颈部肌肉是颈部运动及咽喉部运动的动力源，同时支撑头部及支持、保护颈部椎体关节。

感受风寒会使颈部肌肉气血壅堵，寒则收引，经筋挛急。长期疲劳，肌肉功能减退，韧性减弱，或随年龄增加肌力退减，肌肉功能减弱也致运动受限。左右两侧肌肉或一侧肌肉运动中的主动肌与协同肌不协调时也会导致某一肌肉群（束）挛紧，以致产生疼痛。较长时间受压，例如睡姿不好，血运不畅，气血不通，肌体不能濡养，则肌肉亦会挛缩，造成运动受限。至于"颈椎关节错位"或"小关节错位"，其概率非常小。椎关节错位也是颈部两侧保持颈椎骨关节平衡的颈肌不平衡所致，其病因在颈部肌肉，而椎关节错位只是结果。

当人们低头看书、工作、上网、打游戏时，头部有一向下重力（头部后仰同样有向下的重力），这时我们颈部肌肉、韧带支撑约6千克重的头部，需做的功是头部直立时的3倍。这也告诉我们为什么当低头（仰头）久后我们的颈部就会感到累和疲劳。这种累与疲劳完全是颈部肌肉的感觉，长时间的累与疲劳，日久积劳成损，会产生各种不同的疼痛方式与运动受限（障碍）。人体长时间保持一种姿势，就会使肌肉感到持续的压力，就会把没用的乳酸蓄积起来。当达到一定程度时，就会引起肌肉发生质的变化，原来的柔韧性逐渐消失，不能够再做伸展和收缩，产生酸痛，以致运动受限。

【症状】

头部活动受限或欠利，严重者因颈部疼痛剧烈不能自己起床；颈部活动时一侧或两侧局部产生疼痛而受限或欠利；低头受限或欠利，或仰头受限或欠利，或左旋颈部、右旋颈部受限或欠利，或均有之；伴吞咽食物、咳嗽、深呼吸时牵及颈部疼痛，或说话大声亦牵及颈部作痛，或并发声音嘶哑。

【诊断】

医者一定要在治疗前做认真检查，掌握以下几个方面，以助运用相应治疗手法达到最佳治疗效果。检查目的如下：

1.一侧还是双侧颈部疼痛

颈部疼痛部位，是指疼痛以颈部什么肌肉为主，牵涉什么部位的肌肉。比如左旋颈部时是左侧胸锁乳突肌部疼痛受限，还是右侧胸锁乳突肌部疼痛受限，就是一侧胸锁乳突肌疼痛也有上段、中上段或中下段的部位及疼痛感大小的不同等。

知晓其疼痛部位，就能突出治疗重点，有的放矢。

2.颈部运动受限的方式与角度

方式指左（右）旋痛、低头痛、后仰痛、左（右）侧头痛。角度指以上运动方式到什么角度产生疼痛。比如低头痛，有的开始低头不受限，再低则痛等。

知晓其受限方式，就能做出针对性的治疗，并选择有效的被动运动治疗；知晓其受限角度，就能知其病情轻重及掌握治疗关键。

应综合考虑颈部疼痛部位和颈部运动受限的方式与角度的临床检查结果，才能进行治疗。

颈部肌肉解剖情况详见表8-1。

表 8-1 颈部肌肉解剖

肌肉	作用
颈阔肌	紧张颈筋膜，促进颈部静脉血液回流
胸锁乳突肌	一侧收缩使头转向对侧，两侧收缩使头后仰；提胸廓，助深吸气
二腹肌	上提舌骨，下掣下颌骨，参与咀嚼活动
茎突舌骨肌	上提舌骨，下掣下颌骨，参与咀嚼活动
下颌舌骨肌	上提舌骨，下掣下颌骨，参与咀嚼活动
颏舌骨肌	上提舌骨，下掣下颌骨，参与咀嚼活动
胸骨舌骨肌	下拉舌骨使喉向上、下移动
胸骨甲状肌	下拉舌骨使喉向上、下移动
甲状舌骨肌	下拉舌骨使喉向上、下移动
肩胛舌骨肌	下拉舌骨使喉向上、下移动
前斜角肌、中斜角肌、后斜角肌	上提第一、第二肋，助深吸气，使颈椎前屈或侧屈
颈（头）长肌	颈椎前屈，头前俯
头（颈）夹肌	使头颈向同侧回旋，两侧收缩使头后仰
骶棘肌	仰头，保持颈部直立
斜方肌	低头，仰头，参与颈、肩、胛一切生理活动

除以上颈部肌肉外，在运用一指禅推拿治疗颈部疾病时项韧带也是非常重要的。

【治疗】

1.主要手法与手式

（1）手法：一指禅横推式、一指指腹揉拨法、小鱼际滚法、点法、抹法、抖振法等。

（2）手式：蓑翁摇橹、托塔举鼎。

2.操作

患者取坐位。

启示式：以右侧颈部疼痛为例，医者单手隔推拿布从颈部上端抹至肩部2次左右。

一般始用一指禅横推式由上至颈肩部、由后向前进行颈部肌肉放松治疗，沿手少阳经筋、手阳明经筋推至前臂。根据病情需要治疗 5 ~ 10 分钟，在疼痛部位可多点时间治疗。

5 ~ 10 分钟后，有的放矢地进行颈部运动受限治疗。

现分述颈部常见运动受限的关键治疗部位，治疗过程中一定要经常问患者经治疗后还有哪些疼痛受限部位，以便做进一步治疗。一般取一指指腹揉拨法、点法、抹法，也可取其他手法，同时取相应的被动运动治疗。

（1）低头受限：头部不能低，以颈根部竖脊肌、项韧带为主治之；头部可低但不到生理范围，以颈上部竖脊肌、项韧带为主治之。同时要注意低头时胸锁乳突肌是否有疼痛。

（2）仰头受限：仰头受限时一般颈根部与肩背部疼痛，或胸锁乳突肌部疼痛受限，或颈夹肌上部疼痛受限。应该根据疼痛部位的不同进行松解治疗，可以一指指腹揉拨法为主，佐以点振手法。

低头受限和仰头受限均可用"托塔举鼎"手式治疗。

（3）转头受限：可向右转头受限，可向左侧转头受限，亦可向两侧转头均受限。转头受限时的主要肌肉为胸锁乳突肌与颈棘肌；若在转头过程中因肩、背部疼痛而受限，则主要肌肉为斜方肌、肩胛提肌和前斜角肌、中斜角肌、后斜角肌。可首取一指指腹揉拨法，佐以点振手法，在运用手法的同时取被动运动，将迅速提高疗效。

转头受限可用蓑翁摇橹手式。

颈部被动运动治疗法以右侧为例，医者站于患者右后侧，左手行手法，右手轻放患者左侧面颊部，随着左手行手法的节奏，右手慢慢将患者头部向右侧转，转到患者感觉受限时再回到正视位，重复多遍，颈可自转之。若反向转头受限，医者右手拇指指腹贴患者右侧面部下颚部，轻轻向左侧来回推之。

治疗过程中手法变化承接要连贯，在点拨后必用小鱼际滚法或掌揉法松解。

手劲因人、因病而宜。

【附】颈肌综合征综述

人们都知道"颈椎病"这个病名，因为广告里都这样说，老百姓也就如此认识，随着时间的推移逐步在社会产生共识。实践是检验真理的唯一标准。从临床实践中得到理性的认识，然后又运用这个理论去指导临床治疗，去证实，达到理论升华。我们经过长期临床证明所谓"颈椎病"在临床上只占10%左右，绝大部分"颈椎病"应诊断为"颈肌综合征"。

那么什么是颈肌综合征？什么又是颈椎病呢？颈肌综合征是如何产生的？它和颈椎病之间又怎么鉴别诊断？它们之间又有什么内在联系呢？这里只能浅要说明，让学者认识疾病，更好地治疗疾病，走出"颈椎病"的阴影。

什么叫颈椎病？1992年全国第一次颈椎病专题研讨会便对颈椎病作了定义：颈椎椎间盘退变及其继发椎间关节退变致使周围重要组织（脊髓、神经根、交感神经及椎动脉）受到损害，呈现相应的临床症状者为颈椎病。例如：颈椎椎间盘突出症、颈椎椎管狭窄症、颈椎骨结核、颈椎骨肿瘤等，以上病种总称为颈椎病。

颈肌综合征是结合大量临床和理论探讨提出来的病名。

什么叫颈肌综合征呢？其定义：凡由颈部肌肉及其他软组织的病变而产生一系列症状，以及这些肌肉及其他软组织的病变致使其周围重要组织如臂丛神经、交感神经、颈总动脉（颈内动脉、颈外动脉、椎动脉）、枕大神经、枕小神经等受到压迫，呈现相应的临床症状者为颈肌综合征。

颈肌综合征可分为 5 种：单纯性颈肌型（颈肌型）、神经受压型、交感神经受压型、血管受压型和综合型。在神经受压型中又分为：臂丛神经锁骨上（下）分支受压型，枕大神经、枕小神经受压型。血管受压型分为：颈总动脉（颈内动脉、颈外动脉）受压型及椎动脉受压型。颈肌综合征是以上 5 个病种的总称。

颈肌综合征的发病机制：人的颈椎是由颈部肌肉支持着的，如果没有颈部强大的肌肉群支撑，那么头部就不能直立，更不能自由地进行各种活动。一台机器，如汽车，它的主要工作部件如发动机、转动轴、车胎等最容易损坏。对颈部来说，颈部肌肉群自从开始工作的那一天起，每分每秒都在支撑着我们约 6 千克重的头。不仅如此，当你用上肢工作时也会牵涉颈部肌肉做功；当你在休息睡觉时，颈部肌肉也在做功，都在履行他们的收缩、放松、延展功能。从这一角度上讲，颈部肌肉群极易劳损、损伤。骨骼肌的结构功能在人的生长发育过程中，随着年龄的增长和肌肉活动的增多逐步增强和提高，但也会因年龄的增长和肌肉活动的减少而发生退化，以致功能下降，也可能由于急性和慢性的过度负荷而导致骨骼肌的结构损伤和功能障碍。因此，颈部骨骼肌束（群）劳损、损伤了就会产生疾病。

关于颈肌综合征急性损伤机制，国内外学者研究表明：①组织撕裂；②局部缺血、痉挛；③也有些学者提出超过习惯性负荷后骨骼肌延迟性结构变化的性质是损伤或病理性改变或细胞内 Ca^{2+} 浓度增高所引起的钙损伤。从宏观上来讲则是跌扑、扭闪外因所致。不管是宏观还是微观，我们认为，颈肌综合征急性损伤是由于颈部骨骼肌束（群）收缩或放松功能失调，也就是说应该放松的骨骼肌束（群）不能放松，或者可放松而不能延展；应该收缩的骨骼肌束（群）不能收缩，或者挛急而不能再收缩。颈部的任何一个运动（动作）都是由一块以上肌肉束（群）协同完成的，如手臂部的运动（动作）及肩部的运动（动作）也需要颈部或者背部肌肉束（群）参加协同。我们在用力搬东西时，经常牙关紧咬，脸红脖子粗。这里的脖子就是颈部肌肉，颈部肌肉在参加、在用力、在做功。当你把肩臂上举时，触及颈部肌肉可发现它也同时在运动、在做功。每一个运动（动作）的用力方向不同、用力角度不同，主动肌和协同肌随着方向和角度的变化而转化，也都不同。但不管主动肌还是协同肌，只要参与这个运动（动作）的任何一块肌肉束（群）出现收缩或放松功能失调，就会导致运动障碍。由于各部的肌肉功能不同、部位不同，在运动中的作用不同，可能是主动肌损伤或协同肌损伤或都损伤，另外损伤的程度不同，等等，因此临床上可见各种各样的、有轻有重的临床表现。再说人体颈部的神经从椎体发出后，大多沿着骨骼肌的走向深出浅入，神经可支配每一块肌肉束的运动。血管则主要起营养肌肉和神经的作用，也必须随着肌肉走行。肌肉是一线作战，而神经是支配和指挥，血管是营养和补给后勤工作。三者缺一不可，相互依存。

　　肌肉在挛急时，有的是单纯性的并不压迫神经或血管，有的则会压迫神经或血管，产生相应的症状，如神经痛、血管性疼痛，或者血管缺血而引起头晕等。当骨骼肌长期受累或受外力拉伤时也会牵涉其韧带的损伤或劳损。颈肌综合征的臂丛神经压迫型常见表现是颈部疼痛，一侧或两侧肩背臂麻痛，臂部或手指麻木，尤以骑车时、手臂放在某一固定位置、夜间睡眠时最甚，有些也会出现手凉、肢冷、握力减弱、持物无力坠落，长时间如此会出现鱼际肌、合谷肌萎缩等症状。从解剖学上看，臂丛神经从颈部的前斜角肌、中斜角肌间隙浅出，当胸锁乳突肌、斜方肌、头夹肌、颈夹肌、骶棘肌（颈部）等周围骨骼肌中任何一块出现功能障碍时，都有可能影响压迫臂丛神经，产生相应的臂丛神经压迫型的症状。这里对颈肌综合征各型不一一列举。

长期固定在某一体位和重复某一动作的，如会计、裁缝、打字员、办公室人员和经常在电脑前工作的人，颈部骨骼肌易形成慢性劳损。

20世纪80年代中期，我国研究人员在电镜下观察受试者在进行多组力竭性斜蹲后48小时的股外肌活检样品，发现收缩结构呈现不同程度的变化。观察结果为"肌节发生不同程度的缩短，有的肌节甚至短于0.5微米，而其邻近肌节则不同程度拉长，甚至大于3.5微米，有的肌原纤维断裂，肌丝走向紊乱，肌丝稀疏甚至局部收缩结构完全消失。从肌肉整体来看，其影响范围有时仅限于个别肌束，有时涉及的肌束或肌肉则较多"。上述收缩结构的变化必然会不同程度地导致骨骼肌收缩、放松和伸展功能下降或失调，产生功能障碍，肌肉硬变增高并伴有不同程度的酸痛感。有的肌肉随着适当休息和功能锻炼能自我修复；有的虽无运动障碍，但肌肉内部结构处在生理与病理双向变化的过渡状态，这就导致慢性反复劳损。当劳损积累到一定量时，并不排除急性损伤的可能性，则又会产生病变。反复劳损的病变给临床治疗带来一定的难度，这就是颈部运动障碍性疾病——颈肌综合征临床难以治愈而又反复发作的原因之一。

二、颈肌综合征（2）：锁骨上神经压迫型

颈肌综合征锁骨上神经压迫型即臂丛神经锁骨上分支压迫型，是临床最常见病种，是多发病之一。主要临床表现包括肩、背、胛、前胸部的酸、胀、痛或感觉乏力。

【解剖】

人的脊神经包括4种纤维成分：躯体感觉纤维、内脏感觉纤维、躯

体运动纤维、内脏运动纤维。臂丛神经分为臂丛神经锁骨上分支与锁骨下分支。锁骨上分支是躯体运动纤维，支配的肌肉有菱形肌、肩胛提肌、前锯肌、锁骨下肌、冈上肌、冈下肌、胸大肌、胸小肌、肩胛下肌、大圆肌、背阔肌。运动神经具有支配、调节所支配肌肉的功能，所支配肌肉的功能强弱与支配它的运动神经兴奋度、敏感度有关。无论在生理还是病理情况下，肌肉与支配它的神经息息相关，一损俱损，一荣俱荣。

【病因病机】

颈部肌肉长期处于工作状态，产生疲劳，疲劳则累，久累则收引，肌紧则压迫锁骨上分支导致所支配的相应肌肉疲乏，生理功能减退，则累，则酸，则胀，久则痛始，运动障碍。肩、背、胛、前胸部肌肉协同颈部肌肉参与颈部生理活动或上肢活动，若协同不协调则造成劳损，损伤产生疼痛。或受风寒，气血壅滞，筋脉失濡，紧而不松，不松则痛。

一般来讲，肩、背、胛、前胸部的酸、胀、痛或感觉乏力，其因在颈，其根在里、在颈、在肌。当然无论是在根还是在表，久则会加深本身病理变化。

斜方肌的上段起始于枕外隆凸、上项线及全部颈椎棘突，抵止于锁骨外 1/3、肩峰及肩胛冈。当斜方肌颈部段劳损时，会牵涉背、肩、胛部疼痛，造成运动受限；或因局部劳损产生疼痛，造成运动受限。

【临床症状】

疼痛以肩、背、胛、臂部酸胀或乏力为主，或局部或多部牵涉，或在颈部做低头、后仰、左右旋等生理活动时牵涉疼痛，或在肩部活动时牵涉痛，或在一侧或双侧均疼痛，甚则肩关节活动受限。痛甚者夜不能寐，翻身、呼吸、咳嗽、吞咽均牵涉痛。

【诊断和鉴别诊断】

（1）治疗前检查：钱氏臂丛神经牵拉试验阳性，低头或仰头或左右旋颈牵涉痛。

检查目的：确诊颈部臂丛神经锁骨上分支受压，明确疼痛部位。

（2）临床鉴别诊断：主要与非颈肌原因的肩关节病变做鉴别。可通过钱氏臂丛神经牵拉试验鉴别，结果阴性则为肩、背、胛、臂部单纯性病变。

【治疗】

1. 以筋取片

手三阳经筋、足太阳经筋。

2. 主要手法与手式

（1）手法：一指禅横推式、一指指腹揉拨法、小鱼际滚法、点法、振法、掌揉法、抖法等。

（2）手式：蓑翁摇橹。

3. 常用被动运动治疗手法

内收臂肘法、肩部上举拨胛法（图8-1）等。

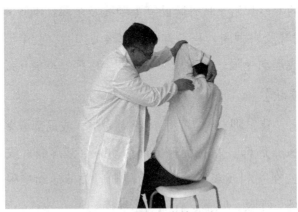

图 8-1　肩部上举拨胛法

4. 操作

启示式：以右侧疼痛为例，医者单手隔推拿布施抹法，在颈部顺主要疼痛部位下抹 2 次左右。

一般开始用一指禅横推颈部肌肉进行放松，手劲均匀，边推边询问疼痛部位，再逐步下达至患者所述疼痛或运动受限部位。如背胛部或肩臂部后缘疼痛，可沿颈→背胛→肩臂部后缘→前臂伸肌一指禅横推，即以推手太阳经筋与手少阳经筋为主；若肩胛冈、肩关节前缘或上臂前缘疼痛，可沿颈→肩上→肩关节→上臂前缘→前臂屈肌一指禅横推，即推手阳明经筋、手少阳经筋、手太阴经筋、手少阴经筋。

【治疗关键】

（1）既然是锁骨上分支压迫牵涉病所，因此用拇指指腹和指端点拨和点振颈部疼痛部位，酸胀必放射至病所，"气至而有效"。初练习者也许找不到部位，可先用拇指指腹在颈根部和前斜角肌、中斜角肌、后斜角肌上部轻点拨，同时询问患者是否有放射至病所的感觉。当掌握部位后，医者可蓄劲于指做点振，使传导感增强，但须以患者能够忍受为度。

（2）如背胛部疼痛时间较久，久则成疾，必松之，以一指指腹揉拨，同时加被动治疗。

如肩周痛因锁骨上分支导致，还得注重肩胛提肌、胸大肌、三角肌的放松治疗。

（3）如在肩关节上举过程中感疼痛，举上后没有疼痛，则需注重胸小肌及其韧带的放松治疗。

（4）治疗关键阶段占总治疗时间的 2/3，一般总治疗时间约 30 分钟。手劲始以柔为主，治疗关键阶段以刚中带柔与柔有机结合，最后以柔绵为主。

（5）治疗过程中要仔细询问运动受限的方式，或疼痛的部位，以便有的放矢治疗。最后均以掌揉法、小鱼际滚法、抹法等放松手法结束治疗。

三、颈肌综合征（3）：锁骨下神经压迫型

手臂麻痛是临床较难以治愈的常见病、多发病。若不知其病因病机就以"颈椎病"为代名词，则治疗就会无的放矢。即使通过某种治疗使症状消失，医者、患者也不知其所以然。

颈肌综合征锁骨下神经压迫型即臂丛神经锁骨下分支压迫型，是临床最常见病种，是多发病之一。临床典型体征为手臂酸麻。

【解剖】

臂丛神经锁骨下分支包含外侧束、内侧束和后束，每束均有皮支与肌支。皮支是感觉神经，患者手指或上肢皮肤感觉迟钝或麻木是由于皮支受到不同程度的压迫；肌支是支配肌肉的运动神经，手臂酸麻乏力是肌支受压迫的感觉。外侧束有肌皮神经与正中神经，是从颈5～胸1发出的；内侧束有正中神经、臂内侧皮神经、前臂内侧皮神经、尺神经，是从颈6～胸1发出的；后束有桡神经、腋神经，是从颈5～胸1发出的。虽然从颈部发出的椎根相同，但由于它们在椎根发出的层次不同，发出后各自执行自己的支配任务，支配肌肉的就沿着所支配肌肉的肌纤维走向走，支配皮肤感觉的就直赴"岗位"，因此一点儿不会乱。

正中神经肌支支配前臂掌面和手掌面部分肌肉，皮支支配手掌面桡侧三个半指皮肤。尺神经肌支支配前臂和手掌面部分肌肉，皮支支配手掌面尺侧一个半指和手背面尺侧两个半指的皮肤。桡神经肌支支配臂和前臂背面全部伸肌，皮支支配臂和前臂背面及手背桡侧两个半指皮肤。腋神经肌支支配三角肌和小圆肌，皮支支配臂外侧皮肤。

值得说明的是，臂丛神经在颈椎根部为丛，而在颈椎的周围有坚韧富有弹性的颈部肌肉，臂丛神经从颈部的斜角肌间隙浅出。神经离不开肌肉，并主使着肌肉；肌肉需神经支配。

【病因病机】

当颈部肌肉群（束）劳损、转筋、挛急、损伤时，正好压迫臂丛神经或某一分支产生酸麻疼痛。颈椎椎间盘突出所造成的臂丛神经压迫型一般以急性损伤或外伤性损伤为多。而急性损伤或外伤性损伤多为颈部肌肉群压迫所致，因为伤骨必伤筋。

颈部肌肉易受累也易劳损，由于个体差异以及工作、学习、生活环境和习惯不同，就是同一工种、同一锅吃饭的人也不会同时发生病变。而发生颈部臂丛神经锁骨下分支压迫必有劳损史，或颈部疼痛史，突然手臂麻必有诱因，手臂麻不能自愈而逐渐加重，必是压迫其神经的肌肉得不到松解，进一步劳损、挛急所致。

肩关节运动、手臂用力等动作太过太猛也会导致颈部、背胛部肌肉的劳损与损伤，可能导致臂丛神经锁骨下某分支受压。臂丛神经锁骨下分支循行路线上任何一处都有受到压迫的可能性。

颈部肌肉的劳损、运动不当或前斜角肌受牵拉扭转而损伤、痉挛，发生肥厚和纤维化时，可直接压迫臂丛神经锁骨下分支和锁骨下动脉，引起神经、血管压迫症状。而肩下垂、高位胸骨、高位第一肋骨可长期慢性刺激臂丛神经而引起前斜角肌痉挛、肌肉肥大并逐步形成恶性循环，产生一系列交感神经麻痹症状，如面部潮红无汗、上眼睑下垂、眼裂变窄、患肢温度增高等。

【临床症状】

手臂麻、酸、胀、痛伴同侧颈部酸、胀、痛及乏力感，可在一侧，也可发生在双侧。

一般来讲颈部之症先于手臂之症，或同时产生。也有当手臂麻、酸、胀、痛时颈部症状减轻者。症状严重时夜不能寐，指端麻、木感并存，皮感丧失，怕风、畏寒，肩外展、上举欠利受限，手臂麻、酸、胀、痛难以忍受，病久手掌或臂部相应肌肉萎缩。

手掌麻，手臂内侧酸、胀、痛多为正中神经受压。桡侧两个半手指手麻，手臂外侧与背胛部酸、胀、痛多为桡神经受压。尺侧两个半手指手麻，手臂内侧与前缘部酸、胀、痛多为尺神经受压。腋神经受压多见背胛部与肩关节三角肌酸痛。

【鉴别诊断】

（1）钱氏臂丛神经牵拉试验。检查目的：查明是哪几个手指麻，手的掌心还是手背麻痛，背胛部、臂部的疼痛部位。

臂丛神经锁骨下分支压迫型在临床上分为：桡神经压迫型、尺神经压迫型、腋神经压迫型、正中神经压迫型、综合型（2个及2个以上神经压迫型）。在治疗时必按分型做有目的性的治疗。

（2）与单纯性桡神经损伤、桡神经麻痹、尺神经损伤、尺神经麻痹、正中神经损伤做鉴别诊断。一般单纯性损伤易发生在神经走行路线上肌肉不丰富的地方，易受撞击、压迫、风寒湿，有外因存在。例如，上肢大臂部桡神经沟内的桡神经和肘关节肱骨内上髁部的尺神经极易受损、受压迫，感受风寒湿。如神经麻痹，所支配的肌肉运动功能就会丧失或减弱，而且极易萎缩。外伤可导致神经损伤，重则麻痹。

（3）麻痛昼稍轻、夜加重，治疗5次左右症状仍不能减缓者，建议做核磁共振检查，排除占位性病变。

（4）手臂麻痛病证是臂丛神经锁骨下支压迫的主要症状，而不是颈丛神经压迫的症状，故临床必须分清。

【治疗】

1. 主要手法与手式

（1）手法：一指禅横推式、缠法、点法、振法、小鱼际滚法、搓法、掌揉法、抖法等。

（2）手式：蓑翁摇橹。

2.常用被动运动手法

内收臂肘法、肩部上举拨胛法等。

3.操作

启示式：以一侧手臂酸麻痛为例，医者单手隔推拿布施抹法在颈部，沿肩，顺上臂而下，达腕关节止，2遍左右。

开始治疗均用一指禅横推式循酸麻痛部位操作。例如桡神经压迫型治疗时，一指禅横推式必从颈部沿背胛部，顺臂外侧而下，行前臂外侧达手背，再由下推至颈部，实为推手阳明经筋为主。一来一回算1次，必须推2次或3次，如症状重者也可多行几次。推至手时，可用搓法搓麻胀的手指。

【治疗关键】

（1）在推前斜角肌、中斜角肌、后斜角肌中下部时要询问患者酸麻胀的感觉，若酸麻胀感觉到所治病症之处，可用刚中带柔手劲点振之，或用缠法，增加到手、到臂部的得气感。如桡神经压迫型还可用一指禅推法在上臂桡神经沟部推之，使传导感到拇指、食指部。如尺神经压迫型，可使患者上举手臂，在臂之内侧（手少阴经筋）一指禅横推，使得气感传至手指尺神经部位。腋神经压迫型可在背胛部以小圆肌、三角肌后部韧带为主揉拨，特别在小圆肌部点揉时，得气感会达肩关节三角肌及上臂部。正中神经压迫型以推拨手厥阴经筋为主。

（2）对于背胛部疼痛剧烈的患者，可用被动治疗方法，或可用一指指腹揉拨法加缠法治之。

（3）治疗关键占总治疗时间的2/3，一般治疗时间不得少于30分钟。手劲始以柔为主，中间治疗则以刚、柔相结合，最后以柔为主。

（4）在治疗颈肌综合征锁骨下神经压迫型各型的最后，要用掌揉、掌擦、小鱼际滚法、抖法等松解通经，以患者感觉患处都有热感时为佳。

【注意事项】

患者第一次接受治疗后，应告诉患者皮肤或肌肉摸之会有所疼痛，属正常现象。回家后可用热毛巾热敷缺盆部。

四、颈肌综合征（4）：颈内动脉、椎动脉压迫型

颈肌综合征血管压迫型分为颈内动脉压迫型、颈外动脉压迫型和椎动脉压迫型三型。颈内动脉压迫型和椎动脉压迫型临床都以眩晕为主症，都是颈源性眩晕，由颈部肌肉放松功能失调所致。

【病因病机】

一指禅推拿认为，颈动脉要比椎动脉的血流量大。在颈部胸锁乳突肌前后下方可以用手摸到一斜而长、有脉搏跳动的血管，那就是颈动脉。颈动脉自颈总动脉发出后，向上经颅底颈动脉管入颅腔，入颅内的是颈内动脉，它供给大脑80%的血液和眼睛所需血液。

椎动脉在前斜角肌内侧起自锁骨下动脉向上穿第6～7颈椎横突孔，经枕骨大孔入颅。椎动脉供应大脑半球的后1/3、间脑后部、脑干和小脑的血液营养。未在第6颈椎进入颈椎横突时，椎动脉行走穿梭在前斜角肌、头夹肌、颈夹肌、竖脊肌之中，并受其制约，产生相应的椎动脉压迫症状。椎动脉在颈段走行在钩椎关节及椎体的侧方，正常人的颈椎活动时，横突孔的四壁使其内部的椎动脉受到牵拉或挤压，当头向一侧弯曲或扭动时，其同侧的椎动脉受到挤压，对侧受到牵张，甚至头后伸时椎动脉的血流都会减少，但无症状。而且在正常人，即使一侧椎动脉受压甚至完全阻塞，也不会造成基底动脉系统供血不足。但是如果一侧椎动脉已有某种病变（如椎动脉畸形、血栓形成、动脉狭窄等），而在头颈转动时，颈椎的钩椎关节和关节突关节的骨刺可能刺激或压迫对侧的椎动脉，或刺激其周围的交感神经使椎动脉发生扭曲或痉挛，管腔变细，血流量减少，从而造成大脑基底动脉供血不

足，出现一系列脑干供血不全的相应症状，这是椎动脉型颈椎病的发病机制。

颈内动脉和椎动脉在入颅腔前均受颈部肌肉的保护，因此它与胸锁乳突肌、前斜角肌、中斜角肌、后斜角肌、二腹肌、肩胛提肌、斜方肌、头夹肌、颈夹肌、竖脊肌等颈部肌肉的生理功能息息相关。以上诸肌肉群（束）是颈部自由运动、随意运动的主要动力肌或协同肌。不仅在头、颈部运动或休息时需要它们，而且当臂、肩，甚至手用力时都需要它们协同参与。若它们得不到很好的休息保护，劳损、挛急、感受风寒会使肌肉弹性韧性功能减退，造成放松、伸展功能失调，产生病理变化，颈动脉随之发生扭曲或痉挛，管腔变细，血流量减少，产生相应的脑部缺血性眩晕症状。缺血就是缺氧。症状严重程度与缺血量、缺血时间、脑部缺血部位等有关。

正常生理情况下大脑皮质对传入至中枢各内脏器官的内部压（张）力、温度、化学等各种刺激信号做出正确分析与综合，同时人的交感神经与副交感神经双重支配内脏各器官的感觉与功能。脑部缺血性眩晕及脑部中枢神经缺濡养，可使内脏活动发生显著变化，出现如心悸、心烦、出虚汗、恶心呕吐、肢体无力等症状。胸锁乳突肌为主的颈部肌肉痉挛或僵硬，使局部血液循环减慢，血管挛缩，从而对听神经供血不足，引起神经传导路障碍，听觉紊乱造成耳鸣。这就是颈肌综合征颈内动脉和椎动脉压迫型相应症状、并发症的发病机制。

另外，颈部还有一些组织结构如颈动脉鞘、甲状腺等也会对颈内动脉和椎动脉的生理与病理产生直接或间接影响。无论直接还是间接对颈内动脉和椎动脉的生理与病理产生影响，都与颈部肌肉生理功能密切相关。

【临床症状】

本型的眩晕可感到以一侧，或前额部，或后枕部为甚，可整个头部感觉晕，也有只知头晕，而不知部位者。常见于清晨起床后，或仰头太过、低头太久后抬头等过程中。眩晕，有的晕，有的晕加眩，眩则天旋地转，有的晕伴痛，有的表现为头重脚轻，头昏沉，甚则视物模糊不清，步态不稳，严重者只能卧床。临床上许多颈源性头晕患者不能平卧，夜间只能坐睡，或伴耳鸣、胸闷、胃脘不适、欲呕吐、目不欲视、心烦、不爱讲话、爱静、怕喧闹等症状。

【临床检查】

本型眩晕的最大特点是当头部姿势改变时晕眩加重，症状程度有不同，临床检查先查其是否头部姿势改变时晕眩症状程度有不同。颈源性眩晕有其特定痛点，一般痛点在两侧枕骨下缘乳突后，或胸锁乳突肌前缘中上部，也有可能在枕骨下缘中部。一般在我们按揉胸锁乳突肌前缘中上部时胀痛感会向上传导至头晕痛部位，有的可直达疼痛部位。

在对颈肌综合征颈内动脉压迫型与椎动脉压迫型临床检查前必要详细问诊，特别是要询问是否有高血压史。颈内动脉压迫型眩晕在治疗1～5次后，如果无效，可建议做核磁共振检查，排除颈部占位性病变。

颈肌综合征颈内动脉压迫型与椎动脉压迫型的发病病因在颈部肌肉，因此在临床检查之前询问其颈部是否疼痛，或在头眩晕之前颈部是否有疼痛史。

当然，我们还可配合左右旋颈部、仰头、低头等颈部被动试验和钱氏臂丛神经牵拉试验等检查，根据临床试验结果来判断是否还存在其他并发症状。

钱氏臂丛神经牵拉试验有助于鉴别诊断，协助确诊。

治疗前检查：以一侧病因为例，拇指前锋按压枕骨下中部及乳突后缘，询问是否压痛。如椎动脉压迫型，指压风池穴部及后枕中部，询问是否有酸胀感。然后再查明低头、仰头、左右转颈时眩或晕的程度。

【治疗】

1. 体位

以坐位为佳，若眩晕甚而不能坐者，则可取侧卧位治疗。

2. 主要手法与手式

（1）手法：一指禅横推式、点法、振法、刮法、掌揉法、扇形掌揉法、小鱼际滚法、抖法等。

（2）手式：蓑翁摇橹、蝴蝶纷飞、托塔举鼎。

3. 操作

启示式：医者单手隔推拿布施抹法在颈部，由上抹之肩部，2遍左右。

治疗开始用一指禅横推式主要松解颈部后及胸锁乳突肌肌肉群（束）5～10分钟。

【治疗关键】

1. 颈内动脉压迫型

点振乳突后缘，点拨振胸锁乳突肌前缘中上部，使得气感传至头外侧颞部；得气后重点以一指禅横推式、小鱼际滚法松解胸锁乳突肌，同时可用蓑翁摇橹手式佐之；再点振乳突后缘和点拨振胸锁乳突肌前缘中上部，使得气感传至头外侧颞部。重复2遍或3遍并询问患者眩晕感。

掌根揉枕骨下缘，然后改蝴蝶纷飞手式推头侧部，视力模糊者要推至眼部。在蝴蝶纷飞手式运用过程中注重一些重点穴位和痛点，如角孙、率谷、头维、太阳、上关、攒竹、睛明、鱼腰、丝竹空等穴和对症取穴，穴位与痛点可点可点振。再取刮法，后取扇形掌揉法，频率200次/分以上，透热松解。

2. 椎动脉压迫型

自锁骨外2/3部推至颈6部，再向上推至风池穴部，得气感至枕后部为佳。后用一手拇指前锋顶在第一颈椎棘突部，另一前臂放在患者的下颌部，将前臂慢慢上抬、上托，同时另一手拇指上顶，形成托塔举鼎第二式（图4-6、图4-7）。再取三指推式（以食指第2指关节骨尺侧在颈项韧带上推之，拇指与中指分别在颈竖脊肌两侧推之）由上而下、由下向上推之。重复3~5遍。后运用蝴蝶纷飞手式取重点穴位如百会、四神聪及痛点。后取扇形掌揉法，频率200次/分以上，透热松解。

【按语】

临床中梅尼埃病、眩晕综合征均可用本法治疗，并能迅速取得疗效。

五、颈肌综合征（5）：枕大神经、枕小神经压迫型与颈外动脉压迫型

颈肌综合征枕大神经、枕小神经压迫型就是临床常见的头部神经痛，或偏头痛，或头风。颈外动脉压迫型则是血管挛急性神经痛，可一侧痛，可两侧均痛。发病在一侧统称偏头痛。器质性疼痛及心脑血管性疼痛不在治疗范围内。

【病因病机】

枕大神经、枕小神经都是从颈神经发出的脊神经。脊神经出椎间孔后分为前、后两支，前支粗大向外前行，后支较细，穿横突间隙向后行。枕大神经为后支，从第2颈椎穿横突间隙向后行，支配项肌（头下斜肌、头夹肌、头最长肌）及枕部皮肤；枕小神经为前支，支配枕外部、耳廓后面及乳突部皮肤。

枕大神经、枕小神经从神经根部出来后，必须在颈部项肌等肌肉束间隙中穿梭而过，最后才能从胸锁乳突肌上头部，达到所支配的头皮部位。

一指禅推拿认为，颈部肌肉劳损、挛急，产生病理变化时，就可能对枕大神经、枕小神经产生压迫。每对脊神经中都包含有躯体感觉纤维、内脏感觉纤维、躯体运动纤维、内脏运动纤维，纤维间有生理上

的协调，当协调不平衡时也会相互干扰，引起枕大神经、枕小神经病理反应。另外颈部淋巴系统也会影响刺激到枕大神经、枕小神经。再有则是颈部的肌肉瘢痕组织、肌肉束之间筋膜的粘连亦可对枕大神经、枕小神经产生刺激。虽然枕大神经、枕小神经的神经痛病因病机复杂，但从临床角度来看绝大部分仍以颈部肌肉生理功能失调为主。

颈外动脉压迫是颈源性血管性头痛的病因，头痛是颈外动脉压迫的结果。颈外动脉供给颅外血管血液，当颈部肌肉特别是胸锁乳突肌紧、累、挛急等导致放松功能失调时，就会刺激或压迫颈外动脉产生血管性挛急、缺血或阵发性缺血。血管挛急，头则跳痛、刺痛、胀痛；血管缺血或阵发性缺血，血管壁神经也会受之影响，产生刺痛感。这就是颈肌综合征颈外动脉压迫型的发病机制。

另外，颈部还有一些组织结构如颈动脉鞘、甲状腺等也会对颈外动脉的生理与病理产生直接或间接影响。无论直接还是间接对颈外动脉的生理与病理产生影响，都与颈部肌肉生理功能有着密切关系。

【临床症状】

常见阵发性疼痛，也有痛较持久。痛甚难忍，有欲撞墙之念，不思饮食，坐卧不宁，夜不能寐。若枕大神经痛，痛可牵眉头，使眼欲睁无力，或视物模糊。痛呈刀割，或电击，或烧灼，或麻痛感。

枕小神经痛与枕大神经痛疼痛部位不同。枕小神经痛偏头外侧部，以颞肌为主，胸锁乳突肌、枕肌为次；枕大神经痛偏头中部，以帽状腱膜、额肌、枕肌为主，项肌为次。

一般枕小神经痛在枕骨下缘乳突内缘有明显压痛点。枕大神经痛在枕骨下缘中部有明显压痛点。

颈外动脉压迫型头痛以一侧或两侧头痛为临床常见，也可见全头痛或巅顶痛。疼痛一般呈跳痛、刺痛与胀痛，或感头部沉重，昏昏沉沉。有的呈持续性，有的为阵发性、间歇性疼痛。疼痛首发于颈部，随之至同侧的额、颞及太阳穴部，多为单侧头痛，间歇性发作，劳累加重，喜热恶冷，后期可持续发作，颈部活动欠利，痛甚时使人心烦意乱，食欲不振。

【临床检查】

（1）枕小神经痛临床表现：枕骨下缘、胸锁乳突肌上端后缘部压痛，以颞部神经痛为主。

（2）枕大神经痛临床表现：枕骨下缘约中部压痛，疼痛一侧枕骨中部压痛，甚者痛至眉头使眉头呈紧收样，视物有疲劳感或模糊感。

（3）颅外血管（颈外动脉）压迫型疼痛临床表现：颞部和太阳穴部跳痛或跳刺痛，胸锁乳突肌前缘上端压痛。

【治疗】

1. 体位

坐位。年老体弱者可取侧卧位。

2. 主要手法与手式

（1）手法：一指禅横推式、掌揉法、小鱼际滚法、点法、刮法等。

（2）手式：蝴蝶纷飞、蓑翁摇橹。

3. 操作

启示式：医者单手隔推拿布在颈部施抹法，由上而下抹之肩部，2遍左右。

治疗开始用一指禅横推式以颈部项肌为主推之，也可兼用小鱼际滚法。颅外血管压迫型兼推胸锁乳突肌。手劲刚柔并济，徐疾交替。推胸锁乳突肌以柔为主。时间约10分钟。改用掌揉法掌揉枕骨下缘时，医者需用另一手扶住患者前额，或用拇指、中指、无名指分别点在头维、上星、印堂部，若是颅外血管型则可点在太阳穴部，除起点穴作用外，在掌揉枕骨时减小头部晃动与振动。扇形掌揉法频率在200次/分以上为疾，疾为主，徐为辅，透热之。热后改蝴蝶纷飞手式对痛点、疼痛部位重点推之、点之。

【治疗关键】

（1）枕小神经痛：重点枕骨下缘、胸锁乳突肌上端后缘部，得气感至头部疼痛区域，气至痛减。

（2）枕大神经痛：重点枕骨下缘约中部，得气感至头部疼痛区域，气至痛减。

（3）颅外血管疼痛：点揉振胸锁乳突肌前缘上端，使得气感至头部疼痛区域，到太阳穴部更佳。不可使用大力，特别是中老年患者特别要注意，当得气感不能至病所时不要急于求成，慢慢点揉寻找得气感。用力过大过猛会产生不良预后，一指禅推拿中的气劲功力是非常重要的。

（4）凡治头痛必用刮法、四指捏弹法。四指捏弹法（图3-34、图3-35）频率稍快，四指腹接触头皮捏弹，一接触即弹开，轻巧而有力，在外看来医者之手似乎有弹性。

（5）治疗结束手法一般为掌揉法，先行头部，再至颈项部。

六、颈肌综合征（6）：交感神经压迫型

颈肌综合征交感神经压迫型临床常被误诊为胃、心、胸之病变，做辅助检查又查不出病变。

现代医学对交感神经压迫产生一系列紊乱的病机认识还不全面，认为是颈椎椎间盘退变和节段性不稳定等因素，对颈椎周围的交感神经末梢造成刺激，产生交感神经功能紊乱。如果椎间盘退变和节段性不稳定等因素是颈部交感神经压迫型的病因病机，椎间盘退变了就不可能新生与再造，节段性不稳定则难以稳定，那么此症是不可逆转的、无法治愈的，因此，这种解释是站不住脚的。

疾病产生的病因病机制论决定了疾病治疗方案与疗效。在一指禅推拿临床上可得到明确的答案。

【病因病机】

交感神经的周围部包括交感干、交感神经节，以及由节发出的分支和交感神经丛等，根据交感神经节所在位置不同，又可分为椎旁节和椎前节。椎旁神经节即交感干神经节，交感干上至颅底，下至尾骨，颈部有 3 ~ 4 个节。交感神经节后纤维有 3 种去向：①发自神经节的节后纤维经灰交通支返回脊神经，随脊神经分布至头颈部、躯干和四肢的血管、汗腺和竖毛交感干肌等。31 对脊神经与交感干之间都有灰交通支联系，脊神经的分支一般都含有交感神经节后纤维。②攀附动脉行走，在动脉外膜形成相应的神经丛，如颈内动脉丛、颈外动脉丛，并随动脉分布到所支配的器官。③由交感神经节直接分布到所支配的脏器。

颈交感干位于颈血管鞘后方，颈椎横突的前方。一般每侧有 3 ~ 4 个交感神经节，多者达 6 个，分别称颈上神经节、颈中神经节、颈下神经节。颈上神经节最大，呈梭形，位于第 1 ~ 3 颈椎横突前方、颈内动脉后方。颈中神经节最小，多者达 3 个，位于第 6 颈椎横突处。颈下神经节位于第 7 颈椎处，在椎动脉的起始部后方，很少，为 2 个，常与第 1 胸神经节合并成颈胸神经节（亦称星状神经节）。

颈部交感干神经节发出的节后神经纤维的分布，可概括如下：①经灰交通支连于 8 对颈神经，并随颈神经分支分布至头颈和上肢的血管、汗腺、竖毛肌等；②分支直接至邻近的动脉，形成颈内动脉丛、颈外动脉丛、锁骨下动脉丛和椎动脉丛等，伴随动脉的分支至头颈部的腺体（泪腺、唾液腺、口腔和鼻腔黏膜内腺体、甲状腺等）、竖毛肌、血管、瞳孔开大肌；③发出的咽支，直接进入咽壁，与迷走神经、舌咽神经的咽支共同组成咽丛；④3 对颈交感神经节分别发出心上神经、心中神经和心下神经，下行进入胸腔，加入心丛。

以上现代医学的交感神经解剖，清晰地告诉我们交感神经在颈部的分布、循行与功能。

这是生理的。当其在颈部的分布、循行部位上产生病理变化时，可造成相应支配功能失调，这就是颈部交感神经压迫型的病因病机。

颈部交感神经节后纤维攀附动脉行走，在动脉外膜形成相应的神经丛，如颈内动脉丛、颈外动脉丛，并随动脉分布到所支配的器官。而颈内动脉丛、颈外动脉丛与颈部肌肉同行，特别是同颈椎两侧的中、深层的头夹肌、颈夹肌、胸锁乳突肌、斜角肌等紧密相关。当这些肌肉束（群）急、慢性劳损时有可能对攀附任一动脉上的交感神经产生刺激，从而产生相应的症状。

临床上患者常有头晕眼花、头皮和肢体麻木、口误增多、视力恶化、健忘等脑缺血和低氧的表现。从临床治疗情况看，通过一指禅推拿调节与恢复颈椎两侧的中、深层的头夹肌、颈夹肌、胸锁乳突肌、斜角肌等的放松功能，获得了满意的临床疗效。这告诉我们肌肉与血管外神经、血管本身功能之间具有相辅相成、对立统一的关系。

交感神经、副交感神经不受人意志支配，故称自主神经。

自主神经管理消化、呼吸、泌尿、生殖各器官的活动，主要支配内脏中的平滑肌，保证机体内外环境的平衡。

自主神经与心理素质（精神因素）和躯体素质（遗传因素）有关。所以在临床治疗时一定要认真仔细问诊。

【临床症状】

临床常见胸闷、背部绷紧、憋气、心慌，多见胃微痛、胃胀满、纳食不香，时伴头痛头晕、失眠、乏力、视物模糊等，甚者易健忘、皮肤发麻、皮肤发痒、痛经等。其临床特点首先是身体没有明显器质性改变。其次，病情加重或反复，常伴随焦虑、紧张、忧郁等情绪变化，一般按冠心病、胃炎等器质性疾病治疗常常无效。

【临床检查】

钱氏臂丛神经牵拉试验阳性。

【治疗】

1. 主要手法与手式

（1）手法：一指禅横推、点法、振法、小鱼际滚法、掌揉法、拨法等。

（2）手式：蓑翁摇橹、托塔举鼎。

2. 操作

患者取坐位。

启示式：医者单手隔推拿布在颈部左右两侧由上抹至肩部，2遍左右。

治疗开始用一指禅横推式由一侧颈项肌肉上端推至肩峰部，再推至前斜角肌、中斜角肌、后斜角肌部，逐步至胸锁乳突肌部，2遍或3遍。再从颈项部过渡到另一侧，如法推治。在推治过程中要询问患者疼痛点或部位的感受。

【治疗关键】

（1）现代医学解剖学告诉我们，交感神经与颈椎两侧的中、深层的头夹肌、颈夹肌、胸锁乳突肌、斜角肌等紧密相关，因此在运用一指禅横推手法时以上肌肉要重点推之。手劲刚柔并济，时间每侧不少于10分钟。

（2）在一指禅横推治疗中患者左右两侧肯定有一侧肌肉较酸痛，紧接着以较酸痛的一侧开始进一步治疗。

（3）胃脘不适兼胸闷多汗：在锁骨上缘寻找一指禅横推的治疗过程中向前胸放射的得气点，一些较敏感的患者会有1个或2个得气点，找到得气点后用拇指前锋部点振数秒，点振后可用蓑翁摇橹手式进行放松。若得气点难以寻找，则以一指禅横推、小鱼际滚法、掌揉法、拨法对胸锁乳突肌、前斜角肌、中斜角肌、后斜角肌进行治疗。点振过程切不可用死力。

（4）头痛头晕，或背胛部紧痛，或伴手臂麻痛者可参照相关章节治疗。

（5）治疗以掌揉法、小鱼际滚法、擦法收之，约5分钟。全部治疗过程 30 ~ 40 分钟。

七、寰枢椎关节紊乱症

寰枢椎关节紊乱症是指寰椎和枢椎构成的关节因外力的作用而发生微小错离，引起功能障碍。多发生于儿童及青壮年。

【解剖与功能】

寰枢椎关节由两种关节构成，一种是寰椎左右侧的下关节面与枢椎上关节面构成的关节；另一种是枢椎齿突与寰椎齿凹构成的关节，属联动关节。寰枢椎关节的稳定，除依赖寰椎横韧带外，还依赖前纵韧带、后纵韧带及其周围的有关肌肉，如斜方肌、胸锁乳突肌等。其功能主要是维持头部的旋转。

【病因病机】

一指禅推拿认为，寰枢椎关节紊乱产生症状实际是结果，其主要病因病机在于当头突然旋转、低头或仰头时使颈项部肌肉、韧带损伤，或长期伏案工作、学习及睡眠体位不正，使有关肌肉牵拉弛缓而使寰枢椎关节失去稳定，导致本病。头部生理活动功能全靠颈项部的肌肉完成。现代人，特别年轻人玩手机、用电脑，颈项部肌肉易疲劳，疲劳到一定程度时就会产生劳损。颈部肌肉劳损是本病发病的基础。

【临床症状】

以头部俯仰和旋转障碍为主，侧视时头与上身同时转动。患者一侧斜方肌与胸锁乳突肌紧张，在寰枢椎关节部位压痛明显，有时疼痛向头部放射，严重者起卧受限。

【鉴别诊断】

治疗前必先检查患者以什么运动方式受限为主。

本病应与落枕鉴别，病因病状大致相同，但落枕的疼痛在颈项部，可牵涉肩与背部。

【治疗】

1. 据穴取点

风池、阿是穴。

2. 以筋取片

头夹肌、颈夹肌、斜方肌、胸锁乳突肌等。

3. 主要手法与手式

（1）手法：一指禅推法、食指指节推法、点法、拨法、揉法、滚法、抖振法等。

（2）手式：托塔举鼎。

4. 常用被动运动治疗手法

转拨法：是治疗颈部疾病常用的被动治疗手法。以治疗左侧为例，医者站之左侧，右手用拇指指腹可拨可揉所需治的左侧颈部左旋受限肌肉或疼痛点（部），左手掌扶持患者右面颊部，并轻轻地小幅度地使患者头部来回左转，视患者疼痛减轻，逐步增大转头角度。嘱患者要放松，随医者右手节律而动。主要功能为缓解一侧肌肉痉挛，恢复转头活动功能。

5. 操作

患者取坐位。

启示式：单横掌从枕骨后沿颈后向下抹至大椎部。

后以一指禅推法和食指指节推法重点推颈两侧疼痛的肌肉，约10分钟，后改揉拨最疼痛部位（痛点），左右旋转受限时则施转拨法，接点风池穴。用抖振法抖振两侧头颈夹肌，由上而下，往返 2 遍或 3 遍后施托塔举鼎手式，以一手拇指顶枕乳突部，向 45° 的方向用力上顶，另一手前臂托起患者下颌部，徐徐上托（图 4-6、图 4-7），可反复 2 次，手式毕后紧接掌揉枕骨下方和抖振两侧颈夹肌。低头受限，可点风池穴，揉拨、抖振头夹肌和颈夹肌，用指节推法推拨项韧带，再用小鱼际滚法。最后以掌揉枕骨下缘结束治疗。

【治疗关键】

（1）治疗前的检查极为重要。运动受限的方式不同，疼痛度不同，受损的肌肉群（束）也不同。

（2）头夹肌和颈夹肌的治疗以颈部上下两头为主，带中部。

（3）托塔举鼎手式拇指顶枕乳突部，向前上 45° 的方向用力上顶。

（4）被动治疗手法转拨法在转动患者头部时必匀速，缓慢转动，逐步增大旋转角度。

八、颞下颌关节痛

颞下颌关节痛（或称颞下颌关节炎、颞下颌关节紊乱）是临床常见病，包括下颌关节疼痛，严重时可牵涉耳部疼痛、头痛、怕噪声和咀嚼时疼痛，而且伴随肌肉的疼痛。张开嘴的程度有限，有时吞咽食物也有困难。

【病因病机】

现代医学认为，颞下颌关节疼痛为下颌关节炎或功能紊乱，其病因为牙齿不正，咬合不好，下颌难以轻松地上下活动，因而造成该病；或因肌肉失衡导致下颌关节疼痛。

传统医学认为此类病证均为风寒或经筋失濡导致关节失养，筋急，产生疼痛。

一指禅推拿认为，颞下颌关节痛（炎、紊乱）包括关节痛和关节周围软组织痛。关节痛可涉及周围肌肉组织功能性变化，下颌关节周围肌肉组织的疼痛也会影响下颌关节。在下颌关节功能活动过程中，下颌关节周围肌肉组织功能正常是起决定性作用的。无论现代医学将下颌关节痛（炎）的类型分为感染性、外伤性、退行性及类风湿性，还是称其颞下颌关节功能紊乱，恢复下颌关节周围肌肉组织的放松功能是关键。例如牙齿不正，在人咀嚼食物即两侧下颌关节肌肉做功时，肌力就失衡，肌肉相互牵制，久则生疾；年轻人喜爱咀嚼硬的食物或零食，久之或咀嚼不慎也会使下颌关节周围肌肉组织劳损，积劳成疾；再如老年人肌肉功能减弱，或下颌关节周围肌肉组织本有劳损，突然张口打哈欠、大笑，或咀嚼较硬食物，可使双侧下颌关节周围肌肉组织用力失衡，从而导致一侧下颌关节周围肌肉挛急，放松功能失调，产生疼痛。

近年来国际上广为接受的、应用的名称为颞下颌关节紊乱病，实质上就是颞下颌关节痛，颞下颌关节紊乱是学名，关节痛是俗称。

这里要强调的是，任何疾病的产生除了外因、不内外因外，内因是非常重要的。内因包括先天因素、遗传因素、生活习惯、饮食习惯、情志、嗜好等。这些因素决定在一定条件下是否发病。

【下颌关节相关肌肉】

下颌关节疼痛或颞下颌关节紊乱主要表现为下颌关节运动功能受限。关节运动功能指关节相关肌肉在神经系统支配下牵动关节产生运动，下颌关节也不例外。肌肉、神经、关节是关节产生运动的三要素。而对下颌关节痛或下颌关节紊乱这一特定病证来说，下颌关节相关肌肉的放松功能是决定要素。关节骨质有所破坏同样会累及其周围肌肉组织，若能调节恢复下颌关节相关肌肉的放松功能，则对关节骨组织也可有间接修复作用，起码不会使骨关节受累而进一步使病情发展。因此了解下颌关节相关肌肉组织对治疗十分重要，见表8-2。

表 8-2 下颌关节相关肌肉

肌肉	起始	抵止	作用
颊肌	下颌支与上、下颌骨	口角，移行于口轮匝肌深层	使唇、颊紧贴牙齿，助咀嚼和吸吮
颏肌	下前牙槽缘	颏部皮肤	上提颏部皮肤，并使上唇前凸
咬肌	颧弓下缘和内面	下颌支外面和咬肌粗隆	上提下颌骨，闭口
颞肌	颞窝和颞筋膜	下颌骨冠突	上提下颌骨，回缩下颌骨
翼外肌	蝶骨大翼和颞下嵴的外侧面	下颌髁突前部和关节盘	双侧收缩下降和前伸下颌骨，单侧收缩拉下颌骨向对侧
翼内肌	翼突窝	下颌支内面翼肌粗隆	双侧收缩上提和前伸下颌骨，单侧收缩拉下颌骨向对侧

【临床症状】

张口下颌关节疼痛或不能张口，咀嚼食物疼痛或受限，严重时可牵涉耳部疼痛、头痛，怕噪声，或伴面部疼痛。

【临床检查】

张口试验：正常人张口一般可放 3 指或 4 指，如张口下颌关节疼痛或低于 3 指为阳性。检查过程中详细询问张口受限的疼（酸）痛部位。

【鉴别诊断】

下颌关节痛只是一个病证，牵涉或直接产生下颌关节痛的疾病还有许多，所以临床须加以鉴别，目的是为了更准确地掌握疼痛机制，在运用一指禅推拿治疗同时可配合其他辅助治疗，使患者早日康复，或达到缓解病痛的目的。

（1）感染性下颌关节炎：局部症状以红、肿、痛及关节运动障碍为主。亦可有全身症状，特别是血源性感染发生的败血症。

（2）外伤性关节炎：有外伤史如挫伤、咬硬物等。关节区有剧痛，下颌区运动障碍，有压痛、咀嚼痛。

（3）退行性关节炎：下颌运动时关节区疼痛，开口受限，多发生于40～50岁的女性。X线片可见髁状突关节面有侵蚀，骨质破坏。

（4）类风湿性关节炎：临床表现为早起时关节活动度减低、僵硬，关节区有压痛，一侧或双侧关节软组织肿胀，病程较长，有时症状可缓解。X线片可见关节附近的骨质密度减低，软骨盘边缘有侵蚀；类风湿因子试验呈阳性。

【治疗】

1. 治则

以局部治疗为主，以松治痛。

2. 以筋取片

手三阳经筋。

3. 主要手法与手式

（1）手法：一指禅横推法、缠法、食指指节推法、小鱼际滚法、扇形掌揉法、揉拨法等。

（2）手式：蝴蝶纷飞。

4. 操作

患者取侧卧位。

启示式：医者站立于侧卧患者背后，单手用食指、中指、无名指指腹轻轻地从患者耳前向下抹，2遍或3遍。

取一指禅横推式与食指指节推法从颞部始逐步下移直至下颌骨，再由下而上逐步上移达颞部，往返推2遍或3遍。在一指禅横推过程中要询问患者疼（酸）痛点和疼（酸）痛肌肉部位，以便用蝴蝶纷飞手式和缠法对其重点施法。

【治疗关键】

（1）在临床试验中张口受限的疼（酸）痛部位及在一指禅横推与食指指节推法过程中患者的疼（酸）痛点和疼（酸）痛肌肉部位，用蝴蝶纷飞手式和缠法对其重点施法。

在治疗过程中可请患者张口，说清张口时障碍的部位，并请其配合治疗。也可以请患者用自己的三指慢慢从指尖部伸入口中，说清张口时障碍的部位，并请其配合治疗。

（2）在用拨法治疗时，必用拇指指腹先揉后拨，沿肌肉束拨后必揉之，不可用死力。

（3）治疗时间 15 ~ 20 分钟，病情严重者可稍延长治疗时间。

（4）最后用小鱼际滚法、扇形掌揉法放松透热，同时医者转到患者前面，另一手用一指禅推法从三角肌前缘始沿手阳明经筋向下推之，过曲池部循手三里达腕关节止，反复 2 次或 3 次，曲池穴、手三里可点揉，若遇痛点亦点揉之。

（5）手三阳经筋循面颊，在所经过的病症处可出现拘紧和疼痛。

【注意事项】

治疗完毕，可艾灸之，辅佐治疗。

九、三叉神经痛

三叉神经痛是指三叉神经分布区内反复发作的阵发性剧痛，又称痛性抽搐。本病多发于成年人和老人，男性略少于女性，多为单侧。

【解剖与功能】

三叉神经是混合性神经，含有躯体传入和躯体传出两种纤维，躯体感觉纤维来自三叉神经节的假单极神经元的突起，其中枢突进入脑桥止于三叉神经脑桥核和三叉神经脊束核，周围突离开三叉神经节形成三大支。第一支为眼神经，为感觉神经，出颅后入眶，分布于泪腺、眼球、结膜、部分鼻腔黏膜，以及上眼睑、鼻背和额顶部皮肤。第二支称上颌神经，也是感觉神经，出颅穿眶下孔至面部。沿途分支至上颌窦和鼻腔的黏膜、上颌牙齿、牙龈等处。在面侧分布于口裂和眼裂之间的皮肤。第三支为下颌神经，为混合神经，出颅后有许多分支，躯体感觉纤维主要分布于下颌牙齿、牙龈、颊、舌前 2/3 的黏膜，以及颞部和口裂下的面部皮肤，运动纤维支配咀嚼肌的运动。

【病因病机】

现代医学认为，三叉神经痛分为原发性和继发性。原发性一般与受寒、病毒、细菌性牙齿感染以及某些传染病有关，但至今尚无统一认识；继发性常与眼、鼻、牙齿、血管畸形、动脉瘤、蛛网膜炎等疾病及肿瘤压迫有关。

祖国医学认为，风寒之邪袭于阳明筋脉，寒则收引，血气痹阻，遂至所阻部挛痛。三叉神经痛属祖国医学面痛病证范畴。《张氏医通》说："面痛……不能开口言语，手触之即痛，此是阳明经络受风毒，传入经络，血凝滞而不行。"

一指禅推拿认为，足阳明经筋"上腹而布，至缺盆而结，上颈，上挟口，合于顺，下结于鼻，上合于太阳。太阳为目上纲，阳明为目下纲。其支者，从颊结于耳前。"（《灵枢·经筋》）三叉神经疼痛分布和足阳明经筋在面部的分布大体相同，又其病证"颊筋有寒则急"，所以三叉神经痛以足阳明经筋病为主，经筋受寒，血滞不行，而致经筋收引，挛急而痛。

【临床症状】

三叉神经分为眼支、上颌支和下颌支，临床上眼支疼痛较少。

原发性疼痛：疼痛呈阵发性烧灼痛或刺痛。每次发作数秒至数分钟，一天可发作数次，有的可延长至数月，疼痛时不能开口言语，咀嚼食物受限，痛甚流泪、流涎，欲撞击方能减轻，或痛不欲生。在眶上孔、眶下孔、颏孔、鼻翼旁、口角、鼻唇沟部有压痛点，耳角上部颞骨有压痛点，触诊时可诱发疼痛发作，或引起局部抽搐。

继发性疼痛：呈持续性，面部皮肤感觉障碍及角膜、下颌反射消失。

【治疗】

1. 治则

用一指禅推拿作为治疗三叉神经痛的主要手段，必须在"散"字上下功夫。散，需先松后散，松散；散，必从中心向外扩散；散，则气血行，气血行则得濡养，而煦热，热则松。

2. 循经取线

足阳明胃经、足少阳胆经等。

3. 据穴取点

角孙、率谷、攒竹、头维、太阳、颧髎、上关、下关、颊车、风池等，辨证取穴。

4. 以筋取片

足阳明经筋。

5. 主要手法与手式

（1）手法：揉拨法、刮法、抹法、鱼际滚法、点法、振法、掌揉法等。

（2）手式：蝴蝶纷飞。

6. 操作

患者取健侧卧位。医者可站立于患者身后。

启示式：医者用右手食指、中指、无名指指腹在耳前向下抹，拇指亦可同时在耳后下抹，2遍或3遍。

用蝴蝶纷飞手式自颞部始推至下颌部，要领为沿患者疼痛部位推之、沿三叉神经线推之、顺足阳明经筋面部肌筋推之。同时要摸清患者面部疼痛点和疼痛部位（疼痛面），并对上述点与面重点推之。同时注重循经所取的穴位，由徐至疾，手劲由轻加深，亦可用振法，犹如蝴蝶采蜜，只见双翅振动。行法 5 ~ 10 分钟后改拇指指腹揉拨法，循蝴蝶纷飞手式要领而施。施 2 遍后，改掌揉患者颞部，徐疾变换，透热为主，达 3 分钟后，当患者感觉颞部发热，下行至面部耳前，可转鱼际滚或仍用掌揉或两法交替使用，以便于面部治疗施法为度、以面部发热为度、以减轻疼痛为度。一般需 10 分钟左右。再施刮法，用食指桡侧面从率谷穴部始刮至耳前，速度要慢，遇结节或痛甚部位多刮数下，3 ~ 5 遍即可。自然过渡颌下部，拇指指腹揉拨胸锁乳突肌及点揉风池、翳风等穴，以鱼际滚法收之。

再令患者取仰卧位。推患侧下肢足阳明胃经，重点内庭与解溪二穴，后以抹法结束全部治疗。整个治疗过程不能少于 30 分钟。

【治疗关键】

（1）三叉神经节在颞部，以颞部为治疗重点。

（2）面部治疗以透热为度，适当使用强刺激手法。

（3）如患者咀嚼疼痛甚，治疗重点放在下颌关节、面部足阳明经筋，边治疗边令患者叩齿，找出疼痛部位对症治之。

（4）如有枕大神经、枕小神经痛或颅外血管性疼痛史，在治疗过程中一定要兼治之，以胸锁乳突肌、枕骨后缘酸痛点为主，达到事半功倍的效果。

十、肩关节周围炎

肩关节周围炎是大概念。所谓炎是无菌性炎症，肌肉、韧带、神经功能减弱或病理改变，实质就是肩关节运动障碍。肩关节运动障碍包括颈部病因、单纯性胸部病因、单纯性背胛部病因、肱二头肌病因、肱三头肌病因、肩关节周围肌腱病因、肩关节本身关节病变，以及 2 个以上综合性病因所造成的肩关节运动功能障碍。临床上部分肩痛者被诊断为"肩关节周围炎"，上了点岁数的为"五十肩""漏肩风"，这是非常粗糙的诊断，致使治疗无的放矢，贻误最佳治疗时间。如果用对肩关节肌肉、韧带进行破坏的切割等治疗，似乎开始有些效果，但会形成瘢痕组织，增加肩部肌肉粘连的概率，同时也会造成肩部肌肉功能减退，是不可取的。

【肩关节解剖】

肩关节是由肩胛骨的关节盂和肱骨头构成的球窝关节，两骨之间借助于关节囊相连接。与肩关节运动有关的还有肩锁关节、胸锁关节、肩峰肱骨关节及肩胛胸壁关节。肩关节还依靠肱韧带、肩锁韧带、喙锁韧带、盂肱韧带及胸锁韧带等保持关节联结稳定，同时还依赖四周的冈上肌、小圆肌、肩胛下肌、三角肌、肱二头肌、肱三头肌等组织的保护和加强，使上臂灵活地前屈、后伸、内收、外展、内旋、外旋、上举及环转等，而且有许多滑囊对肌肉、韧带、肌腱、骨骼之间产生润滑与分隔，减少摩擦和压迫，如三角肌下滑囊及肩胛下滑囊等。

在此，骨骼肌在神经系统支配下牵动关节产生运动。肩关节的一切运动除与关节、肌肉、韧带等有密切相关外，支配肌肉的神经也是不可忽视的重要因素。

从表8-3中我们就可以认识到肩关节的运动是复杂而有秩序、有精确分工的。

表8-3　肩关节运动与肌肉、神经节段

肩关节运动	肌肉、神经节段
肩上举和臂外展	三角肌（颈5、6），冈上肌（颈5），斜方肌上、下部（副神经及颈3、4），前锯肌下部（颈5～7） 臂外展主要由三角肌、冈上肌参与
肩和臂下降（如用臂支撑身体）	胸大肌（颈5～胸1），胸小肌（颈6～胸1），斜方肌下部、前锯肌（颈5～7），背阔肌（颈6～8）
臂内收和肩内旋	胸大肌（颈5～胸1），背阔肌（颈6～8），冈下肌（颈5、6），小圆肌（颈5、6），肩胛提肌（颈4、5），菱形肌（颈4、5）臂内收主要由胸大肌、背阔肌、小圆肌参与

续表

肩关节运动	肌肉、神经节段
肩带内收（如扩胸）	斜方肌（副神经及颈3、4），背阔肌（颈6～8），菱形肌（颈4、5）
肩上升（如耸肩）	斜方肌（副神经及颈3、4），肩胛提肌（颈4、5），菱形肌（颈4、5）
臂后伸	三角肌后部（颈5、6），大圆肌（颈5、6），背阔肌（颈6～8）
臂前屈	三角肌前部（颈5、6），喙肱肌（颈5、6），肱二头肌（颈5、6），胸大肌（颈5～胸1）
臂内旋	肩胛提肌（颈5、6），大圆肌（颈5、6），背阔肌（颈6～8）
臂外旋	冈下肌（颈5、6），小圆肌（颈5、6）

【病因病机】

肩关节运动障碍不管现代医学取什么病名，其病因病机都有外因与内因。

外因：肩部感受风寒或湿邪侵袭造成气血凝滞，脉络拘急而疼；或因摩擦挤压，慢性劳损，筋脉受阻失濡，脉络不通，不通则痛；或肩部活动过度，筋脉转筋，即痛，筋急、筋粘连则痛甚，运动极度受限。

内因：随着年龄的增长，逐步出现肩关节周围组织退行性变，局部代谢障碍，筋失所养，肌肉痉挛或无力，气血不畅，进而影响关节内部，关节运动障碍加重。

肩关节运动时，每一动作牵涉许多肌肉群（束）。比如肩上举就牵涉4块肌肉，但我们不能只看这4块肌肉，这只是主动肌。肩上举运动还牵涉许多协同肌，只要有一个协同肌束不协同，肩关节也不能上举，这是从肌肉角度来看的。另外，从表8-3中我们可看出，还需从神经支配角度来看肩关节运动受限，因为一切肌肉运动都是受神经支配的。

一指禅推拿认为，关节本身病变大多是由关节周围软组织的病变或劳损、损伤演变而成的。关节某个功能因疼痛或不能支配而逐步不能运动，长期不动则累及关节本身，形成退行性变。

【临床表现】

肩关节运动障碍根据临床症状分为痛证型和无痛型两大类型。

痛证型：以肌肉、肌腱、关节疼痛为主，产生运动障碍。

无痛型：以神经麻痹为主，所支配的肌肉功能丧失，产生运动障碍。

1. 痛证型

多为进行性加重，病程可拖延数周或数月，有的时好时坏，迁延数年之久。初期肩部酸痛，沉重易累，有时会向前臂串痛、放射痛。一般昼轻夜重，不敢卧于患侧，甚在睡眠中痛醒而夜不能寐。关节活动障碍，患肢上举、外展、内旋、伸臂及前叉肘时，疼痛加剧，运动受限，尤其外展时可出现"扛肩"现象。梳头、穿衣、提裤、手插进裤子口袋、洗脸、伸臂夹菜等动作受限，或手臂突然做某一动作在某一角度时，疼痛剧烈。后期粘连严重时肩部可呈"冻结"状态。病久，肩部肌肉常出现失用性萎缩。

急性多为运动损伤，或劳动损伤，或慢性劳损急性发作。

2. 无痛型

无痛型肩关节运动障碍一般由相应的神经麻痹或损伤导致肩部运动肌肉丧失运动功能所致。只要肩部运动肌肉群（束）其中之一丧失运动功能就可出现肩部运动障碍。由于丧失运动功能的肌肉群（束）不同，因此肩部运动障碍症状也就不同。

无痛型肩关节运动障碍共同特点是：肌无力，肌萎缩。

【鉴别诊断】

特殊的、典型的肩关节运动障碍鉴别诊断。

1. 颈肌综合征臂丛神经锁骨上神经压迫型

肩关节疼痛，钱氏臂丛神经牵拉试验阳性，即可确诊。

2.肩关节结核

疼痛较剧烈，弥漫性肿胀，可有脓肿形成，伴有盗汗、低热、午后潮红。血沉加快，X线检查可见骨性破坏。患者往往有结核史或结核病接触史。此症只做辅助治疗，减轻疼痛或运动受限。

3.冈上肌腱炎

肩外侧痛，在肱骨头大结节处压痛明显，肩关节外展 60° ～ 120° 范围内最痛，减小或增大其活动范围，则疼痛减轻或消失。

4.肱二头肌长头肌腱炎

肩前痛，在肱骨结节间沟处压痛明显，屈肘疼痛加剧，肩关节屈伸明显受限。

5.肩峰下滑囊炎

肩峰下疼痛，肩关节外展同时做外旋（如梳头动作）时疼痛加剧。

6.风湿性肩关节炎

疼痛多呈游走性，痛无定处，可对称发作，或多关节性发作，阴天下雨、气候变化时明显或加重。急性活动期可见抗"O"增高，血沉加快。

7.胸大肌、胸小肌损伤

以肩关节外展、内收和上举运动受限为主，疼痛部位大多明确在胸部或其肌腱部。

【治疗】

1.治则

对于肩关节运动受限，以肩关节运动受限方式、疼痛部位的肌肉组织功能病变为主进行治疗。受损的肌肉收缩、放松、延展功能恢复了，运动就正常了。

治疗肩关节运动障碍性疾患，关键在于运用一指禅推拿特殊治疗功效，通过手法、手式与被动治疗，调节、恢复肩关节肌肉群（束）的运动功能，解除肩关节运功障碍。

在治疗前必须对患者肩部进行被动检查，从而知道是哪些肌肉群（束）功能失调。

2. 治疗体位

以坐位治疗为主。

3. 主要手法与手式

（1）手法：一指禅横推式、食指指节推法、缠法、拨法、掌揉法、小鱼际滚法、抖法等。

（2）手式：双狮盘球、蓑翁摇橹。

4. 常用被动运动治疗手法

双手抱压双臂法（图8-2、图8-3）、外展推拨法、后背推拨法（图8-4、图8-5）等。

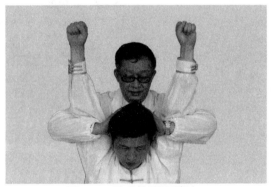

图8-2　双手抱压双臂法1

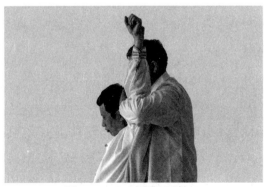

图8-3　双手抱压双臂法2

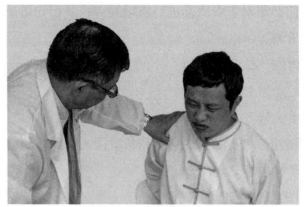

图 8-4　后背推拨法 1

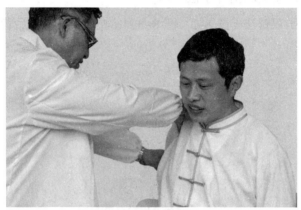

图 8-5　后背推拨法 2

5. 操作

患者取坐位。

启示式：医者单手隔推拿布施抹法，由肩部抹至肘关节部，2 遍左右。

1）痛证型治疗

从颈部上端开始用一指禅横推和食指指节推法向下推背胛部，再由下而上推颈肩、缺盆部达肩关节，行肱二头肌长头、肱二头肌短头、胸大肌、胸大肌肌腱、胸小肌肌腱，再推三角肌，后达肱三头肌肌腱，从上往下推至肘关节与前臂的伸肌群，再上至肱二头肌，从肱二头肌走颈肩部至颈部上端止，为 1 次。一般要推 2 次或 3 次。行手三阳三阴之经络、经筋之气，气行则血行，气畅筋则松，松则痛减。

2）无痛型治疗

肩关节运动障碍无痛型主要是产生肩关节运动的主动肌与协同肌不受神经支配，肩关节丧失或不完全丧失活动功能，例如中风偏瘫、三角肌麻痹等。

无痛型与颈肌综合征臂丛神经锁骨上分支压迫型治疗方法基本相同，目的却不同。肩关节运动障碍无痛型治疗目的是通过一指禅推拿对肌肉、神经的刺激，反射弧的作用激活神经，促使经络、经筋气血通畅，得以濡养，则可渐愈。

治疗以抖肩关节、双狮盘球、掌揉法放松，最后以抹法结束治疗。

双狮盘球手式：医者面对患者肩关节侧面，做马步下蹲。双手掌分别在肩关节前后两侧做掌揉法，以肩关节前后部、三角肌部疾徐掌揉透热，增加局部血液循环。肩部视若绣球，双手如狮之足盘在圆球状的肩上，故起名"双狮盘球"（图8-6）。

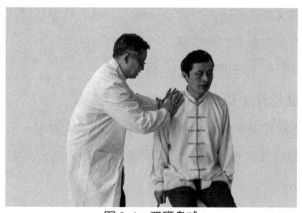

图8-6 双狮盘球

【治疗关键】

一般后背及后背反掌的治疗难度较上举的治疗难度大得多，特别是后背反掌和肩关节肌肉粘连的病证治疗难度更大。道理很简单，牵涉的主动肌与协同肌肌肉群（束）多，肌肉的放松与延展的功能恢复要求较高。

后背受限：主要以肱二头肌及长短头肌腱、胸大肌、胸小肌及其肌腱的恢复放松功能治疗为主。可用拇指指腹顺其肌肉与肌腱走向做横向揉拨，同时可取缠法。治疗过程中可采取被动治疗，可取蓑翁摇橹手式、后背推拨法。手劲刚中带柔。

上举受限：先以三角肌、肩胛提肌、斜方肌的恢复放松功能治疗为主。后以背胛部冈上肌、冈下肌与前锯肌的治疗为主。

外展受限：以胸大肌、胸小肌及其肌腱、三角肌前缘的恢复放松功能治疗为主，可取外展推拨法。

治疗过程对患者来说是十分痛苦的，对手劲的运用要因人因病而宜，忌急于求成，功到自然成。

颈肌综合征臂丛神经锁骨上分支压迫致肩关节运动受限者，按颈肌综合征臂丛神经锁骨上分支压迫型治疗。

一般来讲，凡肩痛而产生运动受限者，颈肌综合征臂丛神经锁骨上分支压迫是大多数患者初始症状。

风湿性肩关节炎的治疗同时可用。

十一、肱骨外上髁炎、肱骨内上髁炎

网球肘症现代医学称为肱骨外上髁炎，高尔夫肘现代医学称为肱骨内上髁炎，都是无菌的。所谓无菌则指损伤、劳损、血瘀、渗出性非细菌感染性水肿等。

【病因病机】

一指禅推拿认为，"肱骨外上髁炎""肱骨内上髁炎"作为病名是不合适的。该病痛点在肱骨外上髁上，实际病因在指伸肌与指屈肌上。一指禅推拿称"肱骨内上髁炎"为"反网球肘症"。

网球肘症和高尔夫肘症的名称并不代表它们是打网球、打高尔夫球的职业病。它可以是打铁肘、写字肘、厨师肘、提物或搬物肘、乒乓球肘，甚至现代出现的键盘手、鼠标手，等等。凡以手指做长期工作或用腕力、前臂力工作与活动的人都有可能患痛点在肱骨外上髁的网球肘症、痛点在肱骨内上髁的高尔夫肘症。

网球肘症和高尔夫肘症在中医中称为"筋急"或者"转筋"。这就非常好理解为什么会产生病证，是肌肉急，急者紧也，收缩太过也；是转筋，转则不顺，不顺就会产生酸、痛或肿胀。

四肢骨骼肌起抵部位都附着于关节，而附着在骨的部分是肌肉束延伸部分的非常坚韧的结缔组织——肌腱。在肱骨外上髁上附着的肌肉束有：肱桡肌，其主要作用是屈前臂并稍旋前；指伸肌、桡侧腕长伸肌、桡侧腕短伸肌、尺侧腕伸肌、小指固有伸肌，其共同的功能就是伸腕。实际运动中屈腕动作也离不开以上伸肌的参与协调。

当握拳、拿物，或做手指运动（动作）时，我们的手肘臂上的伸肌群和屈肌群均要做功，要收缩就会牵动肱骨外上髁，这些伸肌是附着在肱骨外上髁上的。当我们做屈腕和伸腕运动，特别是带有腕内、外旋时，那就更会影响到肱骨外上髁了，用力越猛影响越大。屈腕时，伸肌群要延展，直接牵拉到肱骨外上髁；伸腕时，伸肌群要收缩，同样会牵拉到肱骨外上髁。从力学角度讲，手指、手腕运动是用力点，作为产生力作用的伸肌群附着点远端受力最大。骨骼肌产生动力最强大部分是肌腹。

以伸肌为例，当做屈腕与伸腕连续运动或做功时，屈腕用力太过，伸肌延展力增大，猛然伸腕，这时候的伸肌要在瞬间增加肌收缩力，如果用力不当，或超出本身肌肉功能，或某一个或两个伸肌束以前就有劳损，这时就很有可能产生伸肌的损伤，牵动肱骨外上髁。屈肌的损伤也是如此。肌肉在运动中的收缩力是非常大的，可能使附着在肱骨外上髁的肌腱在肱骨外上髁产生撕裂。当产生撕裂时就会出血，有肿胀出现。这是肱骨外上髁炎、肱骨内上髁炎急性发作的病机。

人们手指或手腕做反复运动时，支配手指运动的伸肌或屈肌就会积劳成损，损不恢复，久则成病痛。这也是肱骨外上髁炎、肱骨内上髁炎急性发作的病机。

拇指、食指、中指这三指，或其中任一指的伸肌产生"筋急"或"转筋"，就会产生网球肘症的一些临床症状。这些伸肌附着在肱骨外上髁，当人们运动与工作用力时，从力学角度讲肱骨外上髁处受力最大。从因果关系来说，病之因在伸肌，而肱骨外上髁处压痛只是果，是牵涉之痛，如骨膜撕裂，则是更坏的结果。

认识了网球肘症的病因病机就知高尔夫肘症的病因病机，在握拳或手持物体用力时，屈肌与伸肌用力不平衡，屈肌就会拉伤或挛急，可能将附着在肱骨内上髁的骨膜撕裂而产生肿胀。高尔夫肘症以尺侧腕屈肌、指浅屈肌、掌长肌、旋前圆肌的劳损为主。高尔夫肘症主要是在小指、无名指和中指。

肱骨内上髁炎和肱骨外上髁炎，虽有个"炎"字，但不能视之为炎症，只能当作一个名称而已，更不能用消炎药物去消炎。

传统医学认为这类疾病都为经脉受阻，长期失濡，经筋失养，或受外伤、受寒而致。在针灸治疗上，古代针法中有"五刺""九刺""十二刺"等刺法治疗筋急、转筋之疾。

【临床症状】

肘臂部酸、胀、痛，屈伸肘关节时疼痛，肱骨外上髁处有压痛。严重时晚上睡觉弯曲肘部伸直痛，伸直肘部弯曲痛，影响睡眠。严重时肘部会有微微肿胀。臂肘伸直拎重物时不痛，而要用腕力拿稍重的物体时就会产生疼痛，甚则运动中止受限。比如用手拿锅盖、用手拿茶瓶倒茶日常生活中的一些小动作就无法完成。

【临床检查】

肱骨外上髁压痛。钱氏指背伸试验（见本书第五章）阳性。

肱骨内上髁压痛。钱氏指背屈试验（见本书第五章）阳性。

【治疗】

一指禅推拿治疗本症，医者首先做试验检查时看清在背伸或背屈时的肌肉束，而且问明在做背伸或背屈试验时何指致肱骨外（内）上髁或肌肉束最为酸胀痛，然后再着手治疗。

1. 体位

患者取坐位或仰卧位，建议仰卧位。

2. 以筋取片

伸肌群（束）或屈肌群（束）。

3. 主要手法

一指禅推法、小鱼际滚法、一指指腹揉拨法、（扇形）掌揉法、抹法、抖法。

4. 操作

医者隔推拿布单手指腹从上臂部由上而下抹至手腕止，3次或4次。

【治疗关键】

（1）在做钱氏指背伸试验或钱氏指背屈试验时明确在指背伸或指背屈时哪个手指致肱骨外（内）上髁或肌肉束最为酸胀痛，然后针对性地施行上述各手法放松之，这是治愈网球肘、反网球肘的根本。

（2）以上所取手法在治疗过程中讲究手法之间的连贯性。

（3）不可在肱骨外（内）上髁部点按。

（4）整个治疗手劲柔、柔中带刚。

十二、腱鞘炎

手指劳损导致指部腱鞘出现一系列症状的一种疾病，是一种常见的腱鞘疾病。其中屈指肌腱腱鞘炎多发生于拇指、食指。狭窄性腱鞘炎因反复摩擦致使鞘管肥厚狭窄而致病。发生于指屈肌腱鞘者又名扳机指，掌指关节掌侧压痛，屈伸指时引起弹响。发生于桡骨茎突者又称凯尔万氏病，为拇短伸肌腱腱鞘炎及拇长展肌腱腱鞘炎。局部压痛，患者四指握住拇指并尺偏腕时引起疼痛。结缔组织病也伴此症。

【病因病机】

现代医学认为，此病是腱鞘炎症所致，腱鞘肥厚及纤维化形成环状狭窄，狭窄处肌腱受挤压变细，未受挤压的两端变粗，逐渐形成类似葫芦状，这类变化多发生在指掌关节处。

祖国医学认为，本病属中医学的筋痹范围。多因劳损、损伤经筋，或寒湿侵及脉络，经脉受阻，气血运行不畅，气滞血瘀所致。

一指禅推拿认为，狭窄性腱鞘炎是无菌性、劳损性的疾病。其劳损是由所处的位置决定的，与用手工作的习惯、时间、姿势（包括用力的角度等）有关，另外撞击、摩擦损伤也是发病的因素之一。除此之外，也与伸肌或屈肌功能性减退有关。手腕、指部肌腱是由所属手屈伸肌支配的，牵动关节而产生手腕、指的运动。当某一手的屈肌、伸肌功能减退或劳损时，就会牵涉所支配的肌腱气血运行不畅，腱鞘里滑液相对减少，易产生病变而成为狭窄性腱鞘炎。临床上中年以上女性发病率较高。

【解剖及功能】

腱鞘有内外两层，与肌腱紧密相贴。两端内外层相互移行，构成封闭的腔隙，内外层之间有滑液可减少肌腱滑动时的摩擦，同时使手指、手腕的活动灵活，保护肌腱。

【临床症状】

局部疼痛，患指屈伸受限。伸直手指时，患指可突然停留在半屈曲的位置而不能伸直，若再用力伸直，可能出现扳枪机样感觉和弹响。当指弯曲时也可能发生弹响后才能弯曲。这是患指的肌腱肿胀变粗部分通过增厚的腱鞘产生强烈的摩擦所致。严重者会出现闭锁现象，即患指静止在曲位位置，此时用健侧手帮助可使患指完成屈伸动作。腕桡侧狭窄性腱鞘炎时拇指用力受限，外展、拧毛巾等动作痛而受限，握拳屈腕试验阳性。

【治疗】

1. 治则

在治疗上必须以整体观念和一指禅推拿运动生物力学为指导。腕桡侧狭窄性腱鞘炎就必须注重对拇短伸肌的治疗，腕桡侧狭窄性腱鞘炎以拇短伸肌肌腱劳损为根，主症在拇短伸肌。拇指屈指指掌关节尺侧狭窄性腱鞘炎就必须注重对拇长屈肌的治疗，拇长屈肌腱腱鞘炎以拇长屈肌肌腱劳损为根，主症在拇长屈肌。其他食指、中指、无名指屈肌腱腱鞘炎好发部位大体在指浅屈肌肌腱部，即指掌关节部至第二指关节，治疗时应兼治所对应的屈肌，增加气血通畅。

2. 以筋取片

腕桡侧狭窄性腱鞘炎取手太阴经筋与拇短伸肌。拇指屈指指掌关节尺侧狭窄性腱鞘炎取拇长屈肌、鱼际。食指、中指、无名指屈肌腱腱鞘炎取手厥阴心包经筋、指屈肌。

3. 主要手法与手式

（1）手法：一指禅推法、食指指节推法、小鱼际滚法、摇法、拨法、搓法等。

（2）手式：仙鹤点头。

4. 操作

患者取坐位。

启示式：指腹从肘关节始抹至腕关节。

根据各腱鞘炎所处部位先以筋取片，用一指禅推法由上至下推 2 遍或 3 遍。转小鱼际滚法：腕桡侧狭窄性腱鞘炎要屈拇指关节，呈握拳试验样；拇指屈指指掌关节尺侧狭窄性腱鞘炎要将拇指背伸；食指、中指、无名指屈肌腱腱鞘炎将其三指进行被动背伸。滚法要有徐疾，并可滚中带抹，增加舒筋活血之功。接着局部治疗，取食指指节推法，推中遇疼痛剧烈处或感肌腱稍硬发挺处可用拨法，由轻至重，以患者能承受为度，同时可边推边做摇法，活络指关节，约 15 分钟。食指、中指、无名指屈肌腱腱鞘炎可用搓法、抖法进行治疗。法后行仙鹤点头手式，再做前臂小鱼际滚法结束治疗。

【治疗关键】

（1）在患者前臂施滚法时，一定要同时做指的背屈或背伸。

（2）行食指指节推法，推时遇疼痛剧烈处或感肌腱稍硬发挺处可用拨法，由轻至重，以患者能承受为度，同时可边推边做摇法。

（3）连续治疗 2 天可休息 1 天，同时嘱咐浸泡热水进行热敷。

【注意事项】

狭窄性腱鞘炎无论是在手指还是腕关节部，其部位面积小而狭窄，所以在治疗时要注意手法与手劲的使用，避免推损患者皮肤。

【按语】

食指指节推法：将食指近节指间关节自然弯曲，拇指可屈曲在内，也可放在外，分别与中指、无名指作轨道以利于在狭小部位治疗，以关节的尺侧突起做一指禅推、点、拨的手法。多用在面积狭小、肌肉不太丰满的部位，如头部。

特点：不会损伤皮肤，在狭小面积部治疗灵活性强，力点的运用比用指准确，掌控气劲功力收放自如。参见图 3-10。

十三、肋间痛

一指禅推拿治疗的肋间痛包括现代医学的肋间神经痛、肋间肌痛、肋软骨炎等。虽然现代医学对其病因病机的认识各有不同，但均表现为肋间痛。

【病因病机】

一指禅推拿认为，肋间神经痛在肋间，最终表现形式必使肋间肌挛急。肋间肌痛大多因撞击而使肋间肌挛急。肋软骨炎虽疼痛表现较前复杂些，但最终仍表现为胸部肋间肌、胸肌、背部肌肉的疼痛。

神经痛，除神经放射痛，必导致其经过的肌肉挛急痛。

现代医学中的"炎"症，凡属无菌性的疼痛，大多为肌肉、韧带、肌腱的疼痛。肋软骨炎是发生在肋骨的慢性非特异性炎症，是非化脓性炎症，即无菌性的。现代医学也不知其因，一般认为与劳损、外伤有关。既是劳损与外伤，就与肋间肌、胸大肌、胸小肌、背部肌肉相关。

由于临床少见肋软骨炎，因此简单介绍此病。

肋软骨炎好发于 20 ~ 30 岁女性，男女比例为 1 ∶ 9。病变部位多在胸前第 2 ~ 5 肋软骨处，以第 2、第 3 肋软骨最常见，也可侵犯胸骨柄、锁骨内侧和前下诸肋软骨。受累肋软骨处感胸部钝痛或锐痛，有压痛和肿大隆起，深吸气、咳嗽或活动患侧上肢时疼痛加剧，有时向肩部或背部放射，甚至不能举臂，但局部皮肤无改变。疼痛轻重程度不等，往往迁延不愈，影响患者的工作和学习。疼痛消失后，肿大的肋软骨甚至可持续数月或数年之久。有时劳累后，疼痛还会发作。发病有急有缓，急性者可骤然发病，感胸部刺痛、跳痛或酸痛；隐袭者则发病缓慢，在不知不觉中肋骨与肋软骨交界处呈弓状、肿胀、钝痛，有时放射至肩背部、腋部、颈胸部，有时胸闷憋气，休息或侧卧时疼痛缓解，深呼吸、咳嗽、平卧、挺胸或疲劳后疼痛加重。

【临床症状】

轻者呼吸气尚可，大声咳嗽与深呼吸疼痛，严重者呼吸气疼痛，翻身起卧受限，上下楼梯均肋间痛，也会因肋间痛而臂膀活动受限。肋间痛临床多见一侧，偶有双侧。

肋软骨炎以胸骨旁肋软骨非化脓性肿胀疼痛为主要表现，有压痛，局部肿大隆起但肤色正常，咳嗽、深呼吸及病侧上肢活动时疼痛加剧，有时甚至不能举臂，该病病程长短不一，可持续数月或数年之久。

【治疗】

一指禅推拿治疗肋间痛可作为主要治疗手段。

1. 治疗体位

俯卧位与侧卧位。

2. 循经取线

足太阳膀胱经、足少阳胆经等。

3. 据穴取点

期门、章门、胆俞、肝俞、丘墟、照海、太冲等。

4. 以筋取片

足少阳经筋。

5. 主要手法与手式

（1）手法：一指禅推法、食指指节推法、缠法、拨法、滚法、扇形掌揉法、点法、抹法等。

（2）手式：水银泻地、狮滚绣球等。

6. 常用被动运动治疗手法

侧身拉伸法：患者健侧卧位（疼痛一侧向上），肩臂上举至极限，拉开肋间肌，医者在此体位实施各手法治疗。

作用：被动拉伸肋间肌，再通过医者手法作用，使肋间肌进一步放松。

7. 操作

患者取俯卧位。

启示式：医者右手单指指腹从胸上部沿督脉及膀胱经下抹至腰，2遍左右。

用一指禅推法先走膀胱经胸段部，后用水银泻地手式行3遍左右。在胸7～12华佗夹脊部改一指禅横推式2遍左右，肋软骨炎则必从第1胸椎部开始。同时在重点穴位与痛点多停留，并可用缠法或点法。在此基础上可分各病种展开对症治疗。

肋间神经痛，患者体位改侧卧位。循神经痛的放射区域运用一指禅推法由后向前来回3遍，另一手可点揉章门、期门二穴，同时令患者患侧臂膀上举被动牵拉肋间肌。在推治过程中需患者做深呼吸进行配合治疗，一是发现疼痛部位是否有不同，二是检查疼痛是否减轻。改左手掌揉擦法，右手沿下肢足少阳经（筋）行一指禅推法，加食指指节推法，重点穴位与痛点停留时间稍长点，3遍左右。当最后1遍达丘墟穴时，医者左手停止治疗，右手拇指点在丘墟穴上，食指或中指点在照海穴上，用气劲功力点之，同时令患者做深呼吸和翻身动作，若运动受限减弱、疼痛减轻，则点法由重慢减至零。式毕，即左手在下肢足少阳经筋部用扇形掌揉擦法，由徐至疾，由疾至徐而收。医者双手手掌覆在患者胸部，一手按在背部肋间神经相应部位，另一手掌按在前胸最疼痛部位，始用狮滚绣球手式，频率由徐到疾，气劲功力由轻至重，透热为准，透热后逐步放慢，同时左手接右手掌揉部位，右手在下肢足少阳胆经行抹法，若似伯牙抚琴之手式。法毕。

外因型肋间肌疼痛的治疗注重疼痛部位放松，开始治疗手法及手式必以柔为主，轻拨、掌揉频率要快，透热为主。其他治疗步骤同上。

肋软骨炎治疗以胸背上部治疗为主，胸部以胸大肌、胸小肌治疗为主。患者肩举受限主要是上举、后背时胸大肌、胸小肌均参与协调运动，由于疼痛，放松功能失调，肩关节运动障碍。整个治疗过程以柔为主，柔中带刚为辅。其他治疗步骤同上。

【治疗关键】

（1）治疗时切记以柔为主，刚柔并济。特别对中老年患者更要慎之，不可使蛮力，以防肋骨骨裂或骨折。

（2）运动治疗。

（3）扇形掌揉法透热，是一指禅推拿治疗肿痛、筋急、转筋、胃肠之疾等有效的手法。

（4）一指禅推拿中丘墟透照海点截法是重中之重，取穴准，气劲功力恰到好处，同时患者配合运动，有时可即令疼痛大减。

【注意事项】

临床治疗前先必辨病，是神经痛、外伤性疼痛，还是肋软骨炎疼痛，另外还得查清疼痛主要部位。

【按语】

丘墟与照海的同时点法在一指禅推拿学中称为点截法，或点透法。在针灸学中有透穴法，透穴法又分担法与截法。丘墟透照海是透穴法中的截法，往往因在踝关节而难以透至照海，加之针灸刺激有效部位以针尖为主体，故效果往往难以达到。一指禅推拿取针灸学中透穴刺法，改为点截法，二穴得气在踝关节中相撞，产生又一种经络刺激，对胸肋痛作用尤佳。一指禅推拿中水银泻地、伯牙抚琴手式以及抹法中含有点担法，在此一并解注。

十四、腰痛

腰痛，是临床常见病证。腰痛，从病程上讲分为急性腰痛与慢性腰痛。病态上讲，急性腰痛又分为急性损伤性腰痛和慢性腰痛急性发作，慢性腰痛主要指慢性腰肌劳损。

【病因病机】

治疗腰痛首先要对腰痛的病因病机有正确的认识，只有这样，才能有效地、较快地治愈腰痛。

一指禅推拿认为，从生理上简单地讲，腰部是人体活动、用力做功最多的部位，人体活动在腰部主要靠腰肌来完成，同时腰肌为人体提供支持并保护脊柱（腰椎）。腰部不似胸背部，胸背部有12根肋骨形成桶状，结构坚固；腰部因人体活动需要，只有5个腰椎关节，它与强大的腰肌共同支撑人体，承载负荷，腰椎关节韧带稳固关节，才能有较大幅度、较大角度的活动。

腰痛无论是急性还是慢性，绝大部分是腰部肌肉损伤或劳损所致，都会导致肌肉放松功能失调。中医所讲风、寒、湿等外因和不内外因等因素也会导致腰部肌肉的劳损，腰肌放松功能失调而疼痛。

运动生物力学告诉我们，人体肌肉由许多肌肉结构力学模型混联在一起构成，模型的串联构成肌肉的长度，模型的并联构成肌肉的厚度。一指禅推拿在长期临床实践中结合运动生物力学充分认识到，腰部肌肉十分丰厚，当某一部分肌肉纤维模型的串联发生结构性破坏或紊乱，就会导致整个腰区的疼痛，结构性破坏或紊乱相对严重的部位，疼痛就明显，临床中腰痛感觉部位不同的机制在此；当某一部分肌肉纤维模型的并联发生结构性破坏或紊乱，就会导致腰部浅层、中层或深层疼痛；当腰部肌肉结构力学模型的混联发生结构性破坏或紊乱，腰痛就比较严重。这一病因病机的认识对指导临床治疗起着重要作用。

腰痛，会使腰椎两侧的腰肌张力极度不平衡，产生腰椎代偿性侧弯。人的骨骼肌是在平衡中产生生理功能的。腰椎、脊柱是靠两侧骨骼肌的平衡保持关节的活动，当一侧腰肌损伤或劳损时，肌张力过大就会将腰椎拉向一侧，产生代偿性侧弯。这时腰椎侧弯是果，腰肌的损伤或劳损导致肌张力太过是因。

腰椎骨质增生不是腰痛的病因。骨质增生是一种修复现象，是生理现象。从某种意义上讲是一种保护性反应。骨质增生不是病。腰椎骨质增生是在漫长的时间中逐步形成那么几毫米，周围的组织能适应它，属生理现象，并不是在疼痛的时间点上突然长出来的，骨质增生与疼痛毫无关联。这就可以理解为什么有的患者X线片上腰椎骨质增生很明显，却没有腰痛，而有的患者骨质增生不严重却疼痛得厉害。骨质增生也是骨，腰痛治愈后，其生理现象依然存在。

腰部椎间关节紊乱也会产生腰痛。值得说明的是椎间关节有非常坚韧的韧带连接与保护，如果产生椎间关节紊乱，从因果关系上讲仍是果，其病因为腰肌与韧带劳损或外因。

腰痛主要表现形式是腰肌功能失调。

临床中腰痛甚且伴腰椎代偿性侧弯和慢性腰痛会使腰部神经受压，而产生坐骨神经痛或股神经痛；强直性脊柱炎等腰痛将另列专节论述。

【临床症状】

腰痛是推拿临床常见的痛证，症状各异。常见：腰部一侧或双侧疼痛，腰肌紧张、痉挛、僵硬，活动受限、起卧困难，坐站受限，步行艰辛，咳嗽、打喷嚏时疼痛加剧。从体位上讲，前屈、后伸（仰）、侧弯及左右旋活动不同程度受限。

【腰部肌肉解剖与功能】

治疗前首先要了解腰部有哪些主要肌肉，它们的位置以及主要功能，以便有的放矢，更科学地、有效地进行治疗。

竖脊肌：在腰椎两侧，非常丰厚，是维持人体直立姿势的重要结构，故又名竖躯干肌。在腰部两侧竖脊肌同时收缩可使脊柱后伸；在两侧同时放松基础上延展可使腰前俯；一侧竖脊肌收缩，另一侧放松至延展可使躯干向同侧侧屈。

腰方肌：位于腹后壁，在脊柱两侧，内侧有腰大肌，后方有竖脊肌，被胸腰肌膜所包覆。它是使脊柱侧屈的协同肌、主动肌。一侧腰方肌收缩，一侧放松延展使脊柱侧屈。腰方肌可提升骨盆，导致"长短腿"的形成。

腰大肌：大部分位于腰 1 ~ 4 椎体与横突之间陷沟内。其上部肌纤维可延伸至后纵隔最下部及膈肌的后方。腰丛主要由腰 1 ~ 4 脊神经前支组成，股神经大部由腰 1 ~ 4 组成，穿入腰大肌纤维后部，于腰 4 平面在腰大肌外侧缘穿出。腰大肌以肌齿形式起自腰 1 ~ 4 椎体及横突，向下在通过肌腔隙前与髂肌一同被包裹在髂腰筋膜内，汇成一腱后止于大腿根部内侧的股骨小转子。它具有屈髋、使大腿向骨盆靠拢并外旋股骨的作用。在下肢固定时，两侧肌肉同时收缩平衡腰椎，使脊柱、骨盆前屈。

腰椎椎体横向比较宽大，腰 1 ~ 4 椎体横径平均为 3.8 ~ 4.7cm，加上横突的长度，宽度相对较大，尤其腰 3 横突最长，腰 3 在腰椎中位于中心，活动最多，所以杠杆作用最大，受到拉力也最大，上面附着的筋膜、腱膜、韧带、肌肉承受的拉力较大，尤其在脊柱旋转、侧屈活动时。腰大肌损伤常发生在体位突然变更不当及负荷超限时，如跨栏、鲤鱼打挺等具有爆发力性的动作，或腰部反复用力扭转而劳损。一旦腰大肌损伤导致痉挛、肿大，根据其解剖特点，损伤着力点主要在腰 3 椎体及横突处、肌腔隙处、股骨小转子处，疼痛也就发生在此 3 处，主要在腰 3 椎体及横突处。查体时，该处可有压痛、局部紧张，疼痛还可沿腰大肌走向达大腿根部内侧的小转子附着处。由此发生的腰腿痛症状明显不同于坐骨神经性腰腿痛，患者除有疼痛向大腿根部放射外，还具有髋膝伸直、后伸等功能障碍。

【治疗】

1. 治疗体位

俯卧位、侧卧位。

2. 循经取线

督脉、足太阳膀胱经。

3. 据线取点

命门、肾俞、关元俞、次髎、委中、华佗夹脊、痛点等。

4. 以筋取片

足太阳经筋。

5. 主要手法与手式

（1）手法：一指禅推法、缠法、拨法、揉法、缠法、点法、滚法、抹法等。

（2）手式：水银泻地、伯牙抚琴。

6. 常用被动运动治疗手法

（1）侧身屈膝法：根据病情需要可单腿屈膝或抱膝，也可双腿屈膝或抱膝（图 2-3）。

作用：被动拉伸腰肌。

（2）摇晃法：医者站于患者腰后正中位施摇法，为正摇晃法（中摇晃法）（图 3-42、图 3-43）；医者站于患者腰后稍下位，体面向上与患者约呈 45° 角施摇法，为上摇晃法（图 3-40、图 3-41）；反之为下摇晃法（图 3-44、图 3-45）。

作用：正摇晃法可放松腰中部肌肉，活利腰椎小关节；上摇晃法可放松腰上部肌肉，活利腰椎小关节；下摇晃法可放松腰下部肌肉，活利腰椎小关节。

（3）卷法：患者仰卧位双腿屈膝，医者一手按压股后，一手上托患者臀部卷腰，幅度从小到大，老年患者慎用。

作用：被动拉伸腰肌。

（4）跪法：患者双膝跪于治疗床上，臀部贴在双足跟，双臂向前方尽量伸直。医者一前臂按压在腰上端，另一前臂按压骶骨部，同时用力按压，后再转用手，一手在患者左腰上部，另一手按压骶骨右侧，同时按压数下，再交换左右按压。除进行按压，还必须做一指禅推拿其他手法进行针对性的放松治疗（图2-5、图2-6）。

作用：放松并拉伸腰肌，使两侧腰肌肌力平衡。

（5）牵拉法：患者取俯卧位。医者站于痛侧施点振法或拨法，同时另一医者双手握患者踝关节部向后牵拉，此法两位医生用力必协调。视患者疼痛程度，另一医者也可牵拉患者双下肢。此法侧卧位也可用之（图2-10、图2-11）。

作用：拉伸腰肌，对骨盆及髋关节修复也有一定帮助。

（6）拉撑法：患者俯卧位，医者一手在腰部做适当手法，同时另一手握同侧下肢踝部向纵轴方向拉撑（图8-7、图8-8）。

作用：松解腰肌，拉髋。

（7）侧旋法：患者取俯卧位，如左侧腰痛，医者站立于患侧，左手臂从患者腋下穿出，反手按压患者上胸背部侧旋，使左侧肢体左后旋，右手施一指禅推拿手法，可推 、可拨、可滚、可点。若右侧腰痛，医者治疗则反之（图2-8、图2-9）。

作用：松解腰肌，对腰椎侧弯改善有很大作用。

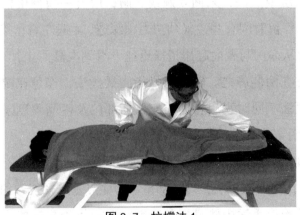

图8-7　拉撑法1

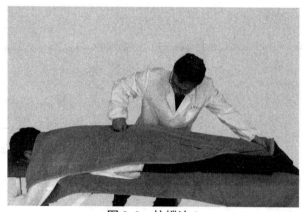

图 8-8　拉撑法 2

（8）飞燕摆尾法：患者取俯卧位。医者一手在腰部做一指禅推拿手法，另一手在患者膝关节部托起单下肢或双下肢，进行顺时针与逆时针方向旋转。

作用：以治疗腰骶部疼痛为主。

7. 操作

（1）俯卧位治疗。

启示式：医者站立于一侧，单手从腰部抹向骶部。

用一指禅推法由腰 1 推向骶部，再沿膀胱经推至后跟腱部，遇重点穴位可用缠法或点法，来回 4 遍或 5 遍；后改一指禅横推式与缠法在腰最痛部位停留时间长些，气劲功力稍深透，4 遍左右；接施水银泻地手式，一般从命门与腰俞起用指锋迅速下滑到次髎而止，3 遍左右。若双侧腰痛可在两侧施之。转取拇指指腹揉拨法，亦可在腰部最酸痛位置进行点振法。同时视患者体质、腰痛部位及疼痛程度采用适合的被动运动治疗手法。5 ~ 10 分钟。嘱患者侧卧位。

（2）侧卧位治疗。

先取拇指指腹揉拨法，疼痛部位、疼痛点重点揉拨；约 2 分钟后采用被动运动治疗手法中侧身屈膝法继续取拇指指腹揉拨法，尽量逐步使患者屈膝至胸部；后将患者下面腿微屈，上面腿伸直，取摇晃法，3

种摇晃法视患者病情选用。

此时可嘱患者侧身起床，检验疗效，并观察什么运动仍有障碍，然后俯卧位再对症治疗。

再次治疗的目的是解决未能解决的主要矛盾，通过治疗减轻疼痛；另外是解决新的矛盾。从一指禅推法开始，后可抖振腰肌，再取足太阳膀胱经筋由腰部逐步下拨 2 遍左右，然后选用被动运动治疗手法其中一法，最后施伯牙抚琴手式结束治疗。

【治疗关键】

（1）牢记腰痛是腰部肌肉挛急产生的疼痛，故必以松治痛。

（2）被动运动治疗手法是治疗关键，选择适当的被动运动治疗手法是关键中的关键。被动运动治疗手法是根据肌肉运动生物力学原理，通过一指禅推拿手法对肌肉进行有效的放松治疗。

（3）医者在治疗前必掌握腰部主要肌肉的作用。若患者上腰部疼痛，可加用弯弓射雕手式（图 4-15）。

十五、腰 1 ~ 4 节段神经根受压症

腰 1 ~ 4 节段神经根受压症，包括腰 1 ~ 4 节段腰椎间盘突出症和第三腰椎横突综合征，是推拿临床治疗的多见病证。

临床上腰 1 ~ 4 节段腰椎间盘突出症往往和腰 4 ~ 骶 1 椎间盘突出混为一谈，统称"腰椎间盘突出症"。本节所治疗的腰 1 ~ 4 节段腰椎间盘突出症在一些现代医学教材中基本不存在，或偶尔见之。实际上腰 1 ~ 4 节段神经和腰 4 ~ 骶 1 节段神经所支配的部位不同，受压迫后所表现的症状也不同。第三腰椎横突综合征与腰 1 ~ 4 节段腰椎间盘突出症的神经根被压迫症状表现大体相同，本书将两者归纳为一个章节。

【局部解剖】

腰部脊神经后支较细，分为内侧支与外侧支，内侧支分布于肌肉和后关节，外侧支为皮神经，臀上皮神经自腰1、2、3椎间孔发出。股内收肌群与股面肌肉的支配神经全部由腰1～4节段发出。比如髂腰肌由腰1～4节段神经支配，股四头肌由腰2～4节段神经支配，缝匠肌由腰2、3节段神经支配，长收肌和耻骨肌都由腰2、3节段神经支配，短收肌和股薄肌都由腰2～4节段神经支配，大收肌由腰3、4节段神经支配。所以当腰1～4节段神经根受压就会导致腹股沟、股面及大腿内侧疼痛或运动受限。

第三腰椎横突在治疗腰痛中已述，现再做详细说明。第三腰椎横突比其他腰椎的后伸曲度大，向侧方延伸最长，位于腰椎中部，两侧腰椎横突联线形成以第三腰椎横突尖为顶点的纵长菱形，第一、第二腰椎横突外侧有下部肋骨覆盖，第四、第五腰椎横突深居髂骨内侧，只有第三腰椎横突缺乏肋骨及髂骨保护，因而易受损害。

腰椎横突末端附着不少与躯干活动有密切关系的肌肉及筋膜，主要有腹横肌、腰方肌、腰大肌、骶棘肌及腰背筋膜，坚韧的腰背筋膜深层附着于腰椎横突末端、季肋及髂嵴，腹横肌移行于腰背筋膜而附着于横突，腹内压的变化可通过腹横肌而影响到横突末端的组织。第三腰椎位于腰前凸曲线之顶点，背阔肌的髂腰部分纤维止于第三腰椎横突，腰大肌的部分肌纤维也止于此处，骶棘肌的一部分肌纤维也止于此，因此，第三腰椎成了腰椎的活动中心，起到了类似接力站的作用，为腰椎屈伸、侧弯及旋转的枢纽，所受的杠杆作用最大。而第三腰椎横突更是受力点，由于第三腰椎横突较长，因此附着于此处的肌肉、筋膜、韧带能有效地保持脊柱的稳定性及正常的活动，较长的横突又能增强肌肉的杠杆作用，肌肉收缩牵拉机会多，拉力最大。当这些组织异常收缩时，横突末端首当其冲，这种解剖特点构成横突末端易受损伤的基础，往往因劳损而引起横突末端周围的纤维织炎，横突越长，发病率越高，以单侧多见。

还要注意，第三腰椎横突端后方紧贴着第二腰神经根的后支，当前屈及向对侧弯腰时，该后支被横突挑起或受磨损而引起该神经支支配区痛、麻，也能牵涉第二腰神经前支而引起反射痛，可达臀部及大腿前面。第三腰椎横突前方深面有腰丛神经的股外侧皮神经干通过，并分布到大腿外侧及膝部，如横突过长、过大或伴有纤维织炎时，能使该神经受累并出现股外侧皮神经痛，此病变波及附近的闭孔神经甚至于肌神经时，疼痛也可出现于髋部、腹股沟部或大腿。

【病因病机】

一指禅推拿认为，腰肌上段急性损伤和慢性劳损导致肌肉挛急，外伤可导致软组织撕脱、出血、肌紧、痉挛，而这些损伤部位恰巧又是神经根行走部位，这就会压迫神经和影响血供，产生相应的神经疼痛。

至于腰椎间盘突出所致，一般表现为急性损伤后产生腰椎间盘突出，同时要符合破裂的纤维环或突出的髓核正好在神经根部位才能产生压迫，成为压迫症，或为腰椎间盘突出症。临床以青壮年为多。对于中老年人，虽摄片示腰椎间盘突出，但实际上大多属于腰肌慢性劳损或慢性劳损急性发作后产生压迫神经的一系列症状，一般与腰椎间盘突出无关。

突出不一定产生相应的神经压迫症状，不产生相应的神经压迫症状的腰椎间盘突出不能诊断为"腰椎间盘突出症"，典型的腰椎间盘突出症必有腰肌损伤、挛急在先。

腰 3 横突最长，承受杠杆作用力最大，故其上附着的韧带、肌肉、筋膜等承受拉力也大，因此骨质与软组织最易损伤，甚至撕脱，致横突周围瘢痕粘连，筋膜增厚，肌腱挛缩，使穿过肌筋膜的神经束受卡压而出现症状。

临床中有很大一部分患者的病因与其生活习惯有关，如喜欢长期半躺半倚坐或倚在床上看电视、手机等。

【临床症状】

以上腰部疼痛或酸痛为主，或扩散至臀、腹股沟、股面，或感股内侧紧而酸痛、酸麻，甚者酸麻可沿小腿内侧而下。个别患者会感膝乏力或酸胀痛，也有个别患者腰部症状不明显，以腹股沟、股面或股内侧症状表现为主。当腹股沟或股面症状表现为主时，平卧欠利，坐后站立腰不能伸直，一方面是腰部原因，更主要的是腹股沟的疼痛使髋关节不能伸直站立，稍做活动方能步行，上下台阶受限，双手负重、久站、久行，疼痛加重。

此症多发生于一侧，也可双侧。一般好发于青壮年，中老年患者临床也可见到。俯卧位叩诊时以上腰部疼痛或酸痛为主，腰 3 横突尖端压痛明显，有些患者可触及痉挛结节。

【诊断要点】

腰 1 ~ 4 节段神经根受压症和腰 4 ~ 骶 1 节段神经根受压症，在下肢部位表现形式截然不同。凡主诉腹股沟，或股面，或股内侧不适，应最先考虑腰 1 ~ 4 节段神经根受压症，再根据患者腰部检查确诊。腰 4 ~ 骶 1 节段神经根受压症在下肢部位和坐骨神经部位相同的表现与腰 1 ~ 4 节段神经根受压症的表现。

【治疗】

1. 治疗体位

俯卧位、侧卧位。

2. 循经取线

督脉、足太阳膀胱经、足太阴脾经。

3. 据穴取点

命门、肾俞、居髎、委中、三阴交、阿是穴等。

4. 以筋取片

足阳明经筋、足少阴经筋。

5. 主要手法与手式

（1）手法：一指禅推法、缠法、拨法、滚法、点法、揉法、振法、抹法等。

（2）手式：水银泻地、蓑翁摇橹、伯牙抚琴、弯弓射雕。

6. 常用被动运动治疗手法

（1）拉撑法。

（2）上摇法。

（3）侧身牵拉法，与牵拉法相似，患者侧身，患侧在上。

7. 操作

（1）俯卧位治疗。

启示式：医者站立于一侧，单手从腰部抹至骶部。

用一指禅推法推两侧腰肌，以患侧为主，患侧又以背部下端和腰上部为中心，在推患侧腰肌时需走足太阳膀胱经和足阳明经筋，施伯牙抚琴手式，凡遇穴可用缠法。再复推腰部施水银泻地手式，走督脉与两侧膀胱经 3 遍左右，改揉拨法，以患侧背部下端和腰上部为中心，并注意痛点加以点振与揉拨，同时注意臀上部、髋关节部、腹股沟部、股面是否有传导感，约 5 分钟。后视患者体质、腰痛部位及疼痛程度采用适合的被动运动治疗手法，必要时还可取跪法 5 ~ 10 分钟，再以蓑翁摇橹手式与掌揉、滚法结束俯卧位治疗。

结束俯卧位治疗后，可让患者下床行走或坐数分钟然后站起以观其效，并让患者说出疼痛的部位与感觉，以便侧卧位有的放矢地治疗。

（2）侧卧位治疗。

患者患侧在上，患侧下肢微伸直，健侧下肢自然弯曲。

启示式后以揉、拨、点、振等法治疗腰部约5分钟移至臀上部，重点揉、拨、点、振髋关节部位，手劲需刚中带柔。再复至腰部进行被动运动治疗，先做拉撑法和上摇晃法，再做侧身牵拉法。做侧身牵拉法时，医者必在腰3、4部或其最疼痛部位施点振或揉拨手法。再施弯弓射雕手式，双手分别掌揉腰部与髋部，结束全部治疗。

【治疗关键】

（1）俯卧位治疗时，最好通过点振或揉拨手法找出臀上部、髋关节部、腹股沟部、股面有传导感的部位或痛点。

（2）侧卧位治疗髋关节部位时，医者可转至患者前方施点振或揉拨手法，在施治过程中最好找出能放射至腹股沟或股面的点与部位。

（3）侧身牵拉法中牵拉下肢的医者用力方向应向后向下，用力均匀，逐步加大，以患者能承受为度。

（4）施弯弓射雕手式时切记作弯弓之手必柔和，特别中老年患者弓不可弯大。

（5）俯卧位施术后请患者下床行走或坐数分钟然后站起也是关键。患者疼痛或症状减轻，有助于提高患者治疗的信心，同时让患者说出疼痛的部位与感觉，以便侧卧位有的放矢地治疗。

（6）治疗结束要嘱咐患者不可半躺半倚坐，避免回去后症状加重，这也是治疗关键。

十六、腰4～骶1神经根受压症

临床中所见的腰4～骶1腰椎间盘突出症实质就是腰4～骶1神经根受压症。因为腰椎间盘突出压迫神经出现的症状仍然是腰神经根受压所致的一系列症状，所以在一指禅推拿中以治疗腰4～骶1神经根受压症为主。由于临床上及群众口语中都以"椎间盘突出症"为病名，以下论述也以"椎间盘突出症"代之。

【解剖与生理】

腰椎间盘解剖结构是一个具有很强弹性的缓冲软垫，其长度约占脊柱全长的 1/4，与脊柱后关节共同构成了脊柱运动的基础。随着人年龄增长变化，椎间盘也在发生相应的生理病理的改变。

软骨板：是一层较厚的玻璃样透明软骨，不仅覆盖椎体两端，而且还包绕着椎体缘，以防止髓核突入椎体内，同时与椎体进行液体交换，维持其新陈代谢。

纤维环：前厚后薄为环形分层纤维组织，排列呈格子状，比较坚固。由于长年累月的不断运动，可引起邻层纤维在交叉处互相摩擦，致使纤维变粗和透明变性，最后导致纤维破裂，并可在纤维层间形成放射状向心性裂隙，裂隙的出现给髓核突出提供了条件。纤维环破裂常在后纵韧带的两侧，即神经根进入椎间孔的部位。

髓核：位于椎间盘的中央，呈椭圆形，是一种富有弹性、含水量很高的灰白色浆状体，髓核的形状可随所处脊柱的部位和体位、姿势的不同而发生改变。新生儿的髓核约含水 88%，到 70 岁以后则降至 60% 左右。随着年龄的增长髓核的黏液间质减少、纤维组织增加并可见到局部钙盐沉着。椎间盘的主要功能是缓冲震动、承受压力、联结稳定脊柱及参与运动等。

【病因病机】

现代医学认为，当椎间盘本身的退行性变超过了椎间盘正常生理负荷量时，除外界的扭、闪、跌、撞等原因可引起该症外，久居潮湿、长期在阴寒潮湿环境中作业、久坐、咳嗽、腰肌劳损，以及腰椎、骶椎发育畸形等都是引起该症的因素。特别是在椎间盘本身已经退化的情况下，即便是外力作用不大，如咳嗽、打喷嚏及弯腰取物等也可以引起该症。现代医学认为腰椎间盘突出纤维环破裂，髓核就会由破裂处突出于椎间盘之外，直接刺激神经根或马尾神经而发生一系列症状，并且伴有水肿和炎症（著者按：无菌性。其实是血瘀或肌挛急）。根据髓核突出的方向、部位和程度做如下分型。

按髓核突出方向分为3型：向后突出型、向前突出型（本型不引起特殊症状，故无临床意义）、向椎体内突出型。向后突出型又分为3型：①单侧型——髓核突出和神经根受压局限于一侧；②双侧型——髓核向后纵韧带两侧突出，两侧下肢均有坐骨神经痛。如偏左，则左侧症状偏重、偏右，则右侧症状偏重；③中央型——椎间盘自后中部突出，此型左右侧神经根均不受压，受压的只是马尾神经，所以产生的症状多为鞍区麻痹和大小便功能障碍。

按髓核突出的程度分为3型：①幼弱型（即隐藏型）——纤维环部分破裂，由内向外形成裂缝，但外层尚保持完整；②成熟型（即破裂型）——纤维环完全破裂，髓核从破裂处自椎间隙向外膨出；③移行型（即突出型）——该型介于幼弱型与成熟型之间，纤维环接近完全破裂，髓核向外膨出较大，可发展为成熟型，也可缩回椎间隙而消失。

祖国医学认为，本证属于"腰腿痛"或"痹证"。中医对"腰椎间盘突出"很早就有认识。如《素问·刺腰痛》云："衡络之脉令人腰痛，不可以俯仰，仰则恐仆，得之举重伤腰。"又云："肉里之脉令人腰痛，不可以咳，咳则筋缩急。"《医学心悟》也说："腰痛拘急，牵引腿足。"以上均说明，本病可由外伤引起，咳嗽可致加重，表现为腰痛合并下肢痛。腰腿痛，痛在经脉气血不通，不通则痛；痛在经筋挛急，转筋。气血久丧，则不能濡养经脉、经筋，筋可萎，可乏力。

一指禅推拿学认为，现代医学所述病因病机符合一般青年急性损伤患者。

腰椎间盘突出和腰椎间盘突出症是两个完全不同的概念，腰椎间盘突出只是现象，不一定产生相应的病证。腰椎间盘突出症是一种病证，是由腰椎间盘突出压迫神经所产生的临床症状。

所谓腰椎间盘突出症，大多是因为腰部软组织的拘紧、挛急、局部血瘀等，这些变化部位正好是腰神经根穿行部位，从而使下肢产生相应的病证。否则，只是腰部的症状，即使摄片示腰椎间盘突出也不能诊断为突出症。

CT、磁共振只能显示骨与关节的形态，而且是横切面，不能显示神经及软组织全貌。临床大量病例显示许多摄片示腰椎间盘突出的患者并没有相应症状，腰椎间盘突出多少与疼痛的剧烈程度不成正比，从反面证明腰椎间盘突出症实为腰神经根受压症。

就病因病机问题，一指禅推拿与现代医学认识的分歧在于：是髓核或破裂的纤维环压迫腰神经根，还是腰部软组织压迫腰神经根。这是根本性问题，是关系到治疗方向与方法的问题。

按现代医学所讲的病因病机，则非进行手术治疗不可。纤维环破裂或髓核突出压迫神经，而纤维环和髓核在椎与椎之间，只有手术才能解除压迫。

而一指禅推拿学所讲的病因病机，只要通过非手术治疗的方法解除腰部软组织的拘紧或挛急，神经根就不受其压迫，症状逐步改善而痊愈。因此解痉药物、牵引（按：牵引实质是通过一定外力牵拉使挛急的软组织被动延展而达放松的目的）、针灸、推拿，甚至卧床休息都能治愈该症就顺理成章了。这一病因病机同时解释了老年患者的发病机制，也解释了为什么CT、磁共振摄片显示有腰椎间盘突出、硬膜囊受压而没有出现神经根被压迫的症状。

【分型】

一指禅推拿治疗腰4～骶1神经根受压症（即通常所讲的腰4～骶1腰椎间盘突出症），为了方便和有的放矢治疗，临床分为4型：坐骨神经主干压迫型、腓浅神经压迫型、腓深神经压迫型、综合型。

1.坐骨神经主干压迫型

酸、麻、胀、痛由腿后缘沿坐骨神经主干下至小腿正后部，达足底。

2.腓浅神经压迫型

酸、麻、胀、痛由臀部沿股偏外后缘，顺小腿外后缘，再从外踝后达3、4、5足趾面与足底部。

3.腓深神经压迫型

酸、麻、胀、痛由臀部沿股外后缘，顺小腿前缘，达足面。

4.综合型

常常会有混合神经纤维被压迫的综合压迫型，尽管如此也会感觉不同神经麻痛得轻与重。

【临床症状】

腰4～骶1神经根受压症（"腰椎间盘突出症"）一般由腰、臀、腿三部分症状组成。腰部疼痛，或疼痛不明显，后逐步加重；或初期疼痛剧烈、明显，后来逐步减轻。腰痛，痛而不能直腰，或有代偿性侧弯，与下肢疼痛密切相关。臀部疼痛，坐卧不宁，坐时臀部只能坐半边，即健侧坐在椅凳上才能坐一会儿，轻度椎间盘突出症或许臀部症状不太明显，或许只在坐骨结节部有疼痛感，但按压梨状肌表面投影部有压痛。腿痛，呈麻痛、酸痛、酸胀痛、钝痛（如刀割感）、烧灼痛等。腰椎间盘突出症发病初期腰腿痛，步行受限，起坐受限，因弯腰欠利或受限，穿脱裤袜受限。严重者坐卧不宁，下肢疼痛难忍。痛，使患者夜不能寐，纳食不香，心烦畏语，甚则只能伏在床上吃饭，动辄痛甚，痛不欲生。下肢肌肉因疼痛不用或少用，长此以往，血液循环差，畏寒，不用则萎。

【临床检查】

腰椎间盘突出症可完全可通过临床检查明确诊断。

患者取仰卧位。做拇趾背伸试验：阳性者一般为腰4/5椎间盘突出，阴性可能为腰5/骶1椎间盘突出。直腿抬高试验：阳性者小于70°。

端坐屈颈试验：阳性。梨状肌牵拉（紧张）试验：可阳性，可阴性。

患者取俯卧位。检查腰椎是否有侧弯，两侧髂嵴是否有高低。腰椎侧弯者的两侧髂嵴必呈高低，患者自述步行时感觉一条腿长一条腿短而跛行。检查两侧腰肌硬度是否相等。叩诊查疼痛部位，是否向下放射。查臀部两侧是否有形态变化，是否呈扁平臀，臀部肌肉是否松软。叩诊梨状肌表面投影部位，询问是否疼痛，再做梨状肌牵拉（紧张）试验。凡扁平臀、臀部肌肉松软、弹性减弱、梨状肌牵拉（紧张）试验阳性者，均伴典型梨状肌综合征。

查清疼痛部位，特别是下肢腿部疼痛部位，明确腰椎间盘突出症的分型对临床治疗非常重要。

【治疗】

1. 治疗体位

俯卧位与侧卧位。

2. 循经取线

足太阳膀胱经、足少阳胆经、足阳明胃经。

3. 据穴取点

肾俞、腰阳关、大肠俞、秩边、承扶、殷门、委中、风市、阳陵泉、足三里、丘墟、阿是穴等。

4. 以筋取片

足太阳经筋、足少阳经筋、足阳明经筋、梨状肌。

5. 主要手法与手式

（1）手法：一指禅推法、缠法、拨法、揉法、滚法、点法、振法、抹法、擦法等。

（2）手式：伯牙抚琴、蓑翁摇橹。

6. 常用被动运动治疗手法

拉撑法、牵拉法、床边屈膝拨法、侧旋法、下摇法、侧身屈膝法。

床边屈膝拨法：患者取俯卧位，把患肢下落床下同时屈膝，患者脚垫医者脚面，医者拨揉患者梨状肌部或坐骨结节部（图2-7）。主要功能：在被动牵拉过程中加以手法放松梨状肌和挛急的臀部软组织。

其他被动运动治疗手法参见治疗腰痛。

7. 操作

（1）俯卧位治疗。

启示式：医者站立于一侧，单手从腰部抹至骶部。

用一指禅推法推两侧腰肌，以患侧为主，患侧又以腰中下部为中心，在推患侧腰肌时需走足太阳膀胱经和足阳明经筋，施伯牙抚琴手式，凡遇穴可用缠法，此时注意，根据患者的不同分型，在分型的线上多施手式。后重点推、揉拨腰竖脊肌3～5分钟后行拉撑法，同时询问患者腿部麻痛感觉，如感觉松些就直接用牵拉法，医者重点从腰3始向下点揉拨，严重者牵拉时间可达半分钟以上。针对患者病情牵拉法完成后，医者可复施拉撑法巩固其作用。紧接做床边屈膝拨法，重点拨梨状肌和臀部疼痛部位，再做伯牙抚琴与蓑翁摇橹手式结束俯卧位治疗。

可用食指尺侧面刮患肢足面，并了解其疼痛度。俯卧位治疗后请患者下床行走，以观其效。

（2）侧卧位治疗。

取一指禅推法从腰部始着重走各型经筋，主干型走足太阳膀胱经筋，腓浅神经压迫型走足少阳胆经筋，腓深神经压迫型走足阳明经筋。同时重中之重是解决臀部疼痛部位，需施行缠法、点揉法、揉拨法，也可取侧身屈膝法揉拨疼痛部位，或改良侧身屈膝法，将屈之腿挂在床边，利用腿下垂的重力牵髋和臀肌，加揉拨，使挛急肌肉达到恢复放松功能的目的。揉拨后以掌揉擦进行放松、透热。转下摇晃法，再施一指禅推法、滚法、掌揉擦法、抹法收之。

侧卧位治疗结束后，也可以再取俯卧位点振两侧腰肌，再用滚法、抹法高频率疏通下肢受阻经络与经筋。治疗全过程结束。

坐骨神经主干型可增加一被动运动治疗手法——点压法：患者仰卧，一医者面对患者站立于其脚前，双手拇指分别点在太溪和昆仑二穴上，其他四指扶在患肢脚背上，将患肢徐徐上抬。另一医者站于患肢床侧，一手压住膝关节部，另一手握患肢足前部做背屈运动（图2-2）。两医者同时发力配合，力度要适中，以比治疗前直腿抬高的角度大些且患者能承受为度。

作用：凡坐骨神经主干型肌挛急正好是腿正后缘肌肉群，可暂时缓解其紧张度，减轻疼痛。同时对腰部挛急的肌肉也有一定的牵拉松解作用。该手法与运动员腓肠肌痉挛所采取的直抬背屈踝关节机制有相似之处。

【治疗关键】

（1）治疗前一定要进行分型，只有这样治疗才能有的放矢，不做徒劳的功。

（2）使用牵拉法时要注意牵拉医生在停止手法时不要说停就停，拉力要逐步减小，否则会产生腰肌反弹性挛缩。

（3）治疗腰椎间盘突出症过程中对臀部梨状肌与疼痛部位的治疗是关键之一。切记在治疗过程中一定要解除臀部的酸痛，这是该症痊愈的条件之一。

（4）在治疗腓浅神经压迫性和腓深神经压迫型过程中，用食指尺侧面刮患肢足面，其疼痛度衡量该治疗是否有效的指标。足面疼痛度减轻或消逝，该症也减轻或痊愈。

（5）施点压法时，医者手压膝关节可控制膝伸直或微直，只有膝伸直或微直才能达到功效，千万别用死力按压。医者做足背屈与按压膝关节的手要协调，同时也要与施点抬的医者协调。

【附】梨状肌综合征

【病因病机】

在腰椎根部的腰椎间盘突出症正好压迫到骶丛神经，而梨状肌就受骶丛神经中第 1、第 2 骶神经支配。梨状肌受到刺激后会处于挛急、紧张状态。由于梨状肌肌束挛急后似出槽，因此中医有"筋出槽"之说。梨状肌下面有坐骨神经通过。坐骨神经会受到挛急的梨状肌压迫，而产生坐骨神经痛。当疼痛时间历久，则会使患侧臀部的臀大肌与臀中肌受累而萎缩，成为扁平臀。临床上梨状肌综合征的病因病机除腰椎间盘突出症之外，下肢扭伤、负重物、在运动中下肢用力过猛、久站久蹲、在下蹲时用力搬抬重物，以及感受风寒等，都能使梨状肌损伤。

【临床检查】

（1）直腿抬高试验约 50° 腿或臀部产生疼痛，但抬到 70° 以上反而疼痛减轻。

（2）梨状肌牵拉（紧张）试验：阳性。

（3）臀部梨状肌表面投影部指压疼痛，伴有条索样感。

【临床症状】

（1）疼痛呈阵发性的剧痛，在疼痛严重时患者只能自己找一适当位置，才能稍减轻一点痛苦。疼痛剧烈时寸步难行，坐卧不宁。

（2）走路跛行，自觉患肢短。日久，下肢肌肉萎缩。

（3）有坐骨神经痛的症状。严重者臀部有"刀割样"或"跳脓样"剧痛。

【治疗】

（1）如腰椎间盘突出症伴梨状肌综合征，治疗同腰 4～骶 1 神经根受压症的治疗。

（2）单纯性梨状肌综合征的治疗仍同腰 4～骶 1 神经根受压症的

治疗，但以臀部与下肢为主，兼治腰部。

十七、骨折后遗症

临床上常见的骨折后遗症包括四肢骨折后遗症、锁骨骨折后遗症、胸腰椎压缩性骨折后遗症等。凡骨折后遗症均与所涉及的软组织挛缩有关，特别是石膏固定后会产生肌肉萎缩与关节僵硬，这些症状的消除可通过一指禅推拿治疗。因为骨折后遗症（包括一些关节手术后遗症）有上述共性，治疗时治则相同，所以纳入一章节讲解。

【病因病机】

一指禅推拿认为，伤骨必伤筋。骨折多由外伤所致。既是骨折后遗症，也就是骨折在各种手段治疗后，骨折病灶消失或基本消失，骨痂形成，但相应的生理功能未恢复，这主要是相应的软组织挛急或损伤所致。骨折后，其生理功能丧失，气血壅堵，或不畅，血不濡筋，加之不用，肌肉则会产生相应萎缩，如长时间不用，肌肉束长期处在一个状态下，就会逐步呈僵硬状，丧失收缩与放松功能。

【临床症状】

一般四肢骨折后遗症与锁骨骨折后遗症都是在手术或非手术治疗后针对所出现的运动受限进行治疗。如打石膏后有关肌肉会僵硬，或关节滑利欠缺，或因肌肉僵硬丧失收缩功能，不能牵动关节产生运动。

下面主要介绍胸腰椎压缩性骨折后遗症。

胸腰椎压缩性骨折多为创伤所致，现代医学对该症没有什么好的治疗方法，对于少数不稳定骨折可采取切开复位内固定手术。临床可见两侧腰肌僵硬，呼吸牵痛，咳嗽痛甚，甚则说话都牵痛，坐卧受限，步行时人呈僵直态，严重者夜不能寐。

【检查】

治疗前的检查是达到治疗目的的关键一环。骨折后遗症以运动障碍为主要表现，又以肌肉的损伤、僵硬为病灶，检查的目的是查明软组织损伤、僵硬的部位。比如尺骨上端骨折，拆石膏后肘关节肯定活动受限，这时我们必检查肱二头肌与肱三头肌是否僵硬，或者收缩、放松功能失调。又如肩关节骨折后遗症，检查时必查其外展、上举、前叉、后背等活动时受限的程度以及所牵涉的肌肉群（束）。检查对治疗起着决定性作用。

【治疗】

1. 治则

以松而治，以柔为主，通其经络，舒其经筋。

2. 治疗体位

锁骨骨折后遗症以坐位为主，其他一般以卧位为主。临床不应千篇一律，应根据病之部位、年龄及采取什么体位更有效等而定。

3. 以筋取片

在筋守筋为则。

4. 主要手法与手式

（1）手法：一指禅横推式、揉法、拨法、滚法（大鱼际滚法、小鱼际滚法、手背滚法）、抹法、擦法、振法、抖法、运法（类似于关节摇法）等。

（2）手式：水银泻地、凤凰点头、蓑翁摇橹等。

5. 常用被动运动治疗手法

牵拉法（双下肢同时牵拉）、拉撑法、侧身屈膝法、跪法等。

6. 操作

1）四肢骨折后遗症治疗

上肢骨折后遗症治疗一般取卧位，锁骨骨折后遗症治疗可取坐位。

启示式：单手抹所治疗部位。

在检查后的基础上针对损伤、僵硬的软组织均以一指禅横推式始，后取各种手法、手式及被动运动治疗手法进行治疗。

临床常见各部骨折后遗症治疗的在筋守筋部位如下。

锁骨骨折后遗症：颈部、胸部、肩关节部、胛部。

肩关节骨折后遗症（包括肩关节脱臼）：胸部、肩关节部、肱二头肌、肱三头肌、胛部。

肱骨、肘关节、桡骨、尺骨骨折后遗症：肱二头肌、肱三头肌、前臂掌侧肌、前臂背侧肌。

腕关节骨折后遗症：前臂掌侧肌、前臂背侧肌、手部。

髋关节骨折后遗症（包括股骨头手术后遗症）：髋部、大腿前群部、大腿后群部。

小腿骨折后遗症（包括膝关节手术后遗症）：大腿前群部、大腿后群部、髌韧带、小腿前后部。

踝关节骨折后遗症：小腿前后部、踝关节部、足面。

足骨、跗跖关节、趾骨骨折后遗症：小腿前侧部、踝关节部、足面。

2）胸腰椎压缩性骨折治疗

患者取俯卧位。

启示式：医者单手掌从背部用抹法向下抹至腰骶部。

一指禅推法走背腰部督脉、膀胱经，在施推法过程中要特别了解患者背部从什么部位起有酸痛感、什么部位酸痛严重，后取水银泻地手式3遍或4遍，改施滚法、擦法、掌揉等各法后行拨法，以足太阳膀胱经筋胸背部酸痛部位起向下至腰骶部，疼痛点或部位可多进行点揉、点振、点揉拨。掌疾揉压缩性骨折部同时取拉撑法，年轻或体质较强患者可取牵拉法。法后用双手拇指与食指、中指、无名指分别在腰肌上部行点振法，持续不低于15秒，再接掌疾揉。最后以单手三指抹法结束俯卧位治疗。

再分别进行左右侧卧位治疗，以揉拨手法治疗为主，后取侧身屈膝法，左右两侧法毕，症状稍轻患者可适当进行跪法治疗。最后以掌揉擦法结束全部治疗。

整个治疗过程不低于 30 分钟。

【治疗关键】

（1）骨折后遗症所取手法的手劲必以柔为主，逐步柔中带刚，切不可用蛮力去强行将关节拉直。

（2）治疗时要注重韧带的放松治疗。

（3）胸腰椎压缩性骨折一般不要进行上摇晃法治疗，若要进行上摇晃法则幅度不可大。年轻或体质好的患者可适当采用跪法进行治疗。

（4）治疗前必做被动检查。

十八、强直性脊柱炎

【病因病机】

现代医学认为，强直性脊柱炎（AS）的遗传基因和环境因素在本病的发病中发挥作用。虽然证实其与 HLA-B27 密切相关，并有明显家族聚集倾向，但是正常人群的 HLA-B27 阳性率因种族和地区不同差别很大，我国为 6%～8%，可是我国 AS 患者的 HLA-B27 阳性率为 90% 左右。另有资料显示，AS 的患病率在患者家系中为 4%，在 HLA-B27 阳性的 AS 患者一级亲属中高达 11%～25%，这提示 HLA-B27 阳性者或有 AS 家族史者患病的危险性增加。但是，大约 80% 的 HLA-B27 阳性者并不发生 AS，以及大约 10% 的 AS 患者为 HLA-B27 阴性，这提示还有其他因素参与发病。

总之目前现代医学对该病发病病机还不十分清楚。目前有细菌感染学说、病毒感染学说、多因素学说、全身免疫学说等。

传统医学称之为痹证。痹，闭阻不通。凡外邪侵入肢体经络、肌肉、关节，气血运行不畅，引起疼痛、肿大或麻木等证，甚至导致肢体运动功能受限，总称为痹证。《素问·长刺节论》说："病在骨，骨重不可举，骨髓酸痛，寒气至，名曰骨痹。"

一指禅推拿认为，许多强直性脊柱炎患者都先有双侧腰痛史或急性损伤史，而疼痛使两侧腰竖脊肌僵硬、收引，失去骨骼肌的弹性与韧性，长期收引导致腰部不能下弯而僵直，逐渐使所维系的腰椎与腰椎之间间隙缩小。竖脊肌由骶至颈是个整体，逐步影响胸、颈部竖脊肌，导致颈椎、胸椎强直。脊柱强直骨化性骨桥、"竹节样脊柱"只是最终结果。至于是什么内在原因促使患强直性脊柱炎的人两侧腰竖脊肌僵硬，而另外绝大部分人仍呈现腰肌劳损的症状，并没有产生僵硬，失去肌肉的韧性与弹性，还有待进一步研究探讨。

是椎间隙变小或成竹节样变在先，是病灶；还是腰竖脊肌僵硬、收引，失去骨骼肌的弹性与韧性在先，是病灶，这是探究病因病机的根本问题。如认为椎间隙变小或成竹节样变在先，是病灶，则一切物理治疗只能起辅助治疗作用；若腰竖脊肌僵硬、收引，失去骨骼肌的弹性与韧性在先，是病灶，逐步使椎与椎的间隙缩小，甚至成为竹节样，物理治疗就可以产生有效的治疗作用。一指禅推拿治疗强直性脊柱炎的大量临床证明，用一指禅推拿独特手法与手式松解竖脊肌，调节恢复其放松功能，症状就会改善，达到一定的治疗效果。虽不能从根本上阐明其病因病机，但从临床治疗价值上可说明，调节恢复竖脊肌的放松功能是治疗强直性脊柱炎的有效途径。至于脊柱强直骨化性骨桥患者，临床治疗只能达到缓解症状的目的。

【临床症状】

平均发病年龄为25岁。男性较女性多见，男女发病率之比为3∶2。有 AS 家族史者发病率更高。起病隐袭。患者逐渐出现臀髋部或腰背部疼痛、发僵，尤以卧久（夜间）或坐久时明显，翻身困难，晨起或久坐起立时腰部发僵明显，活动后减轻。有的患者感臀髋部剧痛，偶尔向周边放射。疾病早期疼痛多在一侧呈间断性，数月后疼痛多在双侧呈持续性。随病情进展病变由骶髂关节向腰椎、胸椎、颈椎发展，出现相应部位疼痛、活动受限、脊柱畸形，甚则僵化。

本病常累及青壮年，患者往往处于学习、工作的重要阶段，如果没得到恰当的治疗，会造成学习、工作能力下降，甚至残疾。本病在临床上表现的轻重程度差异较大，有的患者病情反复，持续进展，1～2年内就可以出现明显的脊柱强直以及驼背变形等，更有个别髋关节受累严重者会长期卧床，而有的患者亦可长期处于相对静止状态，可以正常工作和生活。发病年龄越小，髋关节受累越早。

【鉴别诊断】

强直性脊柱炎属中枢型类风湿性关节炎。周围型是以四肢关节起病，在此不赘述。

1.化验检查

血小板升高、贫血、血沉增快和 C 反应蛋白升高都可能是 AS 病情活动导致的，不过尚有一部分 AS 患者的腰背痛等症状较明显但上述指标正常。AS 类风湿因子一般为阴性，免疫球蛋白可轻度升高。HLA-B27 基因对于诊断 AS 起一定辅助作用，我国 AS 患者的 HLA-B27 阳性率为90%左右，而我国正常人群的 HLA-B27 阳性率为6%～8%，大约80%的 HLA-B27 阳性者并不发生 AS。

2.X 线

脊柱的 X 线表现有椎体骨质疏松、方形变、椎小关节模糊、椎旁韧带钙化以及骨桥形成。晚期广泛而严重的骨化性骨桥表现称为"竹节样脊柱"。

3.临床检查

一般强直性脊柱炎患者在站姿前俯时呈髋关节弯曲样，而腰部僵硬呈平板状，俯卧位可见腰椎生理弧度消失，患者双手撑床上抬时胸段与腰段同时抬起，似成一体状。按压双侧腰肌，发觉腰肌板直而无弹性和韧性。双侧"4"字试验阳性。下蹲受限。严重者颈、胸、腰、髋部疼痛、僵硬、活动受限，大大降低生活质量。

【治疗】

1. 体位

俯卧位为主，当颈部发生病变时增加坐卧位治疗。

2. 循经取线

督脉、足太阳膀胱经、足阳明胃经。

3. 据穴取点

脾俞、胃俞、命门、肾俞、上髎、居髎、委中、足三里、华佗夹脊等。

4. 以筋取片

足太阳经筋、足少阳经筋。

5. 主要手法与手式

（1）手法：一指禅推法、缠法、滚法（以手背滚法为主）、点法、揉法、拨法、抹法（三指抹法）等。

三指抹法：可单手亦可双手操作。医者中指、食指、无名指自然分开，中指指腹在督脉上，其他二指指腹分别在双侧膀胱经上，由上而下抹之，频率由徐到疾，疾时间长，徐短，再由疾到徐。可施于腰部，更可施于整个背部。

作用：通经活络，增加气血运行，对肌肉组织有修复与调节恢复放松功能的作用。

（2）手式：水银泻地、伯牙抚琴、蜻蜓点水。

6. 常用被动运动治疗手法

拉撑法、牵拉法、卷法、跪法等。（以上各法参见"腰痛"治疗）

7. 操作

患者取俯卧位。

启示式：医者站立于一侧，单手从背部抹至骶部。

用一指禅推法由胸 1 始先走督脉，再走两侧膀胱经，在推之过程中遇穴、痛点可用缠法，3～5 遍后施一指禅横推式取两侧足太阳经筋，每侧至少 2 遍。改施揉拨等手法松解两侧足太阳经筋，注重腰部松解，同时可取伯牙抚琴手式，下肢走足太阳膀胱经、足阳明胃经。约 5 分钟后可用被动运动治疗拉撑法、牵拉法，法后即在背腰部施水银泻地手式 3～5 遍，后用三指抹法施之背腰部。暂停治疗，让患者下床进行走或进行前俯试验，问患者是否轻松些，并请其指出仍感不放松或疼痛的部位。约 1 分钟后再俯卧位进行治疗。

在背腰部施掌揉和手背滚法 1～3 分钟，再取跪法，以点、振、拨、揉手法为主，重点施治患者指出的不放松或疼痛的部位。跪法结束后要立即取俯卧位施掌揉和手背滚法进行放松，同时施蜻蜓点水手式，最后以三指抹法收之。年轻患者可加取卷法。

如患者病变涉及髋关节时则需取侧卧位进行治疗。

髋关节治疗以揉拨手法为主，围绕股骨大转子肌肉的肌腱、韧带与大腿部足少阳经筋治疗，可施运法。患者屈髋屈膝，医者托其大腿以顺时针与逆时针方向运髋关节。动作要慢与柔和，不可勉强而运，中老年患者更须谨慎。

【治疗关键】

（1）治疗强直性脊柱炎以腰部为主，腰部活，病亦活。腰部要以胸 12，腰 1、腰 2 节段，腰 4、骶 1 节段为中心。

（2）被动运动治疗手法在治疗中很重要。

（3）胸背部治疗要兼顾。

（4）髋关节僵硬患者在开始治疗时不宜做运法，宜取蓑翁摇橹手式。

（5）若病变涉及颈部僵硬或疼痛，患者可取坐位按颈肌综合征颈肌型治疗。

十九、尾骨挫伤

尾骨挫伤指尾骨因受外力直接损伤，产生疼痛。临床上它虽不是多发病，也是常见病。

【解剖及功能】

尾骨在人类是一个非常明显的退化结构，在青春期以后，四五个尾椎融合成一块尾骨，各个尾椎中只有第一尾椎稍具有椎骨的基本形状。尾骨呈三角形，底向上连接于骶骨，尖向下，为肛门尾骨缝所附着。

【病因病机】

多因行走不慎或路面光滑而突然跌倒，致使尾骨着地而损伤，轻者可造成尾骨挫伤，重者可造成尾骨脱位或骨折。

一指禅推拿认为，尾骨不易挫伤，两侧丰满的臀部肌肉包围着尾骨。在坐位时臀部肌肉托壅与保护着尾骨，而不使尾骨受到伤害。跌倒时首先臀部着地，臀部肌肉受强力刺激而产生强力收缩，可能对尾骨产生震动，造成牵涉痛或损伤。人较瘦、臀部肌肉也不丰满者，尾骨易现，跌倒时在臀部肌肉产生强力收缩的同时，尾骨会直接与地面碰撞产生损伤。因此临床上常见的尾骨挫伤患者要么体形肥胖，要么体形偏瘦，同时两侧臀部肌肉均伴不同程度的损伤。由于是向后跌倒，因此临床患者常伴有腰部疼痛。

【诊断要点】

（1）触诊可发现尾骨尖有明显压痛或拒按，两侧靠尾骨部位的臀部肌肉压痛或牵尾骨疼痛，患者不能平坐、平卧。在体形较瘦患者中还可触到尾骨末端有左右倾斜或向前倾斜。

（2）由于臀部的肌肉损伤，因此常可导致下肢直腿抬高受限。

（3）损伤严重者，应拍 X 线片，检查是否骨折或脱位。

【治疗】

如检查发现患者有骨折、脱位现象，应到骨科及时治疗，不属一指禅推拿治疗范围。

1.治疗体位

俯卧位、侧卧位。

2.循经取线

督脉、膀胱经。

3.据穴取点

肾俞、关元俞、秩边、中髎、下髎、委中、阿是穴等。

4.以筋取片

足太阳经筋。

5.主要手法与手式

（1）手法：一指禅推法、滚法、揉法、抹法、擦法、缠法、运法等。

（2）手式：蓑翁摇橹、伯牙抚琴。

6.常见被动运动治疗手法

侧身屈膝法、床边屈膝拨法。

7.操作

（1）俯卧位治疗。

启示式：医者站立于一侧，单手从背部抹至骶部。

用一指禅推法走腰骶部督脉、两侧膀胱经数遍，遇重点穴位及痛点可转缠法，法毕接伯牙抚琴手式，一手以骶部为主，另一手以足太阳经筋为主施法。再运用单手拇指指腹行揉拨法，若患者伴腰痛必先以腰为主，逐步下行达骶部及两侧臀部足太阳经筋，最后达尾骨两侧经筋，数遍后可取床边屈膝拨法，须向外进行揉拨，不可向内。揉拨法后施蓑翁摇橹手式，一手以掌揉尾骨两侧经筋为主，另一手在下肢部呈摇橹式。凡疼痛部位及痛点，需先轻后重，先徐后疾，按患者承受力使手劲。最后单手掌揉尾骨部，掌揉时气劲功力频率达 200 次 / 分以上，力争透热于内。再于腰骶施抹法结束俯卧位治疗。

（2）侧卧位治疗。

在俯卧位治疗过程中可知患者疼痛偏于左侧还是右侧，侧卧位先治其轻，后治其较重一侧。

一指禅推法从腰部始达臀部 3 ~ 5 遍，后以拇指指腹揉、拨、点、振各疼痛部位及痛点为治疗重点。取侧身屈膝法，重点揉拨尾骨两侧经筋，仍须向外施法，揉拨后即掌揉，散之，松之。再取髋关节运法，边运边掌揉或施滚法。凡伴腰痛者可参照腰痛治疗章节进行治疗。后以揉抹法结束治疗。

【治疗关键】

（1）挫伤的尾骨部除用掌揉外其他手法均不可用。

（2）尾骨两侧经筋是重点治疗部位，其次为臀部足太阳经筋，均以散、以松治之。

（3）掌揉尾骨部时气劲功力频率达 200 次 / 分以上，力争透热于内。掌揉指尖方向应向前上方，掌心在尾骨部位。

（4）因人有个体差异，疼痛方式也有不同，临床中对手法、手式、被动运动治疗手法要灵活掌握运用。对除尾骨部挫伤外的运动障碍，医者需有的放矢治疗。

【注意事项】

就"伤骨必伤筋"理论与患者沟通，减轻患者思想负担。

二十、股四头肌病变

股四头肌病变包括股四头肌损伤与股四头肌肌无力。股四头肌损伤属运动障碍疾病疼痛型，股四头肌肌无力属运动障碍疾病无痛型。

【解剖及功能】

股四头肌为大腿面最强大的肌群，可分4部：股直肌、股内侧肌、股外侧肌、股中间肌。股直肌起于髂前下棘，股中间肌起于股骨前面，股内侧肌和股外侧肌起于股骨背面，四肌向下集中形成一腱，包绕髌骨的前面和两侧，并延续为髌韧带止于胫骨粗隆。其功能为伸小腿、屈大腿，受腰2～4节段神经支配。

一指禅推拿认为，股四头肌生理功能除教科书上所述伸小腿屈大腿外，必须充分认识到股四头肌是下肢运动的主动肌，当人们站立时要靠股四头肌向心收缩，当人们做抬腿动作时要靠股四头肌离心收缩。知晓股四头肌的生理功能对临床治疗痛型运动障碍性疾病和无痛型运动障碍性疾病有着积极的指导作用。

【病因病机】

一指禅推拿认为，股四头肌是运动肌群，股四头肌的病变属运动障碍性疾病，可分为痛型与无痛型。

1. 痛型

直接暴力挫伤，运动时拉伤或产生挛急，运动过量产生疲劳性疼痛、胀痛，久经风、寒、湿，气血壅堵，经筋失和则痛。凡痛久，气血无营经筋，运动受限，不动或少动则萎。腰神经根的压迫或髋关节病变牵涉神经导致股四头肌疼痛、麻痛，这是股四头肌的牵涉痛，其因在腰、在髋。

2. 无痛型

大多因大脑运动中枢神经或传导路产生病变从而导致股四头肌产生运动障碍。必须说明的是在股四头肌产生运动障碍初期，股四头肌虽无法受到中枢神经的支配，但神经的敏感度以及气血运行基本正常，随着长时间不能恢复运动功能，神经敏感度逐渐减弱，气血不畅，血不养筋，久之则会产生失用性萎缩，量变到质变，形成股四头肌本身病变。

【治疗】

本节以治疗股四头肌痛型为主。腰神经根所致股四头肌痛型参见腰1～4神经根受压症治疗，无痛型治疗在无痛型疾病各论中论述。

1. 治疗体位

以仰卧位为主，侧卧位为辅。

2. 循经取线

足阳明胃经、足少阳胆经。

3. 据穴取点

居髎、风市、伏兔、足三里、阳陵泉、阿是穴。

4. 以筋取片

以股面足阳明经筋为主取之。

5. 主要手法与手式

（1）手法：一指禅推法、缠法、揉法、拨法、滚法、擦法、抹法、点法、振法、运法等。

（2）手式：弯弓射雕。

6. 常用被动运动治疗手法

床边摆膝法、屈膝压腿法。

（1）床边摆膝法：患者靠床边仰卧，小腿自然下垂，医者用膝关节顶摆患者小腿，使小腿做被动屈伸，同时医者在患者股面做各种手法。

作用：根据运动生物力学原理，使股部肌肉与髌韧带在运动中达到恢复放松功能。

（2）屈膝压腿法：患者仰卧，尽量使其膝关节弯屈至疼痛可以承受的最小角度，医者一手按于股四头肌下端部位（膝上部）向前方下压，另一手握其踝关节使足尽量不向前移，在患者可承受情况下逐步使足向后移动。

作用：被动拉伸股部肌肉与髌韧带。这一被动运动手法一般在床边摆膝法治疗后进行，临床症状不太严重情况下可单独进行。

7. 操作

（1）仰卧位治疗。

启示式：医者站立于患侧，单手在股面施抹法抹至小腿。

一指禅推法从腹股沟始向下横推腿部足阳明经筋，因足阳明经筋"其支者，结于外辅骨，合少阳"（《灵枢·经筋》），所以在推股部时应兼推大腿外侧，遇穴和痛点可用缠法、点振、点揉等法。约5分钟后顺足阳明经筋施拨法，顺肌肉纤维用拇指指腹横拨，轻重要有节律，疼痛部位可施揉拨法，约10分钟，改掌揉与掌擦法。若直立疼痛甚，掌揉与掌擦法方向需离心而向；若抬腿运动受限，掌揉与掌擦法方向需离心而向。转被动运动治疗手法，最后以抹法结束仰卧位治疗，抹法频率要快慢交错，迅如狂风骤雨，慢如"润物细无声"。

股四头肌因损伤后积水，临床可见抵止部即膝部肿胀，对其肿胀部位施手法时手劲应柔、绵，而且治疗时间要长些，多施双掌揉擦法透热，增加其局部气血循环，可逐步消除水肿。

仰卧位治疗结束后可令患者下床行走，并请其指出运动受限的部位和程度。如果某些症状未能改善可再次进行仰卧位对症治疗；如果症状减轻，则进入侧卧位治疗。

（2）侧卧位治疗。

一指禅推、点、揉、拨、振等手法综合运用于股髋关节部，以肌腱、韧带为主治之，于酸痛点、部位施点、拨、振手法使得气感至股面为佳。后施法逐步下移至股面、股外侧和小腿外侧，再行弯弓射雕手式，弯弓需缓，弓弦大小要根据病情、年龄而定。式罢即施掌揉、滚、擦等手法松其髋与股面，同时可运髋关节，再施抹法结束全部治疗。

【治疗关键】

（1）直立疼痛甚，掌揉与掌擦法方向需离心而向；若抬腿运动受限，掌揉与掌擦法方向需离心而向。

（2）膝部肿胀患者，肿胀部位动之则痛，医者需耐心治疗。推之痛甚，拒推，可以双掌揉擦透热手法为主，等到能接受时再施其他手法，屈膝压腿法和弯弓射雕手式暂时不施。

（3）点、振、拨股髂部，使得气感至股面为佳。

（4）常用被动运动治疗手法如床边摆膝法、屈膝压腿法与弯弓射雕手式对恢复股四头肌放松功能有明显疗效。

【附】髌韧带损伤

从解剖来看，股四头肌向下集中形成一腱，包绕髌骨的前面和两侧，并延续为髌韧带止于胫骨粗隆。其主要肌肉为股直肌，治疗时应以股直肌为主。

【病因病机】

一指禅推拿认为，伤筋必伤肌。髌韧带损伤一是因股四头肌损伤而致；二是因长期做下蹲工作，膝关节长时间屈曲，使髌韧带产生劳损；三是与不良生活习惯有关，如长时间蹲便、跪姿等；四是运动碰撞导致髌韧带损伤；五是运动不当，或行走不小心扭伤膝关节，如内外侧副韧带损伤，从而波及髌韧带损伤。

【临床症状】

行走跛行，膝关节屈伸受限，下蹲动作受限，上下台阶需侧身而上或需人搀扶。

【临床检查】

浮髌试验，特别是向下向上推髌骨时髌韧带疼痛，髌韧带损伤度不同，疼痛大小也不同。

【治疗】

髌韧带损伤和股四头肌损伤的治法基本相同。不同点在于增加了髌韧带掌揉擦法与拨法，不必侧卧位治疗。若是运动不当，或行走不小心扭伤膝关节，如内外侧副韧带损伤，从而波及髌韧带损伤，则先以主病治疗为主，髌韧带治疗为辅。

二十一、膝内侧副韧带、膝外侧副韧带损伤

【解剖与功能】

膝关节内侧副韧带、膝关节外侧副韧带呈三角形，桥架于股骨内外和胫骨内外部之间。当膝关节屈伸活动时，韧带在股骨内髁、外髁向前后滑动；膝关节完全伸直与完全屈曲时，韧带保持紧张；半伸屈位时，韧带保持松弛，关节不稳定，易受损伤。内侧副韧带与半月板相连，外侧副韧带从股骨外髁到腓骨头。副韧带的主要生理功能是加强关节侧面的稳定。在膝关节的韧带中，以膝关节内侧的副韧带损伤最多见。

【病因病机】

传统医学认为，韧带损伤为经筋之疾。经筋"弛纵""筋急"均造成气血不通，不通则痛，痛则运动受限。"弛纵"者，不胜收；"筋急"者，不松也。若局部造成淤血，则经筋壅堵，痛更甚。

现代医学认为，正常人的膝关节约有10°的外翻，因而膝关节外侧最易受到外力的冲击。当人体膝关节处于轻度屈曲位（即伸直150°～160°位）时，如发生扛挑重物滑倒、受外力于膝关节外侧、久蹲位突然起身、行跑过程中重心不稳等情况，就可因小腿猛然外翻而造成膝关节内侧副韧带损伤，小腿内翻则造成膝关节外侧副韧带损伤。如损伤外力较轻，则韧带在副韧带沟部发生筋急，或部分撕脱或部分断裂，外力重者也可完全断裂。因为膝关节内侧副韧带的深部纤维与内侧半月板相连，故在深部纤维断裂时，有可能伴有内侧半月板损伤，

或撕裂，或合并前交叉韧带撕裂。

一指禅推拿认为，在临床长期对膝内侧副韧带、膝外侧副韧带损伤治疗中认识到，现代医学虽然对其解剖位置及生理功能有详尽论述，但是他们只知其一，或者讲只见韧带，就韧带治韧带，而缺少"整体观念"，故在治疗时疗效往往不令人满意。从该病的临床观察研究中发现，凡膝内侧副韧带、膝外侧副韧带损伤都伴有半腱肌、半膜肌、股二头股、股薄肌的损伤，当下台阶、下蹲等动作时不仅运动受限而且有不同程度的上述肌肉部位的疼痛，或者上述肌肉部位的疼痛大于膝内侧副韧带、膝外侧副韧带部位的疼痛。这就告诉我们，一个部位的损伤，其结果并不只是单一的一个结构的损伤。运动中的主动肌与协同肌根据运动负荷大小、角度、受外力冲击大小、本身肌肉群（束）承受力大小等因素决定受伤的肌肉群（束），所以只单一看一个病变部位，就病治病是事倍功半的。

一指禅推拿同时认为，当韧带产生损伤时，其周围的骨骼肌或所属的骨骼肌必定损伤在前。伤骨必伤筋（肌肉、韧带、肌腱），伤筋（肌肉、韧带、肌腱）不一定伤骨；伤筋（肌腱、韧带）必伤肌，伤肌（肌肉）不一定伤筋（肌腱、韧带）。

大腿部分肌肉起、抵点及生理功能，详见表8-4。

表8-4 大腿部分肌肉起、抵点及生理功能

名称	起始	抵止	生理功能
股二头肌	长头：坐骨结节短头：股骨粗线中部	腓骨头	屈膝，伸髋或协助臀大肌伸直腰
半腱肌	坐骨结节	胫骨粗隆内下方	
半膜肌		胫骨内侧髁下缘	
股薄肌	耻骨下支前面	胫骨上端内侧面	内收髋关节，稍外旋

【临床症状】

（1）副韧带沟有明显压痛，膝关节屈伸受限。

（2）行走疼痛，上下台阶痛，尤以下台阶受限，只能用健侧先行，横行上台阶。

（3）下蹲受限，以健侧下蹲为主，蹲后起身更为艰难。

（4）严重者可见股四头肌萎缩，病证初期临床也可有膝关节肿胀。

【临床检查】

对于膝关节内侧副韧带、膝外侧副韧带的损伤，影像检查目前是检查不出来的，临床上一是靠临床症状，二是做临床检查，两者相合就可明确诊断。

1.旋转试验（麦氏征，Mc Murray 试验）

患者仰卧，患腿屈曲，医者一手按在膝上部，另一手握踝部，使膝关节逐渐伸直，并外展、外旋，如在此检查中膝内侧疼痛，说明内侧副韧带损伤，如伴有弹响声，说明内侧半月板也有损伤；如膝关节内收、内旋时膝外侧疼痛，说明外侧副韧带损伤，如伴有弹响声，说明外侧半月板也有损伤。

2.研磨试验

又称阿普莱试验，患者俯卧，屈膝呈 90°，医者双手用力沿患者小腿纵轴向膝关节施加压力，同时将小腿向上牵拉做外展、外旋或内收、内旋动作，若引起疼痛，则示膝关节内侧副韧带、膝关节外侧副韧带有损伤。

另外临床上也可做副韧带分离试验（又称侧向试验）进行检查。方法如下：患者取仰卧位，下肢伸直，股四头肌放松，医者一手握患肢小腿部，另一手以膝内侧或膝外侧为支点，使小腿内收或外展，如出现疼痛则为阳性。

【治疗】

1. 据穴取点

一般取痛点为主。

2. 以筋取片

内侧副韧带损伤：半腱肌、半膜肌。外侧副韧带损伤：股二头肌、阔筋膜张肌。

3. 主要手法

一指禅推法、缠法、擦法、拨法、揉法、抹法、滚法、点法、振法等。

4. 常用被动运动治疗手法

床边足背屈法：患者取俯卧位，将患肢足放于床边。一医者在股后施行手法，另一医者以股面顶患者足底并反复使其足背屈。

作用：在股后施行手法的同时做足背屈，可迅速使股后肌肉恢复放松功能，比股后单施手法要事半功倍。

5. 操作

1）仰卧位治疗

若患者膝关节不能平放，可在膝下垫个枕头。

启示式：施抹法从股面抹至小腿。

取一指禅推法从腹股沟始横推而下至髌韧带，边推边询问疼痛点，2遍左右。后可对痛点施缠法、点振法、揉拨法，再推至外侧副韧带部或内侧副韧带部，如外侧副韧带损伤必从阔筋膜张肌而下。推约2分钟改掌揉，可双手同时施掌揉，一手在副韧带部，一手在股部；或双手在内测副韧带部、外侧副韧带部。膝关节肿胀的患者一般表现为股四头肌前部肿胀，因此对股四头肌的治疗要多花点时间。

2）俯卧位治疗

内侧副韧带损伤取半腱肌、半膜肌，外侧副韧带损伤取股二头肌、阔筋膜张肌，施一指禅推法接揉拨法，转滚法。所行手法必达其肌肉束抵止部，3～5遍。后施被动运动治疗床边足背屈法，此时以揉拨法为主，以疼痛甚部为中心，逐步减轻疼痛，再施掌揉、掌揉擦法，舒其筋，通其气，活其血。

法毕，可让患者下床做上下台阶或下蹲试验，并指出运动受限的部位与状态。一般治疗后症状减轻，行走轻松，治疗结束。如症状未减轻可再做俯卧位治疗，股面症状未减轻则做仰卧位治疗。

【治疗关键】

（1）内侧副韧带损伤取半腱肌、半膜肌，外侧副韧带损伤取股二头肌、阔筋膜张肌。半腱肌、半膜肌施揉拨法，最好由里向外揉拨。

（2）施被动运动治疗床边足背屈法时两个医者配合要默契，有时让足强制性背屈，收效更佳。

（3）治疗过程中还要检查髌韧带是否疼痛，髌韧带在副韧带损伤过程中亦会损伤，或本已劳损。当副韧带通过治疗不断恢复，而髌韧带仍损伤时，也会造成运动受限。

【附】半月板损伤

【临床症状】

除副韧带损伤的症状外，其临床症状特点是行走时膝关节内有半月板活动的响声，并会出现交锁现象。交锁现象指膝关节被突然卡住，锁定于一个角度，立即不能行走，需稍做活动，如复听响声，交锁现象解除，则方能行走。

【病因病机】

膝关节是人体最大关节，也是人体运动的主要关节，支撑着人体大部分重量。膝关节完全伸直与完全屈曲时，韧带保持紧张；半伸屈位时，韧带保持松弛，关节不稳定，易受损伤。因为膝关节内侧副韧带的深部纤维与内侧半月板相连，故在深部纤维断裂时，可能伴有内侧半月板损伤或撕裂。

长期副韧带损伤导致膝关节不稳定也可能造成半月板损伤。膝关节腔狭窄，结构性变化，当受外力导致关节不稳定时也会造成半月板损伤。

半月板损伤多发于下肢运动激烈、从事下蹲工作、久坐人群。另外风、寒、湿的侵袭也是使肌肉、韧带病变的因素，从而导致半月板损伤。

【治疗】

"伤骨必伤筋"，治半月板损伤先须治其筋。筋健，则半月板稳。只要半月板未破碎，通过治疗均可自行修复。

大体参照膝内侧副韧带、膝外侧副韧带损伤治疗，但要注重对膝关节的推、揉，增加膝关节腔内关节液分泌。

二十二、膝交叉韧带损伤

膝关节交叉韧带损伤是临床常见病，陈旧性膝关节交叉韧带损伤临床中往往误诊为膝关节炎。

【解剖与功能】

膝关节是连接股骨和胫骨的"轴承"，同时又是支撑身体重量的关键节点。股骨和胫骨之间通过两个半月板相接触，接触面有软骨，可以缓冲压力。膝交叉韧带，俗称十字韧带。顾名思义，它是由两条呈"十"字形交叉的关节内韧带组成的，分别叫作前交叉韧带及后交叉韧带，连接股骨与胫骨。它的主要作用是限制胫骨向前过度移位，与膝关节内其他结构共同作用以维持膝关节的稳定性，对膝关节做屈伸运动、轻微的旋转运动和正常行走至关重要。在屈伸运动过程中，交叉韧带负责保持前后方向的稳定和旋转稳定。换句简单的话说，交叉韧带连接了大腿骨和小腿骨，使这两个长骨成为一个一起运动的、协调的有机整体，帮助人体完成精美的运动、舞蹈等动作。

【病因病机】

暴力使膝关节过伸或过度外展可造成膝关节前交叉韧带损伤。如屈膝时，外力从前向后加于股骨，或外力从后向前撞击胫骨上端，均可造成前交叉韧带损伤甚至断裂。膝关节前脱位常由过伸引起，必然伤及前交叉韧带。如为过度外展引起，可同时发生内侧副韧带断裂和后脱位。

前交叉韧带的损伤常发生于各种运动中，篮球、网球、足球、排球、滑雪、滑草、跆拳道等都是常见的运动伤害源。受伤的瞬间，有些人可以听到"啪"一声，接下来便无法继续运动，若勉强运动，便会产生膝关节不稳的感觉。笔直站立时还好，若稍微走的不对，便会感觉好像扭到，快要跪下去一般。若合并半月板的损伤，常会有膝痛或膝关节被什么卡住而伸不直的感觉。交叉韧带损伤若没有得到很好的治疗，膝关节不稳定继续存在，久而久之，便会引起关节软骨损伤，进而形成退化性关节炎。

一指禅推拿认为，膝关节是人体内最重要的负重关节之一。当人体行走时，每侧膝关节都要在短时间内交替承受全身体重和运动加速度的作用，在肌肉保护不力的情况下容易引起关节内部交叉韧带的损伤。膝关节韧带起连接、制约作用，腿部强大的屈伸肌群可产生膝关节运动的动力，当屈伸肌群肌张力极度不平衡时就会导致膝关节韧带损伤。如屈膝时，有外力从前向后加于股骨或外力从后向前撞击胫骨上端，此时大腿肌肉向后方强制性收缩，小腿胫骨运动方向向前，加上力的作用，就会造成关节不稳定，导致前交叉韧带损伤甚至断裂。

【临床症状】

交叉韧带损伤后，膝关节有严重肿胀、疼痛，关节功能障碍，在步行时膝关节漂浮不稳、无力，膝关节有脱臼的感觉，不能参加体力劳动及体育运动。大多数人受伤后常因 X 线片未见骨折而漏诊，继续做膝关节活动而加重损伤；或因诊断为"关节扭伤"，错过韧带修复的最好时机，导致大腿肌肉萎缩。

【临床检查】

抽屉试验（见第五章）。

【治疗】

1. 据穴取点

犊鼻、膝眼、伏兔、梁丘、血海、殷门、委中、承山、膝关、曲泉、阿是穴。

2. 以筋取片

股四头肌、股二头肌、阔筋膜张肌为主。

3. 主要手法

一指禅推法、拨法、揉法、点法、滚法、缠法、抹法等。

4. 常用被动运动治疗手法

俯卧屈膝拨法、俯卧足背屈揉拨法。

5. 操作

（1）仰卧位治疗。

该症伤筋，其筋为韧带，韧带伤，肌必伤。当股屈伸肌在极度不平衡的情况下时，膝关节不稳定，有可能造成交叉韧带损伤，同时股四头肌、髌韧带、副韧带也会损伤。在仰卧位时主要治疗交叉韧带损伤的并发症，如膝关节肿胀、髌韧带损伤、副韧带损伤等。在临床治疗运动障碍性疾病时，几乎没有仅对单病进行治疗，大多都伴有并发症。

膝肿痛：手法当选一指禅推法、拨法、掌揉法、擦法、滚法，手劲必柔。治疗以活血化瘀、松筋解痉、消肿止痛为目的。

髌韧带损伤、副韧带损伤：参见相关章节治疗。

（2）俯卧位治疗。

启示式：单手从股二头肌施抹法向下至小腿腓肠肌。

取一指禅推法从股后及内侧部肌群始，逐步向下横推至腓肠肌，在推的过程中要询问患者疼痛部位或点，在疼痛部位或点可用缠法交替施之。3～5分钟后转揉拨法，再取滚法，注重疼痛部位或点的治疗。后将重点移至腘窝部，腘窝部是股部、小腿部肌肉束（腱）汇聚的地方，从经筋理论上讲是"聚、结"部，以缠法、点揉、揉拨为主，手劲先柔后刚、刚柔并用，同时取俯卧屈膝拨法（图8-9、图8-10）、俯卧足背屈揉拨法（图8-11、图8-12）。揉拨法后马上用掌揉与掌揉擦振法使气血运畅。术毕。

【治疗关键】

（1）交叉韧带损伤是综合性的，仰卧位的治疗十分重要。

（2）股后肌群的治疗不仅只考虑股二头肌，还得重视半腱肌、半膜肌以及股内侧肌群，治疗时必须掌握疼痛部位与痛点。

（3）一指禅推拿对通关过节的功效比任何治疗都优，而首选手法除了揉拨法，（扇形）掌揉与掌揉擦振法也十分重要。一指禅手法在运用时不可拘泥，可单式用之，亦可联合用之。

（4）交叉韧带损伤严重者疼痛甚，治疗时应掌握好手劲，因病、因人而施。

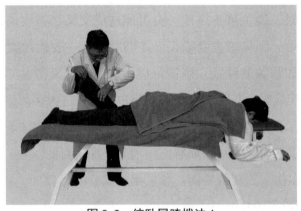

图8-9　俯卧屈膝拨法1

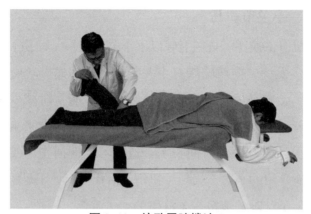

图 8-10　俯卧屈膝拨法 2

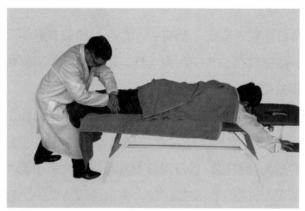

图 8-11　俯卧足背屈揉拨法 1

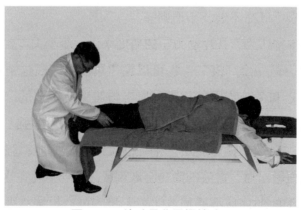

图 8-12　俯卧足背屈揉拨法 2

二十三、小关节扭伤

小关节扭伤（损伤）是指肘膝以下小关节扭伤（损伤），是临床中的常见病、多发病。中西临床对小关节的损伤疼痛、功能障碍基本无良方。封闭、治痛药物、外敷膏药等治疗都不能及时减少疼痛，或者立即恢复其运动功能。小关节扭伤（损伤）疼痛，带来生活、工作、学习、运动等诸多不便，时间长了会造成习惯性损伤，或产生关节的病变。本节所介绍的小关节损伤（扭伤）治疗专指：手足腕、踝关节、手指指关节、足趾趾关节扭伤（损伤）。

【病因病机】

所有关节的扭伤（损伤）都有一个共性，即关节屈伸受限。一般为用猛力所致，或急性损伤未能治愈（痛与不痛之间）而形成慢性劳损，或因慢性劳损量变而致运动受限。

现代医学认为，在生活、劳动、体育运动中，因动作不慎而跌扑、扭闪，或用手掌猛力撑地，或猛然扭转腕、踝关节超过正常活动范围或韧带、肌腱的弹性极限，以及因暴力直接打击均可引起本病。

传统医学认为，腕、踝关节疼痛大多由外因所致，风寒湿邪致关节经脉不通，经筋紧而筋急，或因跌扑、扭闪而致血瘀，血瘀则可红可肿可痛，血瘀则气血不通，不通则痛。

一指禅推拿认为，从运动力学的角度来讲，每个关节都有一定的生理运动范围，即一个"度"，也可以说"角度"，而这个度是由各关节的不同构造和关节周围的韧带、肌肉与肌腱所决定的。关节因受力不均或一侧太过，一侧关节周围的韧带、肌肉组织发生强烈牵拉延展，这些软组织在强烈牵拉延展后产生强烈收缩甚至挛急；强烈牵拉延展会使其毛细血管出血，血液的渗透会即刻或逐步产生血（水）肿；腕、踝关节因支配的伸屈肌群受损或肌力不足，可产生腕、踝关节部的牵涉痛，造成运动障碍。

关节的运动是由关节周围的肌肉在神经的支配下协同产生的，所以一局部损伤的关节还可能导致相关的肌肉组织产生运动损伤。

关节周围软组织的损伤首先发生，严重的会使韧带撕裂或断裂；其次才会使关节骨性损伤。这是关节扭伤（损伤）的因果关系，也是治疗关节扭伤（损伤）的指导理论。

【临床症状】

在工作、运动等日常生活中临床小关节损伤千奇百变，但万变不离收缩功能、放松功能、延展功能失调。下面重点介绍手、足常见的小关节损伤临床症状。

1. 指间关节扭伤

关节周围可能有肿胀，疼痛使功能障碍、手指屈伸活动受限、常不能握拳等。手指偏向一侧畸形，如有关节囊撕裂，侧向运动更明显，可摄 X 线片，诊断掌指关节或指间关节有无向侧方脱位。

2. 指间关节扭伤

一般以韧带（肌腱）损伤为主。指间关节是由指骨与指骨构成的一种滑车关节，在关节囊的两侧附有韧带以加强关节的牢固性与运动性，而达到灵活、有力。

3. 腕关节扭伤

腕关节周围可能有肿胀，疼痛使手不能用力、腕关节运动功能障碍，也可局部产生疼痛，如常见拇长伸肌肌腱损伤。本章节把桡骨茎突狭窄性腱鞘炎也并入腕关节扭伤之中。

腕关节扭伤一般以韧带（肌腱）损伤为主，有急、慢性之别。急性多由跌扑以手掌撑地，或运动手腕用力不均、太猛，或拧物用腕力（腕力从一定角度讲也是臂部肌力做功的总和）不均、太猛等所致。慢性多为腕关节扭伤未能彻底治疗，随着逐步劳损而产生腕关节疼痛；或长期做腕部工作、运动时疼痛轻微时又无痛，疼痛逐步增加产生劳损。

拇指腕掌关节为鞍状关节，由大多角骨及第一掌骨底构成。此关节具有独突的关节囊韧带及滑膜，但比较松弛，便利第一掌骨活动。拇指腕掌关节在拇长展肌的牵引下，稳定于内收屈曲位，二肌相拮抗使虎口加大，在拇指腕掌关节稳定基础上，拇长屈肌腱与拇长伸肌腱可使拇指末节发挥最有效的功能。只要这个关节保持于功能位，指间关节能充分活动，拇指就能保持良好功能。

4.踝关节扭伤

踝关节扭伤是运动和日常生活中的常见病，占全身关节扭伤的80％以上。踝关节活动多，负重大，任何年龄均可发生扭伤，尤其运动扭伤最多。常因在高低不平的路面走路、跑步、下坡、下楼梯时踝跖屈曲位突然向内或外翻转所致，这时踝外侧韧带或踝内侧韧带受到强大的张力作用而扭伤，轻者造成软组织损伤、韧带撕裂，重者可导致骨折或脱位。

在运动员中足球运动员、体操运动员受伤概率较大。治疗不当，可成为习惯性扭伤，使一些运动员运动生涯终止。临床上以内翻损伤最为多见，其原因是外侧韧带较内侧韧带薄弱，而且外踝细长靠后，位置较低，内踝宽扁靠前，所以外侧韧带损伤较多，尤其距腓前韧带损伤更多见。外翻损伤严重时，可能伴有腓骨外踝骨折。

【诊断】

治疗前必须进行详细的被动临床检查。

1.手腕关节检查

对手腕进行背屈、背伸、左右旋转试验，查明运动受限的主要运动方式和主要疼痛部位。再做握力试验，可令患者双手分别同时用力握医者手指。在试验过程中查明疼痛部位，以便在治疗时采取相对的运动被动治疗。

2.踝关节检查

对踝关节进行背屈、背伸、左右旋转试验，查明运动受限的主要运动方式和主要疼痛部位，以便在治疗时采取相对的运动被动治疗。

【治疗】

1.体位

手腕关节痛一般可取坐位，踝关节痛以卧位为佳。

2.循经取线

（1）手腕关节痛：手三阳经。

（2）踝关节痛：足三阳经。

3.据穴取点

（1）手腕关节痛：曲池、手三里、外关、阳池、腕骨、阳溪、阿是穴等。

（2）踝关节痛：足三里、阳陵泉、解溪、丘墟、昆仑、阿是穴等。

4.以筋取片

（1）手腕关节痛：手三阳经筋。

（2）踝关节痛：足三阳经筋。

5.主要手法与手式

（1）手法：一指禅推法、食指指节推法、食指指节拨法、拨法、揉法、大小鱼际滚法、搓法、摇法、抹法等。

（2）手式：仙鹤点头。

6.操作

启示式：上肢手腕关节痛治疗用单手指腹施抹法抹前臂伸肌2遍或3遍，下肢关节痛治疗用单手指腹施抹法抹小腿胫骨前肌2遍或3遍。

1）先取三阳经筋用一指禅推法与食指指节推法有重点推5遍左右，意在通筋，引气血下行。

2）后下行推至疼痛部位，手劲必先以柔为主，逐步至刚。对于腕关节损伤，可将食指指节推法改换成食指中节背面推法，推约5分钟。食指中节背面推法接触面较大，适合在较小面积部位施以柔为主的手法。对重点穴位可点、可点振之。

3）于三阳经筋及疼痛部位做松解治疗后，进行被动放松治疗。具体方法如下。

（1）背屈疼痛：医者用左手轻轻将手腕或足背进行被动背屈，当患者感到疼痛时须问清疼痛部位，这时医者根据其疼痛部位认清相关的经筋，从而对肘关节或膝关节以下部位经筋取推、滚手法进行放松治疗，逐步下移，对关节部肌腱、韧带重点治疗，可加食指指节拨法，施拨法时必施截断肌纤维或肌腱走向的横拨。在治疗过程中医者左手有意识地加大背屈角度，如背屈角度增大说明已见效。手腕关节治疗可用仙鹤点头手式，点头的幅度不可过大方能达到治疗效果。

（2）内旋疼痛：手腕部治疗大体与背屈疼痛相似，只不过医者左手将患者手腕进行被动内旋治疗。有一部分患者手腕内旋疼痛表现在腕屈肌放松功能失调，治疗时则应调节恢复腕屈肌放松功能。足踝关节内旋疼痛一般表现在以腓骨长肌腱、小腿十字韧带、趾短伸肌为主的损伤、挛急而致放松功能失调。被动放松治疗时将足背内旋，以一指禅推法、食指指节推法、食指指节拨法、小鱼际滚法等治疗，同时医者左手不停地做踝关节内旋活动，以助其肌肉、肌腱、韧带在运动治疗中逐步恢复放松功能。

（3）外旋疼痛：对于手腕部的损伤，必须查明是屈侧的病变还是伸侧的病变，治疗方法与上述大体相似，只不过医者左手将患者手腕进行被动外旋治疗。踝关节在外旋疼痛中往往牵涉足跟跟腱内侧以及内踝下缘疼痛，治疗时可令患者取俯卧位，将小腿垂直于治疗床面进行治疗。其优点在于方便医者操作，方便操作则能使肌肉、肌腱、韧带易调节恢复放松功能。

（4）背伸疼痛：在查明是屈侧的病变还是伸侧的病变的基础上，医者将患者的腕关节或踝关节做被动背伸运动，治疗手法大体与上相同。手腕关节治疗可用仙鹤点头手式，点头的幅度不可过大方能达到治疗效果。若踝关节背伸疼痛以屈肌与跟腱部为主，则取俯卧位，小腿垂直于治疗床进行治疗。踝关节背伸时足背部的疼痛大概在跖腱膜、趾短屈肌、趾长屈肌腱等部。

指关节与趾关节损伤多用食指指节推法加搓法。一般因指（趾）屈肌的劳损而至蚓状肌、肌腱的劳损，当然临床中有局部单纯性蚓状肌、肌腱的劳损。

以上治疗不可孤立进行，要牢牢掌握一指禅推拿关于运动的主动肌与协同肌的理论和一指禅推拿中的哲理。

最后均以抹法结束治疗。

【治疗关键】

（1）检查疼痛部位与痛点（部）是第一关键。

（2）调节、恢复经筋（肌腱、韧带）放松功能是治疗关键之一。

（3）被动运动放松治疗是疗效的保证。

（4）正确运用好食指指节推法、食指指节拨法、食指中节背面推法，对肌肉、肌腱、韧带的松解有很大的帮助。

【注意事项】

一指禅推拿治疗腕、踝关节疼痛时，对红肿疼痛患者应首先排除骨性病变。

【按语】

一指禅推拿从不主张用有损患者的体外膏药、活络油类进行推拿治疗。如果关节肿痛患者皮肤适应或不嫌弃挥发气味，在最后施掌揉法、擦法与小鱼际滚法等放松治疗时，可适当涂少许活络油类于肿痛处进行治疗。

二十四、软组织劳损

临床上有各种软组织劳损，在现代医学中大多称其为"炎"，如肌炎、肌腱炎、筋膜炎等，另外还常以"紊乱症""综合征"命名。软组织劳损大多是软组织慢性劳损，或急性损伤，或慢性劳损急性发作，有一个共同点，属于痛证，即一指禅推拿所归纳的疼痛型病证。其共同特点就是软组织的挛急、拘紧。从中医理论来说就是经脉不通，经脉壅堵，不通则痛，无论是出血型、瘢痕型，还是撕裂型等都具备这一特性。疼痛是软组织病变的基本特性。

软组织是运动的根本、运动的动力，是维系关节的纽带，也是骨骼、关节的保护神。软组织劳损会使肌力不平衡，肌力不平衡就会逐步产生关节性变，如常见腰椎侧弯、腰椎僵直等。这就告诉我们软组织劳损是因，关节性变是果。临床治疗必究其因方能有效其果。这里需要说明的是骨质增生是在漫长时间内，人体为适应本身生活、工作、活动的肌力需求，而产生的细微骨性增生，长期刺激骨膜也会造成相应的骨性增生。骨性增生是生理性的，骨质增生不是各种软组织劳损的病因。

神经从脊椎发出后即伴随所支配的肌肉走行，血管也是如此，伴随肌肉组织走行并给予营养。当一些软组织劳损时就有可能压迫到神经或血管，所以，一些神经痛证与无痛型的神经麻痹证、痿证，其表现形式均是肌肉群（束）的疼痛或瘫痪。血管性的疼痛病证表现形式之一也是肌肉组织的疼痛。

软组织劳损不是单一的。人体的运动本身是整体的，一个动作必须有主动肌与协同肌共同完成，而主动肌与协同肌在运动的方向或角度变化时也会转化。比如肩关节外展这一动作，从肌肉来说肱三头肌、三角肌后部、背部与肩胛部的肌肉为主动肌，而肱二头肌、胸大肌、胸小肌、三角肌前中部则是协同肌。临床中治疗各种软组织劳损必做认真的临床检查，要全面考虑其疼痛的因与果，要有辩证思维。在治疗中突显一指禅推拿中的哲学理论，在治疗中彰显被动运动治疗，在治疗中紧扣治疗关键。

一指禅推拿治疗软组织劳损具有很强的疗效优势，针所不及，一指禅推拿可达；药物不及，一指禅推拿可治。

法出于理，理通，法随理而出，法随理而治。临床上有各种软组织劳损，本书就不一一在各论中列目写出。

【治疗关键】

（1）掌握一指禅推拿理论，指导临床治疗。

（2）治疗软组织劳损不要被现代医学中的一些病名所左右，而应通过治疗前临床检查，结合患者主诉，找出运动障碍的病因所在。

（3）充分发挥一指禅推拿点、线、面、片、节的特点，手法与手式灵活运用。

（4）以松治痛，是一指禅推拿治疗软组织劳损的治则。必要时对痛点进行一定强度的刺激，手劲要因人、因病而异，因病灶深浅而施，松解局部粘连与筋紧、筋急。强刺激手法以缠法、拨法、揉拨法、点法、点振法为主，强刺激后要立即施以柔、绵手劲的手法，逐步放松，杜绝使用蛮力。

（5）被动运动治疗是提高治疗效果的法宝。这要求一指禅推拿中运动生物力学理论和肌肉解剖有所掌握。

（6）治病必究其因，一指禅推拿治疗软组织劳损更需如此，除局部疼痛外，不可哪里疼痛治哪里。哪里疼痛治哪里，是"以痛为腧"具体治疗方法之一，"腧"指穴位。

二十五、跟腱损伤

跟腱损伤也称跟腱拉伤，是运动障碍性疾病中的常见病，多发于爱好运动人群和老年人。急性跟腱损伤如治疗不当可成为陈旧性跟腱损伤或多发性跟腱疼痛，导致运动受限。跟腱损伤和跟腱周围炎名称不同，但病因病机基本相同。因为是结缔组织的损伤，所以治疗难度较大。导致刘翔退出比赛的是一种名为"跟腱止点末端损伤"的特殊疾病。"跟腱止点末端损伤"又称为"跟腱止点末端病"。之所以称之为特殊的疾病，是因为这类疾病只发生在运动员和体育爱好者身上，一般人群中极少有此伤病。而导致这类疾病发生的主要原因是在反复奔跑和牵拉过程中造成跟腱止点的变性损伤、脆弱，有时甚至会断裂。这类损伤除了发生在跟腱处外，还有可能发生在膝关节、肘关节和肩关节。

【解剖及功能】

跟腱长约15cm，由腓肠肌向下移行的肌腱构成。腓肠肌起自股骨内外上髁，两根肌腱在小腿后面的中上部结合在一起，向下移行成腱，再与深层的比目鱼肌肌腱结合，形成跟腱，最后止于跟骨结节。跟腱与表层的深筋膜之间有一腱围组织，其结构近似滑膜，共7层或8层，各层之间虽有结缔组织联系，但互不黏合。跟腱腱围组织在踝关节屈伸过程中起润滑作用，避免跟腱磨损。跟腱是人体最强有力的肌腱，在胫神经的支配下屈小腿、提跟骨、使足跖屈，是行走和弹跳的主要肌腱。跟腱若是完全断了就会寸步难行。传说古时候有一种把人的两侧跟腱挑断（又叫"挑跟筋"）的刑罚。

【病因病机】

跟腱损伤多因急性过度拉伤引起，常因肌肉急骤强烈收缩而造成跟腱损伤，也可因反复做超过本人活动能力的跑跳运动逐渐劳损而发病，此外，蹲、震、拐、颤等动作以及从高处下跳等也可引起本病。跟腱慢性劳损、退化变性，多发生于运动员、舞蹈演员等，人到中年以后活动锻炼减少，在进行较强弹跳时更易发生本病。跟腱周围炎是指跟腱损伤后局部组织代谢失常，血液循环障碍，跟腱及周围血液供应不足，导致跟腱周围组织变性、坏死、粘连，从而发病。平底足在同等运动量中易发生跟腱损伤。

一指禅推拿认为，跟腱损伤主要是因为小腿腓肠肌、比目鱼肌收缩力太过。从肌肉力学观点来看，当小腿腓肠肌、比目鱼肌产生强烈收缩时，收缩力向上，跟腱则在远端的力的支点，承受力最大，如超出其所负担承受的张力时，跟腱则损伤，在跟腱较脆弱、薄弱、韧性差时则可能撕裂、被拉断。跟腱损伤了就会导致血液循环障碍，周围血液供应不足或产生血瘀等，逐渐发展为周围组织炎。虽称之为"炎"，其实不是有菌性炎症。跟腱损伤只是一般性损伤，而跟腱周围炎比跟腱损伤在损伤程度上严重，发病机制相同。

"跟腱止点末端损伤"其实也不是什么特殊的疾病。正如上文所述，跟腱在远端的力的支点，跟腱止点末端承受力最大，极易受损，当受损严重时，大多以跟腱止点末端部损伤为主。不过应注意的是，既然跟腱止点末端损伤，那么整个跟腱和小腿后缘肌群肯定损伤，只是损伤的严重度不同而已。

为什么在跟腱损伤中疼痛部位不同，有的偏跟腱外侧，有的偏跟腱内侧，有的在足跟跟骨部等。主要由于腓肠肌、比目鱼肌在做收缩运动时的用力位置、角度等不同从而导致肌腱的损伤部位不同。肌腱损伤必定相应的肌肉组织也有不同程度的损伤，伤筋（肌腱）必伤肌，治筋（肌腱）必先治肌。

【临床表现】

主要症状是跟腱疼痛，轻者跟腱部疼痛主要发生运动、行走刚开始时，后逐步减轻，如晨起下床时跟腱痛而使行走艰难，多行后则减轻，跑跳疼痛会加重，上下台阶、下蹲、弓箭步等，凡牵涉跟腱的动作均会产生不同程度的疼痛，用手按之则有局部酸胀痛感，跟腱紧硬无韧性或变形，肌腱会肿大，部分病变区域出现结节。跟腱炎是指跟腱及周围的腱膜在行走、跑跳等剧烈运动时劳损，部分纤维撕裂、充血、水肿、纤维变性，甚至钙化等，以局部疼痛、足跟不能着地、着地则跟腱部疼痛、踝关节背伸或背屈疼痛加重等为主要表现的无菌炎症性疾病。纤维撕裂后一般可在跟腱部触及一横沟，如果怀疑跟腱已经断裂，可进行核磁共振检查确诊。

【治疗】

1. 据穴取点

委中、承山、太溪、昆仑、阿是穴。

2. 以筋取片

小腿后缘肌群，即腓肠肌、比目鱼肌。

3. 主要手法

一指禅推法、拨法、揉法、擦法、滚法、抖振法、抹法等。

4. 常用被动运动治疗手法

俯卧足背屈拨揉擦法、俯卧屈膝压足滚擦法。

俯卧屈膝压足滚擦法：患者取俯卧位并屈膝，医者一手握其足跟，前臂平放至其足面下压使足背屈，亦可有节律下压，另一手使滚法或滚擦法。

作用：使腓肠肌、比目鱼肌被动拉伸，加之手法使其恢复放松功能。

5. 操作

患者取俯卧位。

启示式：医者单手施抹法从腘窝抹至足跟部。

以一指禅推法横推从腘窝始下行腓肠肌、比目鱼肌达足跟，来回5遍左右，后重点推其疼痛部位（点）并以跟腱部为主，再施揉拨法由上至跟腱部，达跟腱部时可换食指指节拨法，复取揉擦法，揉擦法必取向心方向操作，再自小腿肌肉中上部逐步下移至中下部施抖振法。同时医者转至患者足跟后将患腿移至床边，用双手掌在小腿两侧施掌揉法，法后医者施俯卧足背屈拨揉擦法半分钟以上，再转俯卧屈膝压足滚擦法，半分钟以上，治后施抹法而终。

治后最好请患者下床做治疗前运动障碍性活动，观察疗效及其障碍情况后，可进行针对性治疗。

【治疗关键】

（1）施揉擦法、掌揉法、俯卧足背屈拨揉擦法和俯卧屈膝压足滚擦法频率要徐疾有序，以疾为主，透热为佳。透热方能增加气血循环，亦可促使恢复放松功能，达到肌腱修复、消肿止痛的目的。

（2）揉擦法必取向心方向操作。

（3）施俯卧屈膝压足滚擦法时压足背屈患者小腿肌肉或跟腱定有疼痛，因此下压力必须适中，或逐步加大背屈角度，因病而施。

（4）观察疗效及其障碍情况这一环节也是非常重要的，可掌握治疗情况，进行针对性治疗。

二十六、足跟痛

足跟一侧或两侧疼痛，不红不肿，行走不便，称足跟痛。

【病因病机】

现代医学认为，引起足跟疼痛的原因较多，临床上主要有①跟腱周围炎；②跟骨骨刺；③跟骨骨膜炎；④跟骨下脂肪垫损伤；⑤跟骨骨折；⑥跟骨皮下滑囊炎；⑦跗骨窦软组织劳损；⑧跟骨结核、肿瘤等。

足跟的骨质、关节、滑囊、筋膜等处病变均可引起此病，常见的为跖筋膜炎，往往发生在长时间站立或行走的工作者，长期、慢性轻伤可引起，表现为跖筋膜纤维断裂及修复，在跟骨下方偏内侧的筋膜附丽处骨质增生及压痛，侧位 X 线片显示跟骨骨刺。

传统医学认为，足跟疼痛多由肝肾阴虚、痰湿、血热等因所致。肝主筋、肾主骨，肝肾亏虚，筋骨失养，复感风寒湿邪或慢性劳损便导致经络瘀滞，气血运行受阻，使筋骨肌肉失养而发病。

一指禅推拿认为，足跟疼痛除现代医学与传统医学所述病因病机外，与足趾屈肌有关，是由其急性或慢性损伤所引起的疼痛。

一指禅推拿对临床足跟疼痛进行总结，将疼痛部位（点）分成3个区域（图8-13），每个区域具有不同的病因病机，使临床治疗有的放矢。

1区：以跟腱、腓肠肌、比目鱼肌等劳损为主。

2区：以蹈指展肌、足底长韧带跟骨附着部、跟部肌肉等劳损为主。

3区：以足底长韧带、趾短屈肌、足底方肌等劳损为主。

具体疼痛区域和常见压痛点如图8-13所示。

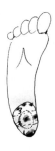

1区：以跟腱、腓肠肌、比目鱼肌劳损为主

2区：以蹈展肌、足底长韧带跟骨附着部、根部肌肉劳损为主

3区：以足底肌腱、趾短屈肌、足底方肌等劳损为主

- 常见压痛点
- 疼痛区域

图 8-13　足跟疼痛分区示意图

人的脚底部由 33 个关节、100 多块肌腱和韧带组成。肌肉与韧带在一个狭窄的区域内，反复地牵拉摩擦容易导致韧带和骨骼结合部位劳损（损伤），造成疼痛。同时，体重也和足跟疼痛有一定关系。一般来说，较胖的人、扁平足的人更容易患足跟疼痛。

一指禅推拿认为足跟骨骨质增生不是发病的原因，跟骨骨质增生只能增加发病的概率。当疼痛消失后，骨质增生也不会改变减小，骨质增生也是骨。当跟骨骨质增生相当严重时，可考虑手术治疗，一般不需手术治疗。

【临床症状】

足跟疼痛是一种症状，主要以跟部疼痛为主，酸胀或针刺样痛，行走困难，时而可牵扯小腿后侧疼痛，早晨起床时不敢直接用力及行走，久坐后起身时疼痛加重，活动几步后症状减轻，往往有"疼—轻—重"的疼痛特点。多在一侧发病，也可两侧同时发病，疼痛轻重不一。病起缓慢，行走较多时，疼痛又明显，严重时影响行走。局部不红不肿。产后足跟痛是因产后体虚引起的。穿高跟鞋，经常赤脚穿拖鞋、凉鞋，常常是重要的诱因。

【诊断】

治疗前必先检查。一是查疼痛区，二是查疼痛点，如在 1 区域需做足趾背屈试验，如在 2 区域则需做足趾背屈试验和趾关节背屈试验，使治疗有的放矢。

【治疗】

1. 治疗体位

以俯卧位为主。

2. 据穴取点

承山、飞扬、昆仑、太溪、阿是穴。

3. 主要手法

一指禅推法、食指指节推法、缠法、拨法、揉法、点法、滚法、抹法等。

由于足跟与足底部面积小，跟部肌肉较硬厚，在推足跟与足底部时最好使用食指指节推、拨法（图 8-14）。

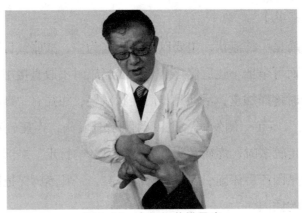

图8-14　食指指节推足底

4. 常用被动运动治疗手法

俯卧足背屈法、俯卧足趾背屈法。

俯卧足趾背屈法：本法是针对1区和2区病痛的治疗手法。1区疼痛先必检查其某足趾背屈牵涉痛，治时可有目的地行手法治疗；2区一般背屈五脚趾。患者取俯卧位，小腿垂直治疗床，医者一手背屈所需趾部，也可同时做屈伸动作，配合另一手治疗。

5. 操作

患者取俯卧位。

启示式：以单手抹小腿后缘肌肉。

取一指禅推法从腘窝起横推腓肠肌、比目鱼肌，逐步下行至跟腱部改食指指节推法，来回4遍或5遍。推拿过程中重点穴位与痛点可取缠法。

（1）1区疼痛：小腿部位除一指禅推法外可选用拨法、揉法、点法、滚法、抹法等以松解腓肠肌、比目鱼肌。后重点取俯卧足背屈法被动运动治疗，以食指指节推法、拨法为主，后用掌揉法揉其痛点与痛区，再用小鱼际滚法松解其腓肠肌、比目鱼肌，以向心方向为主。

（2）2区疼痛：若踝关节背屈试验阳性，则参照1区疼痛治疗。后重点取俯卧足背屈法被动运动治疗，以食指指节推法、拨法为主，但着重在 2 区治疗，兼 1 区治疗。若趾关节背屈试验阳性，俯卧足背屈法被动运动治疗重点在 3 区与相应的足趾肌肉（腱）部。后可用掌揉、小鱼际滚法松解。若单纯性 2 区疼痛，仍先推小腿腓肠肌、比目鱼肌、跟腱，后俯卧足背屈法被动运动治疗重点放在 2 区，兼治 1 区与 3 区。

（3）3 区疼痛：小腿后缘治疗不变，后取俯卧足背屈法被动运动治疗，以 3 区与相应的足趾肌肉（腱）部为重点。

【治疗关键】

（1）足跟疼痛治疗前检查是关键，掌握疼痛部位（点）和分区。

（2）食指指节推法、拨法是有效手法。

（3）要清楚认识虽然疼痛区域不同，但对足跟而言仍是一个与小腿肌肉、肌腱和足趾肌肉、肌腱等相关的整体。治疗时医者要有整体观念。

（4）治疗最后所施手法必在手法频率上下点功夫，才能达到全面放松、透热的效果。

（5）小鱼际滚法松解腓肠肌、比目鱼肌，以向心方向为主。

无痛型病证

二十七、周围性面神经麻痹

周围性面神经麻痹（Bell 氏麻痹、面瘫）是临床常见病。

【病因病机】

现代医学认为，周围性面神经麻痹是茎乳突孔内急性非化脓性面神经炎引起的周围性面神经瘫痪。临床以突然发生的一侧面部瘫痪、口眼㖞斜为主症。

传统医学认为，中风有中脏腑与中经络之分，本病属中经络。多由络脉空虚，风寒风湿之邪乘虚侵袭面部筋脉，以致气血阻滞，肌肉纵缓不收而成面瘫。《灵枢·经筋》说："足阳明之筋……其病……卒口僻。急者目不合，热则筋纵，目不开。颊筋有寒则急，引颊移口；有热则筋弛纵，缓不胜收，故僻。"

一指禅推拿认为，由于面神经从耳后达面部神经部位较浅，易受风寒侵袭，也易受牙齿炎症侵袭而麻痹，不能支配面部表情肌正常活动。

一些人认为此病是常见病，不治疗也能好，其实是错误的。临床上有很多患者因得不到正确的、适当的治疗，而留有面肌痉挛，眉头一边高一边低，眼睑闭合不全，易流泪，嘴角漏水、漏气，面部未恢复的表情肌逐步萎缩，形成面部一边大一边小等后遗症。

如果能准确地掌握康复预后和该病大致康复（痊愈）的时间，医者就能心中有数，治疗适度，有的放矢，就不会给患者留下遗憾；患者知其病康复大概时间，打消对该病恐惧，心安则能积极配合治疗，也对医者的信心与信任倍增。

所以，我们首先要做的是给患者所患周围性面神经麻痹进行分型。

【临床分型】

周围性面神经麻痹临床分为 3 型：①不失神经支配型；②不完全失神经支配型；③完全失神经支配型。

1. 不失神经支配型

瘫痪的面部表情肌没有失去神经支配。此型面瘫即使不治疗，或进行安慰性治疗亦可以自愈。

此类型虽能完全治愈，但在治疗过程中若治疗度掌握不当，也可以人为地造成面肌痉挛的后遗症。

2. 不完全失神经支配型

瘫痪的面部表情肌有的失去了神经支配，或支配较弱，有的没有丧失神经支配。

这类型的面瘫不能自愈，如果治疗不当还会留下面肌痉挛或面肌局部恢复不全等后遗症，给生活带来不便。

此类面瘫，现代医学与其他治疗方法都可能留下后遗症，而且疗程较长，难以掌握治疗时的分寸。

3. 完全失神经支配型

瘫痪的面部表情肌完全失去神经支配，也就是面神经完全支配不了面部的表情肌。

这类型的面瘫难以治愈，用一般方法治疗都会留有后遗症，也是现代医学不能解决的疑难病证。要么面肌痉挛，要么有些面部表情肌仍瘫痪，而不能工作。我们所见到的面瘫后遗症大多是这一类型。

如何分型?

在针灸治疗该病中"竖横针刺法"有简单而准确的分型方法，一指禅推拿的分型方法简单，但准确率稍低些。方法为：医者双手拇指点患者两侧合谷穴，当患者感酸胀痛时令其做抬眉、闭目等动作，同时观察面瘫部位的变化。该变化是在感酸胀痛时即刻的细微变化。

1. 不失神经支配型

点合谷穴时患侧表情肌有少许颤动（个别患者自我能感觉到），做抬眉或闭目动作时也稍有运动。

2. 不完全失神经支配型

点合谷穴时只感到患侧面部轻松些，做抬眉动作时眉头稍有运动。

3. 完全失神经支配型

点合谷穴时患侧一点反应或感觉都没有。

【临床症状】

周围性面神经麻痹一般起病突然，每在睡眠醒来时，发现一侧（偶尔两侧）面部板滞、麻木、瘫痪，不能做蹙额、皱眉、露齿、鼓颊等动作，口角向健侧歪斜，漱口漏水，进餐时食物常停滞于病侧齿颊之间，病侧额纹、鼻唇沟变浅或消失，眼睑闭合不全，迎风流泪，少数患者初起有耳后、耳下及面部疼痛。

【治疗】

1. 治疗总则

一指禅推拿治疗周围性面神经麻痹主要在"以筋取片"上下功夫，按表情肌功能、走向与面神经在面部所支配的肌肉进行治疗。最好能够掌握患者周围性面神经麻痹的分型，是不失神经支配型，还是不完全失神经支配型，或是完全失神经支配型。

2. 据穴取点

阳白、睛明、攒竹、鱼腰、丝竹空、印堂、太阳、颧髎、翳风、四白、地仓、迎香、颊车、人中、承浆、合谷。

3. 循经取线

手阳明大肠经。

4. 以筋取片

手阳明经筋、足阳明经筋以及患侧表情肌群。

5. 按部取面

额部、眼部、面部、唇部、颌下部、耳后部。

6. 主要手法与手式

（1）手法：一指禅推法、拨法、滚法、擦法、抹法、点法等。

（2）手式：蝴蝶纷飞。

（3）手劲：治疗始以刚柔为主，当眼部和唇部症状改善后，手劲逐步以柔为主，以刚为辅。掌握好手劲尺度，可避免因刺激过甚而产生后遗症，如面痉。

7. 操作

患者取仰卧位。

启示式：医者站立于患者头侧，双拇指指腹从前额中部始，向左右抹至太阳穴部，示治疗开始。

（1）医者运用蝴蝶纷飞手式从印堂穴部开始，竖推患侧额部，然后从额部到颞部，顺之而下至面部，再从面部达唇部，沿唇下至颌下部，再达耳后翳风部。此时，一手拇指可推、可点翳风穴，另一手从肩部循大肠经推之而下，点曲池，重点合谷穴，来回2遍或3遍，以抹法疏大肠经收之，双手复在翳风部会合。复施蝴蝶纷飞手式，一手拇指从鼻翼沿推之而上，经目内眦回至印堂穴部，另一手拇指从颞部上额，再至印堂穴部，双拇指会合，成一回合（也可双手施蝴蝶纷飞手式同时从鼻翼沿鼻旁上至眼，推眼轮匝肌，再上印堂部）。一般要推3个回合，病证严重者可推5个回合。在实施蝴蝶纷飞手式治疗过程中要依序行进，步步为营，掌握患者面部表情肌走向和疼痛部位，遇重点穴位和疼痛部位多停留一会儿。

（2）医者一手用一指禅推法推印堂部，另一手指腹向眉梢或发际迅速抹去，再用一指禅推法推回，双手推移至攒竹穴部，另一手指腹向发际迅速抹去，再推回。如此在鱼腰、丝竹空、太阳三穴位部均用上法治之。当双手在太阳穴部时，复施蝴蝶纷飞手式推眼轮匝肌，双手在眼轮匝肌部施术，双手拇指可分可合，推约3轮以上，最后在睛明穴部双手会合，沿鼻旁而下达迎香穴部，走上唇方肌、下唇方肌。然后双手推至地仓穴部，一指推地仓穴部，另一指指腹抹颧肌、笑肌、咬肌、面三角肌。

以上施术时切注意重要穴位需要点揉或点振之法，而面部表情肌最疼痛的肌肉可用指腹拨之。

（3）改单手在口轮匝肌、上唇方肌、下唇方肌与下颌部施小鱼际滚法，行3遍左右，回地仓部改掌揉（擦）法。掌揉（擦）面部表情肌，在至耳根翳风部时，掌揉（擦）需停留时间长些，深透热之，再上面部至鼻翼部改小鱼际滚法上眼目内眦，再上额，走颞部，到眼部，后沿鼻旁而下，行面部表情肌，至耳后，沿颌下部向上达口轮匝肌，复达鼻翼部为一遍，可施2遍或3遍。在施小鱼际滚法或掌揉法于额肌同时医者可复移至患者头部。

以上施术时患者面及额部要有热感，热甚则疗效甚。

（4）改双手指腹分别在面部健患两侧施抹法。①额部：由印堂部向上抹至发际，向两外侧抹，可到颞部后从原路复回印堂部，依次逐步下达至眉。②眼部：以上、下眼轮匝肌由内向外抹之。③面部：按表情肌的走向由内向外抹之。④唇部：以上、下口眼轮匝肌由水沟始向外抹之，最后达下颌部，沿下颌骨边缘直抹至耳后翳风部。

抹法需徐疾有序，刚柔并济，循行渐进。

【治疗关键】

（1）周围性面神经麻痹发病初期至7天左右期间达到疾病发展的高峰期，在治疗前要向患者讲明。

（2）周围性面神经麻痹分不失神经支配型、不完全失神经支配型、完全失神经支配型三型，每型恢复治疗时间长短、恢复治疗的疗程与预后均有不同，所以对患者所属哪一型必心中有数。不失神经支配型，每次治疗时间可在20～30分钟，后期20分钟即可，一般15～20天即痊愈，不留后遗症。不完全失神经支配型，每次治疗时间可在30～40分钟，后期30分钟即可，一般25～40天可痊愈，很少不完全治愈。完全失神经支配型，每次治疗时间可在45分钟以上，一般少则50天多则2个月以上基本恢复，可能会留表情肌或口轮匝肌不完全治愈。

（3）治疗该症必通过手法的运用使面部肌肉（经筋）行气活血，使面瘫的肌肉（经筋）得以濡养，从而使所支配的神经亦得滋养，经得养则活。翳风穴部是面神经走向面部的部位，往往推之有酸痛或疼痛，点振翳风穴和翳风穴周围疼痛部是非常必要的。治疗额肌时应对帽状腱膜也进行治疗。

（4）运用一指禅推拿在面部施治对医者的手法、手式及手劲的要求是非常高的，它们对疗效也有一定影响。在施治过程中一定要注意手法与手式的手劲，避免误伤皮肤。

（5）小鱼际滚法与掌揉擦法手法的频率以疾为主，以徐为辅，以透热为上。

【注意事项】

临床中周围性面瘫要与中枢性面瘫加以鉴别诊断，以防误诊。

二十八、重症肌无力

现代医学认为重症肌无力是神经肌肉接头间传递功能障碍所致的慢性疾病，与自身免疫异常有关，所以又认为是一种自身免疫疾病。该病发病率为 8 ～ 20 人 /10 万人，患病率 5 人 /1 万人，按 14 亿人口计算，我国患此患者数约 70 万人，若治疗不及时，则会使患者丧失劳动力，甚至危及生命。

重症肌无力是世界公认之难治病证。

【病因病机】

1. 神经与肌肉接头传递功能障碍

自 20 世纪 30 年代以来出现了各种不同的学术论点。最初学者们认为该病是神经冲动之传递不灵所致。为何会传递不灵？后续研究结果又分别认为这与乙酰胆碱合成障碍、胆碱酯酶太多、箭毒中毒等因素有关。

2. 自身免疫异常

有学者认为自身抗原乙酰胆碱受体与抗乙酰胆碱受体抗体结合，使功能受体数目减少。血清乙酰胆碱受体抗体水平与患者重症肌无力严重程度相关。

3. 胸腺问题

胸腺是免疫的重要器官。儿童重症肌无力可以并发胸腺肿瘤。以胸腺为主的细胞免疫反应异常也是重症肌无力发病的重要原因，因而胸腺的病毒感染可能是其诱因。

4. 其他原因

如内分泌障碍、感染与遗传原因等。

5. 中医学者认为重症肌无力主要是由于脾胃虚损

一指禅推拿通过长期临床观察与深入研究认为，重症肌无力是足阳明经筋之病证。祖国医学早就认识此病，在经络学说中就明确地说明，足阳明经筋其病证，如有热邪则筋松弛眼睑不能睁开；如有寒邪，则筋掣引眼睑不能闭合。

【临床症状】

（1）眼睑下垂是最常见首发症状，经常呈单眼或双眼眼睑下垂，视物模糊，或不能自己行走，也可表现为眼睑闭合不全。

（2）四肢无力，全身肌肉疲劳，表现为容易跌扑，尤其下台阶易跌，上下楼梯困难，双臂上举乏力，蹲下无力站起，生活难以自理。

（3）部分患者都有不同程度的吞咽困难，或感不顺利。饮水反呛或呛咳，甚则饮水时从鼻孔流出，语言构音不清，连续说话时语音不清。严重患者会呼吸气短或呼吸困难，危及生命。

临床重症肌无力传统分为4种：儿童重症肌无力、成人重症肌无力、重症肌无力危象、先天性肌无力。

【治疗】

一指禅推拿临床治疗以儿童重症肌无力、成人重症肌无力两型为主。

1. 治则

以阳明、太阳经筋和局部治疗为主。

2. 治疗体位

眼肌型取仰卧位，全身型以仰卧位、俯卧位为主。

3. 主要手法与手式

（1）手法：一指禅推法、缠法、掌揉法、滚法、拨法、点法、抹法等。

（2）手式：蝴蝶纷飞、水银泻地、蜻蜓点水。

4. 操作

1）单纯性眼肌型重症肌无力

启示式：眼肌型治疗，医者站立于患者床前用拇指指腹分别沿患者眼眶上下缘，从目内眦抹向眼角部 2 次左右。

一般眼肌型重症肌无力额肌可向上收缩，先取蝴蝶纷飞顺额肌肌纤维走向推额肌，再至眼轮匝肌，后推上下眼睑。在遇重点穴位如攒竹、鱼腰、丝竹空、承泣、睛明等时可振、可点。

若患者额肌能抬起，而眼睑不能张，应考虑神经与肌肉接头传递功能障碍这一病因病机，故治疗关键在眼轮匝肌。

根据经筋学说，取双侧下肢足阳明经筋相当于股直肌与胫骨前肌，以一指禅推法、小鱼际滚法、掌揉擦法、点法、抹法等进行通经行气，重点穴位点之，若有痛点亦点、揉、振之。

2）全身型重症肌无力

全身型重症肌无力除眼睑下垂外，还表现为四肢无力。治疗可分上、下午分别进行。

患者取俯卧位，以一指禅推法由上而下先走督脉，再分别走足太阳经筋 2 遍或 3 遍，后转水银泻地手式 2 遍或 3 遍，再取心俞、膈俞、肝俞、脾俞、胃俞、肾俞点揉，亦可取蜻蜓点水手式点华佗夹脊，后以抹法结束背部治疗操作。

从颈部始分别取手阳明经筋、手少阳经筋用一指禅推法治疗左右上肢乏力。手阳明经筋病表现为所经过之处可出现支撑不适，即乏力；

手少阳经筋病表现为所经过之处可出现支撑不适以及舌卷。可参照颈肌综合征有关章节治疗。

患者取仰卧位，以一指禅推法取足太阳经筋，股面要以股四头肌为主，小腿则以胫骨前肌、胫外侧肌为主。髀关、风市、伏兔、阳陵泉、足三里、丰隆、解溪等重点穴位需点揉或点振之，如有疼痛点也需点揉或点振之。以抹法结束治疗操作。

祖国医学认为，治痿必取阳明，阳主动。而凡肌无力型痿证大多为主动肌功能失调，即祖国医学中的阳经（筋）气血不通，经脉、经筋得不到濡养。治疗关键在于手足之阳经筋，水银泻地手式在督脉上施术时让患者有气流感为佳。

全身型重症肌无力治疗时间 30 ～ 45 分钟。

【按语】

（1）足阴阳明经筋虽有热邪，但此热证可灸。

（2）全身型重症肌无力如为侧索硬化症所致只能改善其症状，痊愈可能性极微。

二十九、桡神经麻痹症

桡神经麻痹症是指桡神经受压迫或受损伤而引起手背桡侧及上臂后缘疼痛，逐渐麻木，所支配的肌肉功能逐渐消失。临床中桡神经麻痹症多见，而尺神经麻痹症较少见，治疗其理相同，方法侧重点不同。

【解剖与功能】

桡神经是臂丛神经中最易受损伤的一支神经。该神经上段紧贴于肱骨中段背侧的桡神经沟，距皮肤表面很近，所以很易受伤产生麻痹。

桡神经的主要功能是支配臂后伸肌群和臂后面皮肤，一旦受伤引起麻痹，将不能伸腕和伸指，旋后活动出现异常。

桡神经支配的肌肉如下：

浅层：桡侧腕长伸肌、桡侧腕短伸肌、指伸肌、小指固有伸肌、尺侧腕伸肌。

深层：旋后肌、拇长展肌、拇短伸肌、拇长伸肌、食指固有伸肌。

【病因病机】

该神经上段紧贴于肱骨中段背侧的桡神经沟，距皮肤表面很近，易因外伤、肱骨骨折或骨痂形成而遭受损害。也可因为上肢扎止血带时间过久，或局部压迫造成缺血性损伤。长期侧身卧寒湿之地，或睡眠时以手臂代枕，上肢外展过久，筋脉阻滞，伤及神经。

另外，铅中毒、酒精中毒亦会致病。

一指禅推拿认为，该症可能因颈部臂丛神经锁骨下分支的桡神经支长期被压迫产生缺血性损伤而逐步麻痹。

【临床症状】

桡神经损伤时，所属伸肌广泛瘫痪，肱三头肌、肱桡肌、桡侧腕长伸肌、桡侧腕短伸肌、旋后肌、伸指总肌、尺侧腕伸肌及指固有伸肌均瘫痪，故出现腕下垂、拇指及各手指下垂、不能稳定掌指关节、拇指功能严重障碍、前臂有旋前畸形、不能旋后、拇指内收畸形等表现。前臂背侧桡神经麻痹（损伤）感觉肱三头肌、肘后肌不受影响，桡侧腕长伸肌良好，其他伸肌均瘫痪。

桡神经损伤后，手背桡侧半、桡侧两个半指、上臂及前臂后部皮肤感觉障碍。

【临床检查】

在临床检查前必须问明外伤史或中毒史。该病临床检查要点如下：

（1）腕下垂，拇指失去外展作用或外展无力，不能稳定掌指关节。

（2）如果感觉肱三头肌、肘后肌不受影响，桡侧腕长伸肌良好，其他伸肌均瘫痪，则为前臂背侧桡神经麻痹（损伤）。

（3）手背桡侧半、桡侧两个半指、上臂及前臂后部皮肤感觉障碍。

（4）如果同时肩、背胛部肌肉萎缩就是颈部原因。

【鉴别诊断】

本病与以下两个疾病进行鉴别：

1. 尺神经损伤

尺神经受伤后，除手部尺侧皮肤感觉消失外，小指掌指关节过伸，指间关节屈曲呈爪形。拇指不能内收，其余 4 指不能外展及内收。

2. 正中神经损伤

肱骨髁上骨折偶可引起正中神经挤压性损伤，骨折复位后往往能自行恢复。受伤后可出现拇、食、中指不能屈曲，拇指不能外展和对掌，手掌桡侧两个半手指感觉障碍。

【治疗】

1. 治疗体位

多取坐位，卧位也可。

2. 循经取线

手阳明大肠经、手少阳三焦经。

3. 据穴取点

肩髃、肩髎、臑会、消泺、曲池、手三里、外关、阳池、阳溪等。如病灶在颈部则加肩井、天宗等穴。

4. 以筋取片

上肢部伸肌。

5. 主要手法与手式

（1）手法：一指禅推法、食指指节推法、弹拨法、滚法、揉擦法、抹法、抖法、捏法、搓法等。

（2）手式：仙鹤点头、蓑翁摇橹。

6.常用被动运动治疗手法

掌压法：患者屈肘直竖前臂，医者手掌合患者掌上使之被动背屈，同时对指，医者另一手在前臂可做拨法、滚法、点揉等各法，同医者压掌的手指也可在压掌的同时不停地对相应的手指做背屈的下压动作。

作用：增加前臂伸肌的血液循环，被动可使伸肌产生收缩功能。

7.操作

治疗前必进行问诊与检查。问诊主要问明是否有外伤史，检查主要查明神经损伤病灶部位。若在颈部，还需参看颈肌综合征臂丛神经压迫型治疗，本治疗以臂部桡神经麻痹为主。

患者取坐位。

启示式：单手由肩部使抹法抹至腕关节2次或3次。行一指禅推法由肩部向下推至腕关节部3遍左右，后改食指指节推法复推3遍左右，推时注重疼痛点、主要穴，并可取点法或点揉法。转取揉拨法，以肱三头肌与前臂伸肌为主。在桡神经沟部（约消泺穴）可取点揉，最好酸麻感传导至手。在揉拨上肢伸肌时，医者有目的、有意识地拨伸肌能牵动手指有感觉为佳。约10分钟后施常用被动运动治疗手法掌压法。最后以滚法结束被动运动治疗手法。接施仙鹤点头手式和抖法。抖法先抖其肩关节，再抖其肘关节。以抹法结束全部治疗。

由颈部病灶所致桡神经麻痹者则需加行颈肌综合征臂丛神经压迫型治疗方法。

【治疗关键】

（1）询问病因与检查病灶。

（2）揉拨法以肱三头肌与前臂伸肌为主由上而下2遍或3遍后，最好施一次由上而下的抹法，产生气血贯通的整体效果，如法往返3~5遍。

（3）被动运动治疗滚法频率要快，施法方向应向肘关节。

（4）抖法要以意运气，抖肩时功力要传输至肩，而不能止于肘；抖肘时功力要传输至肘，而不能上肩。初学者可慢慢在实践中学习。

三十、腓总神经麻痹症

腓总神经麻痹症在临床是常见病。

大部分中枢性病后遗症会导致足下垂，腰、膝以下压迫或损伤所致腓总神经麻痹同样会导致足下垂。因此，同是足下垂，病因病机不同，治疗也不能完全相同。本节以膝以下腓总神经麻痹引起足下垂症治疗为主开展论述，兼述腰神经根压迫所致足下垂治疗。

【临床症状】

腓总神经损伤或被压迫后主要会使小腿前外侧伸肌麻痹，出现足背屈、外翻功能障碍，呈内翻下垂畸形，伸踇、伸趾功能丧失，呈屈曲状态，以及小腿前外侧、足背前内侧感觉障碍。时间久后小腿前外侧伸肌肌群肌肉萎缩，长期行走会造成踝关节畸形，中风患者易发生扑跌，从而危及生命。

【病因病机】

现代医学认为，常见外伤可以单独发生，也可与其他组织损伤合并发生。周围神经损伤后，受该神经支配的肌肉的运动、感觉和营养供给均将发生障碍。临床上表现为肌肉瘫痪，甚则萎缩，感觉减退或消失。闭合性损伤，如关节脱位或骨折，可挤压或牵拉此神经。

传统医学认为，该症属祖国医学"痿证"范畴，筋脉不通，失其濡养，从而经筋"弛纵"，使足不能举，呈下垂态。人体阴阳平衡，阳筋"弛纵"，而内侧阴筋正常，在失衡情况下，日久则挛，易翻足踝。

一指禅推拿认为，腓总神经麻痹，有损伤而产生，有压迫所产生，可因腰骶部神经根部压迫，也可见膝关节部外伤所致，或由于腓总神经长期受挤压而产生缺血性麻痹，如长期长时间做下蹲工作、经常跷

"二郎腿"等，也可与其他组织损伤合并发生。我们不能忽视的是，腓总神经其实从腰 4～骶 2 部形成下行，是坐骨神经束分支之一。另外，名为腓总神经麻痹，实分腓浅神经麻痹和腓深神经麻痹，或以腓浅神经麻痹为主的腓总神经麻痹，或以腓深神经麻痹为主的腓总神经麻痹，各类型麻痹虽临床症状大体相同，但也有明显区别，这对临床治疗非常重要。

【解剖结构】

腓总神经于腘窝沿股二头肌内缘斜行外下达腓骨头后，经腓骨长肌两头之间绕腓骨颈，即分为腓浅神经、腓深神经。前者于腓骨长肌、腓骨短肌间下行，小腿下 1/3 穿出深筋膜至足背内侧和中间。后者于趾长伸肌和胫骨前肌间，贴骨间膜下降，与胫前动、静脉伴行，于踇长伸肌、趾长伸肌之间至足背。腓总神经支配小腿前外侧伸肌群及小腿前外侧和足背的皮肤。腓总神经易在腘窝部及腓骨小头处损伤，导致小腿前外侧伸肌麻痹，出现足背屈、外翻功能障碍，呈内翻下垂畸形，伸踇、伸趾功能丧失，呈屈曲状态，以及小腿前外侧和足背前内侧感觉障碍。见表 8-5。

表 8-5　足背屈肌肉与神经

肌肉		作用	神经支配
前群	胫骨前肌	使足背屈及内翻	腓深神经（腰 4～骶 1）
	踇（趾）长伸肌	助足背屈	
外侧群	趾长伸肌	伸趾、助足背屈	
	腓骨长肌	使足跖屈和外翻	腓浅神经（腰 5～骶 1）
	腓骨短肌		

【治疗】

1. 治疗体位

仰卧位、侧卧位。

2. 循经取线

足阳明胃经、足少阳胆经。

3. 据穴取点

重点取环跳、委阳、委中、阳陵泉、足三里、昆仑、丘墟等穴。

4. 以筋取片

重点小腿外侧缘肌肉群（束）。

5. 主要手法与手式

（1）手法：一指禅推法、食指指节推法、拨法、揉法、点法、抹法、滚法、擦法、刮法、运法、捏法等。

（2）手式：伯牙抚琴。

6. 常用被动运动治疗手法

点压法：医者弓箭步站于患者患侧，将患者膝关节屈起使足平床面，并使之外展，一手点丘墟穴部，一手掌平放膝前部向前方推压。

作用：增加胫前、外肌肉收缩功能，刺激腓浅神经、腓深神经，对治疗足内翻有一定功效。

7. 操作

（1）仰卧位治疗。

启示式：单手抹患侧下肢，由上而下约2遍。

一指禅推法结合食指指节推法由股骨大转子向下推3遍左右，后以小腿和足面为主推之，足面主要以食指指节推法为主，并可加刮法。整个过程遇重点穴位和疼痛点可点之。3遍左右后改揉拨法以小腿外侧肌肉群为主，揉拨后即需掌揉，亦可施滚法、抹法等匀调气血。在足面施食指指节推法时可一手施之，另一手将足外翻。周而复始3遍左右。

术后对足五趾末端施捏法。

（2）侧卧位治疗。

侧卧位时重点放在腘窝中部与外部、腓骨小头后内缘、小腿外后缘肌肉束。其手法与仰卧位所施基本相同，最后一手点揉环跳穴部，施伯牙抚琴手式结束。结束后再令患者仰卧，施常用被动运动治疗手法点压法。点压法后可运其踝关节，再施掌揉擦法，最后取抹法结束治疗。

【治疗关键】

（1）腰神经根压迫所致足下垂进行侧卧位治疗时必加腰部治疗，参见腰4～骶1节段神经根压迫症。

（2）足面主要以食指指节推法为主，并可加刮法。在足面施食指指节推法时可一手施之，另一手不停地做被动足外翻。

（3）揉拨后即需掌揉，亦可施滚法、抹法等匀调气血。滚法、抹法手法需快。

（4）施点压法时膝前部向前方推压不低于15次。

（5）捏法也是治疗关键所在。捏时要看患者面部反应，反应小可手劲加刚些；看膝关节，膝关节不屈，手劲可加刚；看足是否内翻，如不内翻，手劲则刚，如有背屈样，说明麻痹的神经开始复苏。

（6）以上治疗是常规性治疗。若是以腓深神经为主的腓总神经麻痹则注重仰卧位治疗，若是以腓浅神经为主的腓总神经麻痹则注重侧卧位治疗。

【按语】

一指禅推拿认为，人体骨骼肌受神经系统支配牵动关节产生运动。通俗地说，骨骼肌是产生运动的动力装置，而所支配骨骼肌的神经则是指挥系统，当指挥系统失灵后，则无动力而言。人的神经和骨骼肌还有一个密切相连的关系，支配每一块骨骼肌束（群）运动的神经都是和骨骼肌紧密相行和相连的。皮肤是神经系统中的感受器，骨骼肌也是感受器，因此当我们刺激骨骼肌的时候，就会刺激到相应的支配神经，就能够将其激活。

足背屈则肌肉束（群）"弛纵"，丧失或不完全丧失收缩功能，通过一指禅推拿治疗可使肌肉增强或立即产生被动收缩，使气血不断畅通，濡养经脉，并给神经一个要产生收缩的信号。这一信号不断出现就能起到恢复神经的作用，起码会使肌肉不会很快失用性萎缩。

神经麻痹的恢复程度与时间和损伤或压迫的轻重、麻痹的时间长短、骨骼肌萎缩的程度等因素有关。

三十一、股外侧皮神经炎

又称感觉异常性股痛、Bernhardt 病、Roth 病，为一种股外侧皮肤感觉异常的疾病。多见于 20 ~ 50 岁较肥胖的男性。表现为股前外侧麻木、蚁行感、刺痛、烧灼感、发凉、出汗减少及沉重感等，以麻木最多见。

【病因病机】

（1）股外侧皮神经受压：如脊椎畸形、脊椎裂、腰椎骶化、妊娠、盆腔肿瘤、腹股沟疝、椎间盘突出症等均可致本病。

（2）外伤或感染：如腰肌炎、盆腔炎、阑尾炎、带状疱疹后遗症等可诱发本病。

（3）寒冷及潮湿是本病常见诱因。

神经检查可见皮神经肿胀、神经周围炎性细胞浸润及神经退行性变。

一指禅推拿认为，现代医学对股外侧皮神经炎的病因病机论述较多，但万变不离气血二字。神经必须要得到气血的滋养才能正常工作，皮神经也不例外。气血失养是股外侧皮神经炎的根本原因。

【临床症状】

出汗减少，浅感觉减少或缺失，股外侧麻木，摸之有隔靴搔痒感，个别有蚁行感。体力劳动、站立过久时症状可加剧,休息后症状可缓解。查体可有程度不等的浅感觉减少或缺失,少数患者可有色素减退或沉着,有些患者皮肤可呈轻度菲薄,稍干燥。本病通常为单侧性,少数双侧发病,慢性病程,时轻时重,常数月至多年不愈。

【治疗】

1. 治则

股外侧皮神经炎多表现为股外侧感觉神经的麻痹,气血失养是股外侧皮神经炎的根本原因。感觉神经麻痹则出现麻木,摸之有隔靴搔痒感与沉重感;气血失养则出现发凉,肌肤毛孔闭塞,出汗减少。股外侧皮神经炎还会出现刺痛、烧灼感。股外侧皮神经是腰丛髂腹下神经皮支,髂腹下神经皮支分外侧皮支和前皮支,支配大腿上外侧面及耻骨联合附近皮肤。治疗时需兼治腰。重局部按部取面,以活气血为主。

2. 治疗体位

以侧卧位为主。

3. 循经取线

足少阳胆经、足阳明胃经。

4. 据穴取点

居髎、环跳、风市、梁丘、阳陵泉、足三里、丘墟等。

5. 以筋取片

足少阳经筋。

6. 按部取面

股外侧皮神经部。

7. 主要手法与手式

(1)手法:一指禅推法、食指指节推法、拨法、擦法、滚法、点法、运法等。

(2)手式:蜻蜓点水、伯牙抚琴、蓑翁摇橹。

8. 操作

1）侧卧位治疗

启示式：单手顺足少阳胆经从股骨大转子向下抹至外踝。

一指禅推法从居髎部位始顺股外侧而下，达小腿时取少阳和阳明二经，2遍左右，重点穴位点之。接施食指指节推法，以股外侧为主，重点穴位可用食指指节点之，2遍左右回大腿内侧施以滚法、掌揉擦法，徐疾交替，以疾为主，局部生热。若以右腿病患为例，生热后行蜻蜓点水手式，点后即掌揉。转至股骨大转子上方髋股之间施揉拨法，再施点法，点之得气感流向大腿外侧。再施伯牙抚琴手式。施伯牙抚琴手式时医者可用左手施揉法，或滚法，或揉擦法，右手沿胆经、胃经如抚琴弦式施抹法。

2）俯卧位治疗

一指禅推法推腰部从督脉始，再到患侧腰肌部位，3～5遍，后在腰肌取揉拨法，再取滚法，对痛点可点、可振。后以蓑翁摇橹手式结束治疗。

【治疗关键】

（1）患者侧卧位治疗要一气呵成。

（2）股外侧麻痹部要透热。

（3）蜻蜓点水手劲以刚为主，麻痹部多点数次。

（4）如腹股沟及耻骨部皮肤也伴有麻痹，应加强股骨大转子上方髋股之间的治疗。

三十二、中风后遗症

中风（西医称卒中）已成为人类的第二大死因，仅次于缺血性心脏病。预计若不加控制、宣传，到2020年中风病例将会增加一倍，因此中风后遗症不容忽视。中风后遗症（中风偏瘫）实际上就是中枢神经不能指挥肢体运动的运动障碍性疾病。一指禅推拿治疗中风偏瘫运用其独突的推拿理论与治疗，直接使瘫痪的肌肉束（群）调节、恢复生理功能，产生运动，大大缩短恢复时间。特别是对一些陈旧型的中风偏瘫也有较高的疗效，增加了患者的生活独立性并提高了生活素质，这是任何治疗方法都不能达到的。中风偏瘫治疗的复杂性与难度是造成许多中风患者瘫痪在床或坐轮椅的原因所在。因此，有疗效地治疗中风偏瘫就有特殊的社会意义和经济意义。

本章节虽只讲中风后遗症的治疗，但治法适用于脑源性瘫痪、脊柱性瘫痪、占位性瘫痪康复治疗。

【病因病机】

传统医学认为，中风病是气血逆乱产生风、火、痰、瘀，导致脑脉痹阻或血溢脑脉之外导致的。中风一病，源于《黄帝内经》，病名有大厥、薄厥、仆击、偏枯、痱风等。在病因方面《黄帝内经》记载很多，如《灵枢·刺节真邪论》云："虚邪偏客于身半，其入深，内居营卫，营卫稍衰，则真气去，邪气独留，发为偏枯。"此外，还认识到本病的发生与个人体质、饮食、精神刺激等有关，如《素问·通评虚实论》明确指出："凡治消瘅、仆击、偏枯、痿厥、气满发逆，肥贵人，则膏粱之疾也。"至于中风的病变部位，根据《素问·调经论》气血并逆之说，结合《素问·玉机真脏论》中的"春脉者，肝也……太过则令人善忘，忽忽眩冒而巅疾"，可见中风部位在头部。

对中风病的病因病机及治疗，历代医家论述颇多，从病因学的发展来看，大体分为两个阶段。唐宋以前多以"内虚邪中"立论，多主张驱散风邪，补益正气。唐宋以后，特别金元时期，以"内风"立论，可谓中风病因学说上的一大转折，基本明确本病发生主要是阴阳失调，气血逆乱，直冲犯脑。总的说来，祖国医学将本病病因病机归为：积损正衰，劳倦内伤，脾失健运，痰浊内生，五志所伤，情志过极，脏腑功能失调，或气血素虚，加之劳倦内伤，忧思恼怒，饮酒饱食，用力过度，而致淤血阻滞，痰热内蕴，或阳化风动，血随气逆，导致脑脉痹阻或血溢脑脉之外，引起昏仆不遂，发为中风。病性多本虚标实，上盛下虚。

在辨证论治上，祖国医学分为：风痰淤血、痹阻脉络、肝阳上亢、风火上扰、痰热腑实、风痰上扰、气虚血瘀、阴虚风动、痰热内闭清窍、痰湿蒙塞心神、元气败脱、神明散乱等各型。

现代医学认为，中风是急性脑血管病。因其发病大多数比较急骤，故又称"脑血管意外"，还常叫作"脑卒中"。凡因脑血管阻塞或破裂引起脑血液循环障碍和脑组织功能或结构损害的疾病都可以称为中风。所以，中风大致可以分为两大类，即缺血性中风和出血性中风，在这里一般指的是脑动脉系统的缺血或出血。缺血性中风占中风总数的60%～70%，主要包括脑血栓形成和脑栓塞。前者是动脉狭窄，管腔内逐渐形成血栓而最终阻塞动脉所致。后者则是因血流中被称为栓子的异常物质阻塞动脉引起，例如某些心内血栓患者脱落的栓子。不论是脑血栓形成还是脑栓塞，都可以称为脑梗死。缺血性中风是脑小动脉逐渐狭窄而最终闭塞所致，管腔内既没有血栓也没有栓子，这种情况也叫脑梗死。此外，还有一些患者的脑血管没有真正堵塞，只是暂时缺血，也可以造成一过性脑损害，称之为短暂性缺血发作，俗称"小中风"或"小卒中"。出血性中风占中风的30%～40%。根据出血部位的不同又分为脑出血和蛛网膜下腔出血。脑出血俗称"脑溢血"，是由于脑内动脉破裂，血液溢出到脑组织内。蛛网膜下腔出血则是脑表面或脑底部的血管破裂，血液直接进入容有脑脊液的蛛网膜下腔和脑室中。

常见病因如下：

高血压病和动脉粥样硬化：是脑血管病最主要和常见的病因。有资料表明，脑出血患者有93%有高血压病史，脑血栓形成患者也有86%

有高血压病史，70%的脑血管病患者有动脉粥样硬化病史。

心脏病：是脑栓塞的主要原因之一。风湿性心脏病、高血压性心脏病、冠状动脉硬化性心脏病及亚急性细菌性心内膜炎等，均有可能产生附壁血栓，当出现心力衰竭或房颤时，促使血栓脱落，流至脑动脉而发生栓塞。因为栓子可以反复脱落，所以容易复发。

颅内血管发育异常所致的动脉瘤、动静脉畸形：是蛛网膜下腔出血和脑出血的常见病因，且常多次破裂出血。

某些炎症可侵犯脑膜、脑血管，或单独侵犯脑血管引起脑动脉炎，如化脓性炎症、结核性炎症、真菌性炎症和风湿病等，均可引起脑血管病。

血液病如血小板减少性紫癜、红细胞增多症、白血病，常引起出血性脑血管病。少数发生缺血性脑血管病。

代谢病如糖尿病、高脂血症等，均与脑血管病关系密切。据报道，脑血管病患者中有30%～40%患有糖尿病，并且糖尿病患者的动脉硬化发生率较正常人高5倍，发生动脉硬化的时间比正常人要早，动脉硬化的程度亦较重。

各种外伤、中毒、脑瘤、脑肿瘤放射治疗等，均可造成缺血性脑血管病或出血性脑血管病。

一指禅推拿理论在中风病因病机上与祖国医学、现代医学的论述相同。就中风偏瘫来说，其病在脑，主要表现则在四肢。四肢如长期筋脉失养，瘫而不动，则筋萎，神经萎，成难治或不治之症。所以，治疗中风后遗症必须治早，缺血性（脑血栓形成）中风偏瘫在病情或血压较稳定后就可以进行康复治疗；出血性（脑出血）中风偏瘫在病情稳定后可以进行康复治疗。一般来说，1～3个月治疗效果最佳，10个月之内治疗效果就会慢些，一年以上其他治疗方法不能改善症状的，通过一指禅推拿治疗也能取得一定疗效，可改善运动受限程度，提高患者生活质量。

一指禅推拿认为，中风后遗症的预后关键在于血栓或溢血在脑部的部位。血栓或溢血如果完全压迫运动中枢神经干则偏瘫严重，非常难以恢复，哪怕血栓或出血血淤的面积非常小，也肯定留下难以恢复的后遗症。如果离运动中枢神经干远一点，预后会好得多，基本上可生活自理。而血栓或溢血究竟是否压迫在运动中枢神经干上，现代医学影像学目前还不能够判别。因此，治疗中风后遗症除了治早，还得有切实可靠的治疗方法。

【治疗】

1. 治则

"治痿独取阳明"。即以阳经（筋）为主，或者说以伸肌为主治之。在一些患者因病程较长出现挛急现象时，要认识到"阳缓阴急，阳痿阴挛"的道理，这时就不可"独"取阳明，必须兼屈肌以松治之。

2. 治疗体位

以正卧位和侧卧位为主，上肢治疗根据病情可坐姿治疗。

3. 循经取线

督脉、手足阳明经、少阳经为主。

4. 据穴取点

（1）上肢：肩井、天宗、肩髃、肩髎、曲池、手三里、阳溪、阳池、合谷、中渚等，随症取穴。

（2）下肢：华佗夹脊、居髎、环跳、风市、阳陵泉、足三里、丘墟、太冲等，随症取穴。

5. 以筋取片

手足阳明、少阳经筋为主，即以伸肌为主。

6. 主要手法与手式

（1）手法：一指禅推法、食指指节推法、缠法、滚法、拨法、点法、抖法、运法、刮法、搓法、捏法等。

（2）手式：蓑翁摇橹、仙鹤点头、伯牙抚琴。

7. 常用被动运动治疗手法

点压法（见腓总神经麻痹症）。

8. 操作

（1）上肢治疗：以取仰卧位为例。

启示式：患者掌心向下，伸平臂肘，若肘关节不能平伸者，使之放自然位，单手抹患侧臂部。

一指禅推法从肩关节始推至腕关节，2遍或3遍后可加主要穴位，后转食指指节推法，以三角肌、肱三头肌、指伸肌群为主，推至掌面可用刮法轻刮，再至五指，搓各手指侧部，到指尖部改捏法，捏指尺桡两侧，3遍左右。施拨法，以伸肌为主，如肘关节不能伸直加拨肱二头肌，拨后必施滚法与抹法。法后可施蓑翁摇橹、仙鹤点头手式和抖法，抖其肩关节与肘关节，再以滚法与抹法收之。患者改侧卧位。侧卧位推治重点在颈部胸锁乳突肌和臂丛神经，兼背胛部、上臂、前臂。以推法、点振法为主，点振酸胀感需传导至臂，至手更佳。

对肩关节疼痛者，要查明疼痛部位。肩前痛以三角肌中内部、肱二头肌、胸大肌、胸小肌治疗为主；肩后缘部疼痛以肩胛提肌、背胛部肌肉、三角肌中后部、肱三头肌治疗为主。运肩关节时手法要慢（图8-15、图8-16）。

患者若能坐时最好加坐位治疗，治疗参考颈肌综合征（3）：锁骨下神经压迫型。

（2）下肢治疗：患者取仰卧位。

启示式：医者单手施抹法由大腿抹至足踝。

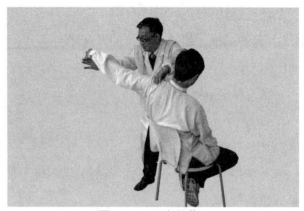

图 8-15　运肩关节 1

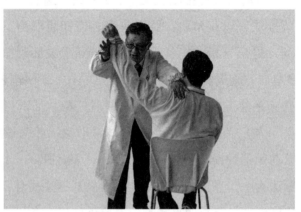

图 8-16　运肩关节 2

一指禅推法推股四头肌与阔筋膜张肌，向下推小腿外侧肌群，达足面时可改食指指节推法，往返 3 ~ 5 遍，改揉拨法仍以上述部位为主，遇穴可点，往返 3 遍左右后，一手指点丘墟穴，另一手握患者足趾运踝关节，伴做外翻推压动作。后再用拇指桡侧锋侧推患者五趾趾骨间，每趾骨间侧推 2 遍左右，即使捏法，捏其五趾趾两侧。屈患者节膝关节作被动运动手法：点压法。毕后运髋关节再作膝关节被动伸屈，此时可让患者自己用力屈伸，或试其屈伸肌力有否改变。法后掌推揉股四头肌、阔筋膜张肌和胫外侧肌，最后用抹法收之。

患者取侧卧位。

一指禅推法走督脉，再走夹脊、膀胱经，下至臀部，医者一手可点揉居髎穴或点环跳穴，一手拇指指腹在患者腿后侧，余三指指腹在股外侧，做伯牙抚琴手式。若患者腿后部肌肉有挛急现象可用拨法、滚法等手法进行松解，可点重点穴位。式毕点督脉与华佗夹脊，由上而下，徐疾有序，手劲刚柔交替。点后即施抹法、滚法或擦法。术毕。

【治疗关键】

（1）搓、揉、捏手指时，可做肩关节、肘关节被动运动或自主运动；捏足趾时，要观察患者膝关节屈曲速度和力量。

（2）点振臂丛神经酸胀感传导手臂。

（3）膝关节被动伸屈每次治疗必做，一是让患者在有意识的前提下指挥下肢运动；二是医者通过与患者下肢肌力对抗掌握下肢功能恢复情况。

（4）踝关节外翻推压动作和点压法是预防和治疗足内翻的关键之一。

（5）上下肢的治疗必须有整体观念。上肢治疗必带颈，下肢治疗必治背部。

【按语】

（1）治疗前要认真评估患者中风病因、病程、病态及恢复程度。病因，包括年龄、是血栓性还是溢血性、血栓或溢血的程度、高血压史、糖尿病史、是否有心血管病等；病程，包括发病到此时治疗的时间、抢救后苏醒时间、接受何种康复治疗等；病态，包括身体健康状态、上下肢运动受限的病态等；恢复程度，包括发病后至此时的恢复程度，治疗半月后仍要进行评估。

（2）中风偏瘫实为伸肌偏瘫，而屈肌在病之初不会累及，伸肌瘫痪时间较长后，屈肌则会产生废用性挛急。再者，病之初伸肌偏瘫是脑部运动中枢瘫痪所致，其上下肢支配的运动神经并没有损害，只不过接受不到大脑运动神经中枢的指令，所以易恢复，瘫痪时间长则经脉失养，神经、肌肉则萎。这也是瘫痪患者应及早治疗的原因。

（3）治疗中风偏瘫以下肢治疗为先，在有条件和身体健康状态评估的情况下可分为上午和下午分别治疗上下肢，如果没有条件，每次治疗以下肢治疗为主，上肢为辅，以自我功能锻炼为主。总之视病态和恢复程度而定，不可拘泥。

（4）在治疗痿证中，望诊是非常重要的，特别是望步态，如患者行走时"划圈腿"、"僵直腿"（俗称棍子腿）、"拖步腿"、"滞地足"等步态都是由某一主动肌（群）功能不能恢复或废用性挛急所致。医者必用生理到病理思维方法去考虑。"划圈腿"是股四头肌肌力不足，患者以腰及髋关节代偿性行走产生"划圈腿"；"僵直腿"主要因屈肌废用性挛紧而产生；"拖步腿"多因膝关节不能向正前方屈膝；"滞地足"多由足下垂、趾筋急所致。临床明理，则会得法，法出自然。

三十三、小儿脑瘫

小儿脑瘫，顾名思义是指小儿脑性瘫痪，是指出生前到生后1个月内各种原因所致的非进行性脑损伤，临床主要表现为中枢性运动障碍和姿势异常。脑瘫的表现由于病因及分型的不同而各种各样，但脑瘫婴儿前半期（6个月以内）的早期症状多见。

【病因病机】

现代医学认为，脑性瘫痪的病理改变虽局限于脑部的中枢神经系统，但其病因复杂，一般在临床上将致病因素分为3类：出生前、出生时和出生后。

围生期危险因素：早产、低出生体重、脑缺氧缺血、产伤、先天性脑发育异常、核黄疸和先天性感染等。

环境因素：父母亲吸烟、酗酒、吸毒，母亲患精神病，孕期患糖尿病，阴道出血，妊娠高血压综合征，前置胎位，先兆流产，服用避孕药、治疗不孕的药物、保胎药等。

母体因素：高产次、高孕次、有死胎死产史、早产流产史、双胎或多胎、胎儿发育迟缓、宫内感染、宫内窘迫、胎盘早剥、胎盘功能不良、妊娠反应重、脐带绕颈、急产、不恰当助产、产钳分娩、臀位产、产程长、早产儿、过期产儿、低出生体重儿、生后窒息、吸入性肺炎、缺氧缺血性脑病、核黄疸、黄疸延迟、颅内出血、头部外伤、抽搐、感染、中毒及营养不良等。

传统医学认为，本症的发生主要由于先天禀赋不足，肝肾亏损，后天失养，气血虚弱，或生后受寒，阴气不运，肌肤失其温煦。如《幼科发挥·胎疾》云："胎弱者，禀受于气之不足也。"《医学纲目》亦云："小儿胎中有寒，生下护理不周，再伤于风，其候面色青白，四肢逆冷，手足颤动，口噤不开，乃胎寒之故。"

祖国医学运用阴阳五行及脏腑经络等学术将本症划分为：肝肾不足、脾肾两亏、气血虚弱、脾虚水泛等类型。

【临床症状】

典型症状：烦躁不安、智力发育迟缓、抽搐、非对称性紧张性颈反射、癫痫和癫痫样发作、小脑共济失调。

1）脑瘫的表现由于病因及分型的不同而各种各样，但脑瘫婴儿前半期（6个月以内）的早期症状多见。

（1）身体发软及自发运动减少，这是肌张力低下的症状，在1个月时即可见到，如果持续4个月以上，则可诊断为重症脑损伤、智力低下或肌肉系统疾病。

（2）身体发硬，这是肌张力亢进的症状，在1个月时即可见到，如果持续4个月以上，可诊断为脑瘫。

（3）反应迟钝及叫名无反应，这是智力低下的早期表现。一般认为4个月时反应迟钝，6个月时叫名无反应，可诊断为智力低下。

（4）头围异常：头围是脑的形态发育的客观指标，脑损伤儿往往有头围异常。

（5）哺乳困难，生后不会吸吮，吸吮无力或拒乳，吸吮后疲乏无力，经常出现呛咳、吐奶现象，嘴不能很好闭合，体重增加不良。

（6）固定姿势，小儿出生后十分安静，哭声微弱或持续哭闹，往往是由于脑损伤使肌张力异常，如角弓反张、蛙位、倒"U"字形姿势等，在生后1个月就可见到。

（7）不笑：如果2个月不能微笑，4个月不能大声笑，可诊断为智力低下。

（8）手握拳：如果4个月还不能张开，或拇指内收，尤其是一侧上肢存在，有重要诊断意义。

（9）身体扭转：3～4个月的婴儿如有身体扭转，往往提示椎体外系损伤。

（10）头不稳定：如4个月俯卧不能抬头或坐位时头不能竖直，往往是脑损伤的重要标志。

（11）斜视：3～4个月的婴儿有斜视及眼球运动不良，提示有脑损伤的存在。

（12）不能伸手抓物：如4～5个月不能伸手抓物，可诊断为智力低下或脑瘫。

（13）注视手：6个月以后仍然存在，可考虑为智力低下。

（14）小儿易惊：抽搐、尖叫或烦躁不安。

（15）自发运动少、不动或易打挺，全身松软，肌肉松弛或全身发硬，经常从襁褓中窜出去。

2）有些脑损伤较轻微，在婴儿早期往往无明显症状，但在婴儿后半期（6～12个月），则有一些其他症状表现：

（1）不能翻身：6个月以后还不能翻身，有诊断意义。

（2）不使用下肢：6～7个月不用下肢短暂地支撑体重。

（3）不用单手：7～10个月的婴儿不用单手抓玩。

（4）手笨：手的精细动作，如捏小东西、解扣、系腰带不灵活，不协调，在7～10个月出现，有诊断意义。

（5）不能独坐：7个月不能独坐。

（6）不能抓站：10个月不能抓站。

（7）不会与人再见：10个月以后有诊断意义。

（8）使用脚尖站立：10个月还用脚尖站立。

（9）不能迈步：13～15个月以后，还不会迈步。

（10）流口水及吃手：12个月以后有诊断价值。

【治疗】

小儿脑瘫治疗是比较复杂而又艰难的系统工程，临床中必从整体观念出发，抓主要矛盾和突出重点。

1. 治疗体位

仰卧位、俯卧位。

2. 循经取线

督脉、手阳明大肠经、手少阳三焦经、足太阳膀胱经、足阳明胃经为主。

3. 据穴取点

百会、四神聪、华佗夹脊、手指与足趾末端为主。10岁以上可取四肢阳经主要穴位。

4. 以筋取片

以三阳经筋为主。恢复肌肉功能的治疗参考格林巴利综合征后遗症。

5. 主要手法与手式

（1）手法：一指禅推法、食指指节推法、滚法、拨法、捏脊法、搓法、抹法、运法等。

（2）手式：水银泻地、蜻蜓点水、伯牙抚琴等。

6. 常用被动运动治疗手法

幼儿脑瘫一般不采用特殊被动运动治疗手法，10岁左右患儿视病的症状采用相应的被动运动治疗手法。

7. 操作

为了达到一指禅推拿临床治疗的目标，临床治疗归纳为：①颈背部手法、手式治疗；②上肢部手法、手式治疗；③下肢部手法、手式治疗；④头部手法、手式治疗。颈背部手法、手式治疗是核心治疗手段。

（1）颈背部手法、手式治疗。一指禅跪指、轮指推法行督脉，走膀胱经交替进行，后施伯牙抚琴手式，约10分钟。转滚法与双手指腹抹法，8岁以上患儿可加施指背滚法或四指指节滚法（图3–21、图3–22）加强刺激作用。后到颈部取食指指节推法以推项韧带（督脉）为主，拇指与中指、无名指分别在两侧颈夹肌做推、揉法，3~5遍，视症状需要可多可少。推后立再施双手指腹抹法2遍或3遍，转蜻蜓点水手式，以督脉、华佗夹脊、肺俞、心俞、肝俞、脾俞、胃俞、肾俞、四髎穴为主。点后必再施双手指腹抹法或掌揉擦法。法毕，施治捏脊法，捏脊法在上述各穴提拉2次或3次，来回2遍或3遍，哭闹动静较大患儿开始可施捏脊1遍，适应后逐步增加次数。捏脊后可双手抖振患儿腰肌再转掌揉或抹法。

（2）上肢部手法、手式治疗。患儿取仰卧位。四指式一指禅推法取手三阳经筋从肩井始下至上肢，3遍左右。后根据患儿不同症状重点选择三角肌、肱三头肌、胸大肌及前臂伸肌群，先取揉拨法，后将患儿腕关节被动背屈，同时最好能把患儿手指伸平与医者对掌，另一手施小鱼际滚法，徐疾有序。肩关节、肘关节功能受限以三角肌、肱三头肌、胸大肌为主，腕关节功能受限以小臂伸肌群为主。搓揉五指两侧，捏揉指末端，再取仙鹤点头手式，后取运法，运肩关节与腕关节。

法毕将患儿稍侧身揉拨肩胛部肌群，后施掌揉以疾为主。

（3）下肢部手法、手式治疗。患儿取仰卧位。四指式一指禅推法与食指指节推法交替取股四头肌、阔筋膜张肌、小腿伸肌群，遇重点穴位可用食指指节点法，3遍左右。如患儿不能站立，离心揉拨与掌揉擦股四头肌、阔筋膜张肌；患儿抬腿功能障碍，向心揉拨与掌揉擦股四头肌、阔筋膜张肌。医者一手将患儿足踝关节被动背屈，内翻者被动外展，另一手施食指指节推法推足阳明经筋、足少阳经筋，至丘墟穴可点，并将踝关节被动有节律背屈或外展数下，改食指指节刮法刮足面，接捏揉五趾两侧与趾端。另一侧治法相同。

患儿取俯卧位。取一指禅推法或食指中节背面推法从臀部始沿足太阳膀胱经筋而下，后取揉拨法。如足跟不能落地，重揉拨患儿小腿足太阳膀胱经筋和足跟腱部，再被动使足背屈，施小鱼际滚法，徐疾滚之，同时有节律足背屈。最后用抹法结束。

（4）头部手法、手式治疗。患儿取仰卧位。先以蝴蝶纷飞手式推中线督脉。后按症状推头部相应的刺激区，如运动中枢区、感觉区、舞蹈震颤控制区等。后取食指指节点法点百会、四神聪，用食指指节刮法刮上述根据病证选择的区域，小脑共济失调的可加用食指指节推法推小脑与轻点风府穴。最后施掌揉擦法于头顶及按症状重点选择的头部相应的刺激区。

【治疗关键】

（1）对于小儿脑瘫治疗，医者要与家属密切配合，根据患儿的具体症状来制定正确的功能锻炼。

（2）颈背部手法、手式治疗是整体治疗的关键，打通脑与上肢、下肢传导路，督脉督一身之阳，太阳入络于脑，以达通经升阳。

（3）其他各部治疗应根据患儿症状选择手法、手式和被动运动治疗手法。

（4）小儿肌肤稚嫩，故所施手法、手式的手劲必须以柔绵为主，柔中带刚。

（5）小儿脑瘫视其症，急则先治，缓则兼治。

【按语】

（1）治疗小儿脑瘫临床中应针对年龄、症状，确定治疗方案。如患儿头部不能直立，不能直立会影响呼吸，甚至会使其窒息，临床就必须首先要解决头部直立的问题。再如患儿不能坐立，不能坐立就根本谈不上站立，临床就必须确定使之坐立的治疗方案。在临床中医者要正确评估各种表现症状及预后。一般来说对于重症脑损伤、脑智力低下，治疗预后较差，其余均能达到不同程度的康复，能使患儿生活质量提高，或者生活能自理。这是一指禅推拿临床治疗的目标。

（2）中枢性截瘫亦可按小儿脑瘫治法治疗，若成人患者，手劲则以刚柔为主。

三十四、格林巴利综合征后遗症

格林巴利综合征的临床急性期均以现代医学治疗为主，其他治疗为辅。急性期后生命危险解除，进入慢性期，进行以肌无力为主症的治疗。现代医学以功能锻炼、理疗恢复为主，但疗效往往较慢。

【病因病机】

现代医学认为，格林巴利综合征和大部分神经麻痹、肌萎的病证有所不同，有神经根疼痛或剧烈疼痛在先。格林巴利综合征是一种急性起病，以神经根、外周神经损害为主，伴有脑脊液中蛋白－细胞分离的综合征。任何年龄的男女均可得病，但以男性青壮年多见。起病前 1～4 周有上呼吸道、消化道感染病史，或有疫苗预防接种史。四季均可发病，夏秋季为多。

传统医学无此病名，从中医学"痿证"定义来讲，本病属于"痿证"

范畴。其病因多为暑湿、湿热；病机乃湿热浸淫经脉，筋脉弛缓，日久伤及肝肾脾三脏，致使精血亏损，肌肉筋骨失常。

一指禅推拿认为，本病虽先出现神经疼痛，但最终仍属于无痛型神经麻痹病变，由于运动神经麻痹产生肌无力。

【症状】

其临床特点以感染性疾病后 1 ~ 3 周，突然出现剧烈的神经根疼痛（以颈、肩、腰和下肢为多），急性、进行性、对称性肢体软瘫，主观感觉障碍，腱反射减弱或消失为主症。具体表现为：

1. 运动障碍

四肢和躯干肌瘫是本病的最主要症状。一般从下肢开始，逐渐波及躯干肌、双上肢和颅神经，可从一侧到另一侧。通常在 1 ~ 2 周内病情发展至高峰。呼吸、吞咽和发音受累时，可引起自主呼吸麻痹、吞咽和发音困难而危及生命。

2. 感觉障碍

一般较轻，多从四肢末端的麻木、针刺感开始，也可有袜套样感觉减退、消失或过敏，以及自发性疼痛，压痛以腓肠肌明显。偶尔可见节段性或传导束性感觉障碍。

3. 反射障碍

四肢腱反射多对称性减弱或消失，腹壁反射、提睾反射多正常。少数患者可因椎体束受累而出现病理反射征。

4. 自主神经功能障碍

初期或恢复期常多汗、汗臭味较浓，可能是交感神经受刺激的结果。少数患者初期可有短期尿潴留，是支配膀胱的自主神经功能暂时失调或支配外括约肌的脊神经受损所致。大便常秘结。部分患者可出现血压不稳、心动过速和心电图异常等。

5.脑神经症状

半数患者有脑神经损害，以舌神经、舌咽神经、迷走神经和一侧或两侧面神经的外周瘫痪多见。其次为动眼神经、滑车神经、外展神经。偶见视神经盘水肿，可能为视神经本身炎症改变或脑水肿所致，也可能和脑脊液蛋白的显著增高，阻塞了蛛网膜绒毛，影响脑脊液吸收有关。根据感染性疾病后突然出现对称性的四肢远端感觉、运动及营养障碍和腱反射消失即可确诊本病。

【治疗】

1.治则

急则先治，先急后缓，先伸后屈。

2.循经取线

督脉、手足三阳经为主。

3.据穴取点

（1）上肢：百会、肩井、肩髃、肩髎、曲池、手三里、外关、阳溪、阳池等。

（2）下肢：华佗夹脊、肾俞、腰阳关、秩边、居髎、环跳、风市、殷门、委中、伏兔、阳陵泉、足三里、太溪、丘墟等。

4.以筋取片

以三阳经筋为主。

5.主要手法与手式

（1）手法：一指禅推法、食指指节推法、点法、滚法、拨法、运法、刮法、搓法、捏法、抹法等。

（2）手式：水银泻地、蓑翁摇橹、仙鹤点头、蜻蜓点水、伯牙抚琴。

6.常用被动运动治疗手法

点压法。

7.操作

1）上肢治疗。

（1）仰卧位。

启示式：医者单手施抹法由肩向下抹至腕部。

开始治法如治疗中风后遗症，因格林巴利综合征后遗症一般呈双侧瘫，所以必须双侧进行治疗，后需侧卧位治疗。

（2）侧卧位：食指指节推法从百会穴始沿督脉向颈部推，到胸背部改一指禅推法推至腰骶部，走督脉，行膀胱经，反复2遍左右，施水银泻地手式3遍左右后重点以上胸部督脉和膀胱经为主，再推所侧身在上的颈部肌肉，此时可参照颈肌综合征臂丛神经压迫型方法治疗。治疗一侧后再治疗另一侧，治疗另一侧时可直接从颈部开始治疗。

如只有上举功能受限，可参照颈肌综合征臂丛神经锁骨上分支压迫型治疗，还需注重三角肌功能的恢复。

如果握拳不紧，只需治疗屈肌，以前臂指屈肌为主，不可忽视胸大肌、胸小肌。

2）下肢治疗。

患者取仰卧位。下肢治疗参照中风后遗症治疗。

如患者腰部瘫而无力则先治其腰。治腰最好以俯卧位，不能俯卧位则侧卧位治疗。食指指节推法从百会穴始沿督脉向颈部推，到胸背部改一指禅推法推至腰骶部，走督脉，行膀胱经，反复2遍左右，施水银泻地手式3遍左右后重点以督脉和膀胱经为主。取蜻蜓点水手式，中指在督脉（穴），食指、无名指在两侧华佗夹脊或膀胱经（穴），点后则可用双手食指、中指、无名指指腹施抹法由胸1至骶部轮流抹之，似平原放牧手式。式毕，重点揉拨两侧腰肌，再取抖振法抖振腰肌。施伯牙抚琴手式，一手在腰部施法，一手走臀部，下行大腿后缘，达小腿后缘，沿膀胱经推之，2遍左右后推之手改滚法，走膀胱经筋，再从滚法变抹法，仍走下肢膀胱经（筋）。法毕。

【治疗关键】

（1）治疗上肢必参照颈肌综合征臂丛神经压迫型治疗，治疗下肢也必治腰背部。

（2）向心推和离心推，临床按病情而定。对站立不稳、乏力者，阔筋膜张肌离心推也是关键。

（3）格林巴利综合征后遗症无论是上肢还是下肢的康复治疗都要对督脉、华佗夹脊、背部膀胱经（筋）进行治疗。不仅对运动神经恢复起主导作用，而且对该症并发症也起到良好的关键治疗作用。

（4）严重的格林巴利综合征后遗症支配四肢肌肉的运动神经都会产生麻痹，治疗时要扩大"治痿独取阳明"范围，因病而宜，因病而治。

【按语】

格林巴利综合征急性期通过现代医学治疗后，疼痛就有可能减小或逐步消失，最后的主症仍然是肌无力，甚则瘫痪。一指禅推拿认为，在条件允许的情况下，当现代医学临床急性期治疗后且生命体征基本正常后，就可以立即施行一指禅推拿治疗，及早治疗有利于患者运动障碍早日康复。格林巴利综合征以四肢及躯干瘫痪、肌无力为主要症状，瘫痪时间长短对预后有一定影响。瘫痪时间短，神经、肌肉易"苏醒"，神经易激活；瘫痪时间长，神经、肌肉长期得不到气血濡养滋润，则萎，神经难以激活，肌萎，恢复后肌力也会降低，易疲劳，运动功能降弱。

根据临床观察格林巴利综合征急性期疼痛较剧的部位，后期所产生肌无力级数越低，甚则为"0"级。这种运动神经部所产生的疼痛对其运动神经元产生极大损伤，损伤的程度大与小和所支配的骨骼肌麻痹的程度重与轻成正比。临床所见仍以"阳明"所萎为主，按现代医学来讲即以主动肌功能失调或丧失为主。"阳明"广义上与主动肌基本吻合。从一指禅推拿的优势和所具备的特殊作用、功能来说，一指禅推拿能很有效地调节与恢复骨骼肌丧失的运动功能。

为了在治疗时能很好地掌握上下肢的主动肌，特列表 8-6 如下：

表 8-6　上下肢主要肌肉

肌肉		起始	抵止	作用
肩肌	三角肌	锁骨外 1/3、肩峰、肩胛冈	肱骨三角肌粗隆	臂外展、前屈、后伸
	冈上肌	冈上窝	肱骨大结节上部	臂外展
	冈下肌	冈下窝	肱骨大结节中部	臂内收、外旋
	小圆肌	肩胛骨外侧缘后面	肱骨大结节下部	
	大圆肌	肩胛骨下角和外侧缘后面	肱骨小结节嵴	臂内收、后伸、内旋
	肩胛下肌	肩胛骨前表面的肩胛下窝	肱骨小结节	臂内收、内旋
臂肌	肱二头肌	长头：肩胛骨盂上结节 短头：肩胛骨喙突	桡骨粗隆	屈肘，前臂旋后
	肱三头肌	长头：肩胛骨盂下结节 外侧头：桡神经沟外上方 内侧头：桡神经沟内下方	尺骨鹰嘴	伸肘
前臂掌侧肌	桡侧腕屈肌	肱骨内上髁	第二掌骨底前面	屈腕、屈前臂、腕外展
	尺侧腕屈肌	肱骨内上髁	豌豆骨	屈腕、腕内收
前臂背侧肌	指伸肌	肱骨外上髁	第 2～5 指中、末节指骨底	伸腕、伸指
	桡侧腕长伸肌	肱骨外上髁	第 2 掌骨底背面	伸腕、桡偏腕
	桡侧腕短伸肌	肱骨外上髁	第 3 掌骨底背面	
大腿肌	缝匠肌	髂前上棘	胫骨上端内面	屈髋、屈膝、内旋小腿
	股四头肌 股直肌	髂前下棘	包髌骨，通过髌韧带止于胫骨粗隆	伸小腿、屈大腿
	股四头肌 股外侧肌	股骨粗线外侧唇		伸小腿
	股四头肌 股中间肌	股骨前面上 3/4		
	股四头肌 股内侧肌	股骨粗线内侧唇		

续表

肌肉		起始	抵止	作用
小腿肌	胫骨前肌	胫骨上半外侧面	第一跖骨底及第一楔骨	足背屈、内翻
	腓骨长肌	腓骨外侧面上 2/3 部		足跖屈、外翻
	腓骨短肌	腓骨外侧面下 1/3 部	第五跖骨粗隆	

在现代解剖学中对一些肌肉的功能作用叙述不清，有的非常模糊，比如股四头肌功能和作用注明为："伸小腿、屈大腿。"而伸小腿、屈大腿动作是一个协调的动作，是个过程，从某一角度讲股四头肌和股二头肌、小腿的伸屈肌群功能缺一不可。股四头肌主要功能是支撑人体站立、抬（高）大腿。而股四头肌在执行站立与抬大腿功能时用力做功的方向都不同，所以要根据病情恢复情况进行股四头肌的向心推和离心推。向心推能有效地调节恢复抬大腿功能，离心推能有效地调节恢复下肢站立功能。人体必先能站立站稳，才能进行迈步行走。有计划地进行调节恢复，在治疗前对患者运动功能障碍病况必仔细检查，做到心中有数。一指禅推拿提出"急则先治"原则，是非常重要的治则。如上肢，以调节恢复举手、伸屈肘功能为急，再到伸腕、伸指功能为急等；下肢以调节恢复站立功能为急，再到屈踝关节功能为急等。临床必按先急后缓，先伸后屈原则治疗。

下 篇

第九章 钱健民推拿资料选刊

　　本书的下篇，我们整理了钱健民先生从 1935 年到 20 世纪 50 年代和 60 年代初有关一指禅推拿的理论、教学、科研方面的论文、论著的部分遗稿。从中我们可以看到老一辈中医推拿大家为中医推拿事业辛勤耕耘的敬业精神。钱健民先生一生孜孜不倦地为建立和完善一指禅推拿的理论体系、教学体系和临床医疗体系，做了大量的研究和探讨。这些是对我们后人的启迪和激励，让我们中医推拿传人、 指禅推拿传人踏着前辈的足迹，为把中医推拿这一瑰宝提升为一级学科，为弘扬、振兴祖国中医推拿事业而不懈努力奋斗！

　　现将钱健民先生部分遗稿馈赠各位读者。

一、钱健民 1935 年南京国医馆推拿演讲稿

【按】

　　1935 年 9 月，应中央国医馆馆长焦易堂之邀，钱健民赴南京中央国医馆主讲推拿术起源与功效、推拿医术，讲稿连载于 1935 年出版的《国医公报》。中央国医馆称他为"正宗推拿医术专家"，并说："钱

君健民，专习此术，得斯道之正宗，其学理之精，手术之神，经验之富，凡经其施术者，皆著手回春。"钱健民的演讲引起轰动，《光华医药杂志》1935 年第 12 期首页刊登头条《国医钱健民演讲推拿医术》一文，"（南京通讯）推拿医士钱健民，最近在中央国医馆演讲'推拿医术'。到本京各医界人士暨各医药团体，并南京国医传习所学生数百人。钱君对于推拿医术，研究十载，极有心得，今公开演讲，发挥奥秘，殊属难能可贵。伊并言推拿一科，日就淹没，国粹沦亡，良可浩叹，深盼医界同仁，公同研究，俾斯术得以突飞猛进，以造福疾苦云。"值得一提的是，钱健民当年登上中央国医馆的讲坛，年方 24 岁！钱健民 1935 年 9 月 22 日在中央国医馆演讲推拿的合影见本书第一章图 1-17。讲稿连载于《国医公报》1935 年第 10 期和第 11 期。现全文刊出（图9-1～图 9-11）。

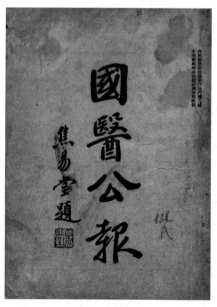

图 9-1　《国医公报》1935 年第 11 期封面（有钱健民签名）（小图）

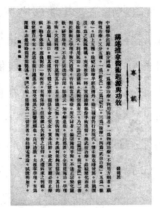

图 9-2　《讲述推拿医术起源与功效》1（整页）

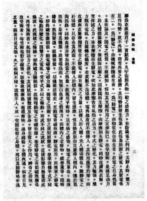

图 9-3　《讲述推拿医术起源与功效》2（整页）

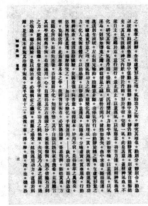

图 9-4　《讲述推拿医术起源与功效》3（整页）

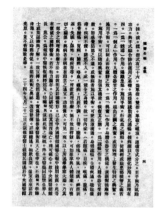

图 9-5 《讲述推拿医术起源与功效》4（整页）

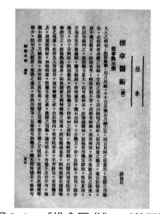

图 9-6 《推拿医术》1（整页）

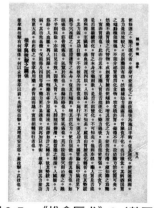

图 9-7 《推拿医术》2（整页）

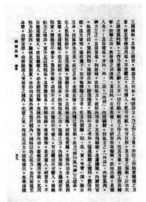

图 9-8 《推拿医术》3（整页）

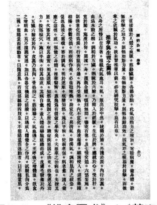

图 9-9 《推拿医术》4（整页）

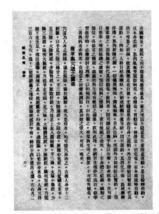

图 9-10 《推拿医术》5（整页）

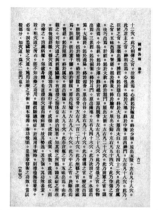

图 9-11　《推拿医术》6（整页）

二、钱健民《推拿医术教学方案》

【按】

　　钱健民约在 1957 年或稍早，经同乡《江苏中医》杂志社编辑江静波的推荐，进入南京的针灸推拿医院工作并在附设的针灸推拿学校任教。针灸推拿医院后并入江苏省中医院，针灸推拿学校隶属于江苏省中医院，学制 4 年。继之钱健民转入江苏省中医院推拿科工作，并在南京中医学院教授推拿课。针灸推拿学校的校址在南京碑亭巷石婆婆庵，也是当时江苏省中医院门诊部的所在地。这所学校现在已经鲜为人知了。南京中医药大学和江苏省中医院的史志都没有记载针灸推拿学校，也没有钱健民的记载。但这所学校在针灸推拿教育史上是值得一书的。三年制的上海推拿学校正式成立是在 1958 年，1956 年还只是市卫生局组织的一个推拿训练班，而 1957 年南京就有四年制的针灸推拿学校了。本书第一章图 1-7 那张 1962 年 7 月针灸推拿学校毕业照合影照片上题："南京中医学院附属针灸推拿医院附设针灸推拿学校临别合影"。可见针灸推拿学校后来是附属于南京中医学院了。

　　钱健民是针灸推拿学校草创时期推拿专业的设计师。这篇写于 1957 年的教学方案是钱健民的手稿（图 9-12 ～图 9-18）。可惜有一页缺损。文稿边缘有少许残损，缺损和无法识别的几个字用"□"来表示。《推拿医术教学方案》体现了钱健民的推拿教育思想，值得深入探讨，比如他将所有课程分为学科（理论）和术科（技术）两大类，而术科中除了推拿手法以外，还特别重视技击的训练。他认为："推拿的气功手术（按：指手法），是完全依赖于技击的锻炼，所以技击学在推拿的学习科目中，是一个最重要的部分，同时也是不同于其他医科的一个特殊的部分。"这对于今天的推拿功法课程设置和教学改革或许有所启迪。

【推拿医术教学方案（初稿）】

（一）基本情况

推拿是不借药石刀针的力量，而完全是利用气血导引和气劲功[力]□偏重于手术技巧的一种物理治疗方法。他不仅对有病的人可以按症医[治]，就是对没有病的人，也能保证各器官正常的功能营养，与维持组[织的]正常构造，为增强对疾病的抵抗力提出预防措施，特别是一切慢[性痿]厥的症候，更能表现出他的专长。所谓：使弱者强、患者愈。这特有的功能，与人民的生活有着密切的关系。

过去由于对这一科医术的不予重视，加之在习练上比较繁难，又缺少专书的研习和教学上存在问题，以致使我国这一有历史、有疗效的古代医学遗产，没有能发扬光大，这是我国医学上的一个重大损失！

为了挖掘、巩固和发扬推拿医术的特能，使我国古代医学上的这一宝贵遗产，不致长期的湮没和消沉，除积极发动推拿医务工作者，在他们原有的业务基础上，进一步提高技术水平，和尽量发挥他们的独特技能，从事推广倡行外，并培养更多的推拿医学人才，以适应当前的需要，来为广大群众服务。

不过运用气功手术来诊治疾病，是不同于其他的医疗方法。首先在学习上就有着根本的差异。因气功手术是完全依赖于技击的锻炼，所以在开始学习推拿时，必须要从研究技击着手，也就是在推拿的学习过程中，除学科所规定必要学习的科目外，并且还规定术科各项必要科目的习练，因此在教学上是与一般专业学校有了显著的区别。

推拿在过去所采用的教学组织，一直是个别教学，通常每位医师所教的学生，少则一二人，多则三五人。其教学内容：修业期限一般的是三年。平时既没有作息制度，也没有系统的专业教材，多是凭着个人的经验，作口头的传授，因之对理论知识和有关各项科目的学习是极不全面的。教学无计划，学习无准则，质量不高，这是一个主要的因素。

为了适应新情势的发展和需要，将过去推拿所采用个别教学的组织形式，改变为集体的课堂教学，这是必要的。由于采用了集体的课堂教学制度，不仅能够有系统、有计划地把知识技能和熟练技巧传授给学生，而且学生在获得有系统的知识技能和熟练技巧的基础上，从而发展他们的智力和创作能力，这对保证教学效率与完成教学任务，是有重大意义的。

可是在推拿集体的课堂教学方面，目前还是一件极生疏的工作。由于它是一个创举，又与其他专业学校有着基本上的不同。而过去的个[别教学]，既没有一个全面的教学内容可以采取利用，同时在国家公布[的]各级各类学校的教学计划中，对推拿医科的班级编制，应当教学的科目，各科目应当选用的教材，在全部修业年限中各科目教学的先后，[教]学的总时数，以及各科目在各年级的教学时数与各年级每周的教[学时]数等也没有规定，因此根据教学计划所规定某一种科目的教材范□□及其教学顺序，与某一种科目的教学时数适当地分配在教材各部[分的]教学大纲亦无法编写，那么根据教学大纲再来编写所规定的教材[和教]科书也就无从着手了。

根据以上的这一特殊情况，反映在推拿医科教学上的：学什么？（应教学的科目）如何学？（各科目选用教材的范围，教学的程序和教学的方法）学几时？（全部修业年限和教学总时数的分配）是没有明确的依据，尤其在推拿气功手术的习练以及有关理论知识的学习方面，更缺少有系统的具体资料，由于这一类学、术两科教材的缺乏，因而在教学上是带来了或多或少的困难，这对推拿教学的推广有很大的影响，为了避免和克服上述所存在的困难，特在针对推拿教学的特点，与符合推拿教学要求的前提下，在没有明令公布对这一科教学计划和教学大纲的文件以前，初步地拟具了本教学方案，经报请批准后予以贯彻执行，并在执行的过程中，充分地吸取经验教训和做好总结，以便提供编入教学计划和教学大纲的参考资料，为今后推拿医科的教学内容打下良好的基础。

（二）修业的年限和班级的编制

1. 修业的年限

由于推拿的气功手术，是完全依赖于技击的锻炼，而习练技击所需要的时间又比较长，尽管其他有关的业务专门知识在数量上还不是太多的，但为了重视质量和照顾全面的发展，对修业的年限暂定为四年（计八学期）。其中三年半（七学期）为教学阶段，于学业成绩作出初步的考查和评定告一段落后，最后的半年（一学期）为实习阶段，以这一阶段的实习情况，结合上一阶段的学业成绩，经全部考查和评定后，给予毕业。

2. 班级的编制

招收初级中学毕业生或具有同等学力者，以 30 人至 40 人为一班，也就是一级。如因人数过多，或有所需要时，可以根据实际情况，适当地分为两班以至三四班，不论班数的多寡，只要在同一程度上仍然是一级，如一年级有三班，二年级有两班，三年级有三班，四年级有一班等，但每班的人数最好不要少于 25 人或多于 45 人。

（三）教学内容

推拿的教学是分学、术两科同时进行的。由于学科是完全 [采用室] 内教学，而术科除气功手术与一部分有关的理论知识外，一般 [都是采] 用室外教学，因此对这两科的教学科目、教学时数，以及教材的□□ 编写，必须要根据其具体情况予以适当的安排，方能照顾到全 [面的发] 展。

1.教学科目

1）学科

（1）推拿的理论知识——也就是推拿的基本知识，其中包括推拿的源起、学理、功能等各项有关问题的阐述，如果不能理解这些基本知识，那么对于推拿医术的学习，可以说是无法进行的。

（2）文学、汉语——语文是基本文化科目，也是各科教学的基础，它和思维是分不开的。如果不会利用语言和文字来表达自己的愿望，与没有理解他人的语言及阅读能力，非但不能应付日常社会生活的需要，而且也很难学好其他基本科学知识。因此在原有的基础上，进一步从文学作品和语法的规律中来更加丰富这一方面的知识，并提高写作能力，从而有助于智育的发展。

（3）解剖生理学——不了解人体的组织和各器官的功能，对生理上的变化情况，既无法加以识别，同时对病理诊断，与症疾医疗的学习，也会遭受到一定的阻碍，因此在医学上，这是一个必修的科目。

（4）病理诊断学——为了了解疾病的成因和机制，以便针对病源寻求合理有效的治疗，病理诊断学是提供这一类知识的主要学科。如果不能理解和丰富这一学科的知识，即无从达到医疗上的目的与要求，所以要强调"临床首重诊断"的意义在此。

（5）药物学——推拿既不利用药物治病，何以又要学习这一项科目呢？其主要原因一方面是多数药物除有疗病的功效外，尚含有其他副作用或不利作用，如服用超过疗病剂量，是会发生一些反应症状，这一反应症状不等于就是病源。如患者经过服药而又前来利用推拿治疗，若不能理解到这一点，在治疗上不仅要走弯路，并且有可能引起不良后果。另一方面是推拿虽不利用药物治病，但与服药却不是背道而驰的。如经过服药而又前来诊治，可以运用"透入疗法"的手术，来提高疗效。

（6）经穴学——推拿是根据人体的经脉、穴道运用气功手术来治疗疾病的，不理解经穴在生理上和病理上的关系，对疾病的医治即无从着手。所以说"不知经穴，就无法施用手术"，这并不是一句言过其实的话。

（7）推拿医疗学——在生理上掌握了病理诊断以后，应如何根[据人体]部位，与怎样运用气功手术来按症治疗，并在治疗的过程中（从生理到病理，病理到生理——钱德金加注）的变化，又应如何给予处理，以消除病痛、恢复健康，这是治疗的关键，推拿医疗学就是针对了这一个关键，提出一系列的方[法来]解决这些问题的一项最有效的学科。

（8）政治理论——为了加强社会主义思想教育，进一步提高政[治水]平，对政治理论的学习，是有着它的必要性。

2）术科

（1）技击学——推拿的气功手术，是完全依赖于技击的锻炼，所以技击学在推拿的学习科目中，是一个最重要的部分，同时也是不[同于]其他医科的一个特殊的部分。假若在这一方面没有相当的基础，运用手术时只是在体外摸索，如同隔靴搔痒，是不会发生什么作用并取得治疗上的效果的。

（2）推拿的手法——由于推拿的手法，是根据人体部位和疾病情况，并按经据穴进行医疗的一种特有动作，因此在它运用中的变化，是以各种不同的方法方式，从熟练的技巧中，来发挥它独特的功能。如不很好地掌握这一环节，对完成推拿医术的目的和任务，是无法求得其实现的。

2. 教材的编写和选用

推拿医术虽是我国古代医学上的宝贵遗产，但有关它的资料和书籍却异常缺乏，因而在教材的选用方面，也感觉到非常困难。为了求得教学上的便利，是必须要积极地从事编写，来适应当前这一迫切的需要，同时亦可以利用所编写的各科教材，汇集成为一部完整的推拿医书，这不仅在今后的教学上有了很大的帮助，并且也为我国这一科医学做出了一个重要的贡献。可是由于人力和时间的限制，要在很短的时期内来完成这一项繁重的任务，是不容易达到要求的。因此在目前除适当地调配人力和时间分别进行教材的编写工作外，对某些可以利用的教科书的科目，临时予以采用，以避免教学上的脱节。

至于对教材的编写工作，应组织"推拿教材编辑委员会"来负责进行，其具体的要求，以及一切有关事项，可以在这个委员会里拟定。

（1）推拿的理论知识：选用《钱氏推拿医术》（钱健民编著）第一篇绪论中，经原作者补充修正的部分，和报纸杂志以及其他书籍上的有关记载，并再编写一部分资料，以应需用。

（2）文学、汉语：选用同等学力的教材，或采用目前高级中学所用的文学和汉语教科书。

（3）解剖生理：选编，或采用目前中等医科专业学校所用的教科书。

（4）病理诊断学：选编，或采用《内经》（《素问》部分）、《医宗金鉴》（《订正伤寒论》《金匮要略注》《四脉要诀》等部分），及《症状鉴别诊断学》（上海第一医学院内科学院编辑委员会著）和其他比较完备的有关病理、诊断的 [教材]。

（5）药物学：选编中西药性的副作用或不利作用所引起的一些反应症状□□，不需要采用全面的学习教材。

（6）经穴学：选编，或采用《内经》（《灵枢经》部分）、《针灸经穴图考》、《铜人腧穴针灸图经》、《针灸大成》等经穴部分。

（7）推拿医疗学：编写。

（8）政治理论：根据规定教材采用。

（9）技击学：除选用运练内、外功的拳术、剑术、炼气等教材，如：《达摩派拳诀》《八路拳》《太极拳》《太虚拳》《猩猩拳》《鹰隼拳》《七星剑》《太清剑》《白虹剑》《夜风落叶剑》《易筋经》《子午禅》外，并编写有关理论知识和运练图谱，以便利学习。

（10）推拿的手法：选用《钱氏推拿医术·第五篇推拿的手式》中，经原作者补充修正的部分。

3. 教学的时数

以每上一节课 45 分钟为一学时，每学年除复习与学业成绩考查和评定的时间外，实际上课 36 周（每学期 18 周）。根据全部修业年限四年计算，其中三学年半的教学阶段实际上课 126 周，最后半学期的实习阶段，除交流经验与成绩考查和评定的时间外，实际临床实习 16 周。同时由于术科在推拿的学习中是一个重要部分，也是一项不能间断必须要经常习练的学科，在教学时间分配的比重上，虽占全部教材的 60% 以上，还是感觉到不够应用，但为了避免占用教学时间过多，从而影响学科的学习，因此尽量地约束在 50% 左右，其余利用自动作业来进行补充。实在也只有利用自动作业对这一科方能有所帮助，如仅依靠课堂教学的时间，其进步是不大的。

兹将各科目的具体教学时数分配如下：

（原稿缺 1 页）

4. 学业成绩的考查、评定和总结

学业成绩考查的主要目的，是在检查教学的效果。它不仅检查学生学习的成绩，而且也检查教师教学的成绩。学生的成绩不好，一般 [是]

由于学习不够努力，或学习方法不很适当，也可能由于教师所用 [的教材] 和教法有问题。如教材过于艰深，不适合学生的程度，内容脱离实际或进度太快，使学生消化困难，以及教法单调引不起学生的兴趣，就应当根据考查的结果，针对学习和教学上所存在的问题与缜密地进行分析，并采取进一步改善教学工作的步骤，予以适当地解决和必要地纠正，从而使教学质量不断地提高。

学业成绩考查的方法，一般是利用日常观察、口头提问、笔 [试]、实习等各种不同的方式来进行的。在评定成绩时，必须要考虑到 [学生] 对所学的知识掌握了多少与理解的程度如何？学生对知识的掌握是 [否] 巩固，和把知识运用到实际的能力、技巧，以及用口头、书面表达知识的技能如何？学生所犯错误的性质如何？次数多少？给予记分，然后再把平时的成绩从发展上、比重上、全面上等方面去衡量，加以总结，来说明学生的知识质量，完成教学任务。

1957.10.13

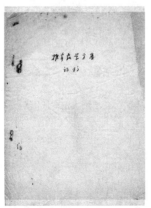

图 9-12　《推拿医术教学方案》1（封面，小图）

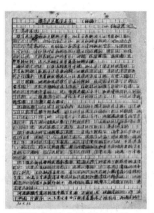

图 9-13 《推拿医术教学方案》2（整页）

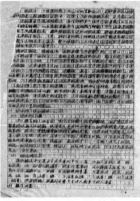

图 9-14 《推拿医术教学方案》3（整页）

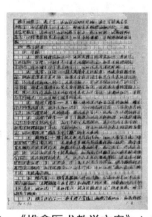

图 9-15 《推拿医术教学方案》4（整页）

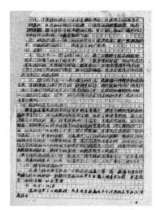

图 9-16　《推拿医术教学方案》5（整页）

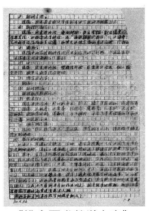

图 9-17　《推拿医术教学方案》6（整页）

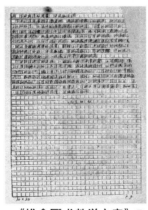

图 9-18　《推拿医术教学方案》7（整页）

三、钱健民《推拿讲·术科》

【按】

这里选刊的是钱健民的手稿《推拿讲·术科》（图9-19～图9-30）。钱健民在设计四年制针灸推拿专业的推拿课程时，将推拿课程分为学科（理论）和术科（技术）两大类。其中术科又包括手术（推拿手法）和技击（内外功）。术科的提法可能大家比较陌生，它实际上是推拿手法的基础，相当于现在中医院校推拿专业训练的功法，但更注重技击的内容。原稿这部分的目录如下：

第二篇·第二章 术科

第一节 技击的习练

（一）外功

（二）内功

第二节 外功的锻炼

（一）炼腿

（二）炼臂

（三）炼手

第三节 劲与力的区别

这部分的原稿有12页。标注是作者亲笔修改的痕迹。

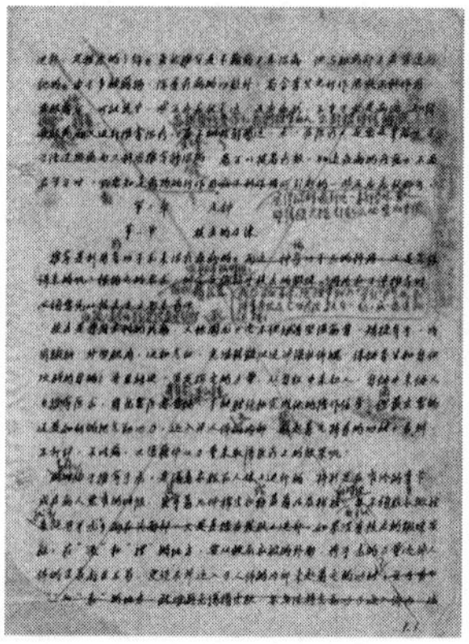

图 9-19　钱健民《推拿讲·术科》1（全部整页）

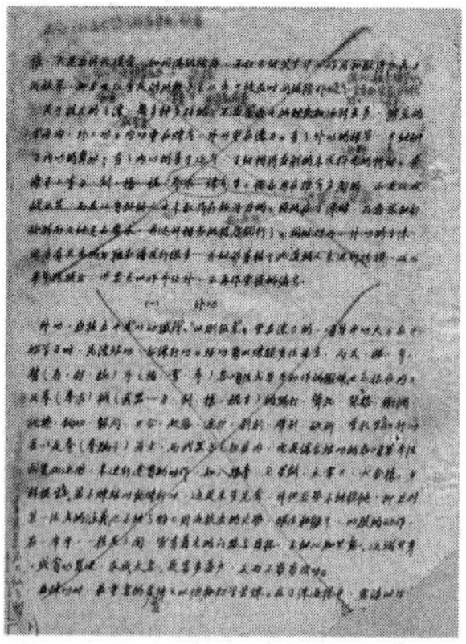

图 9-20　钱健民《推拿讲·术科》2

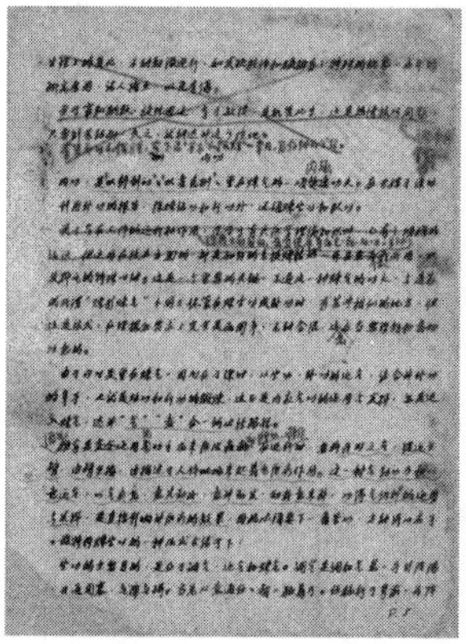

图 9-21　钱健民《推拿讲·术科》3

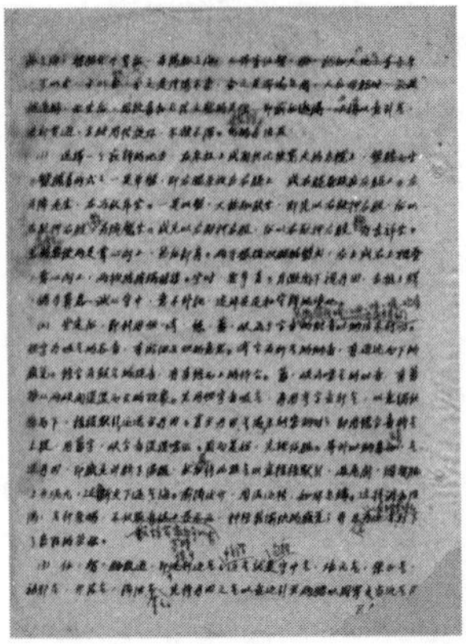

图 9-22　钱健民《推拿讲·术科》4

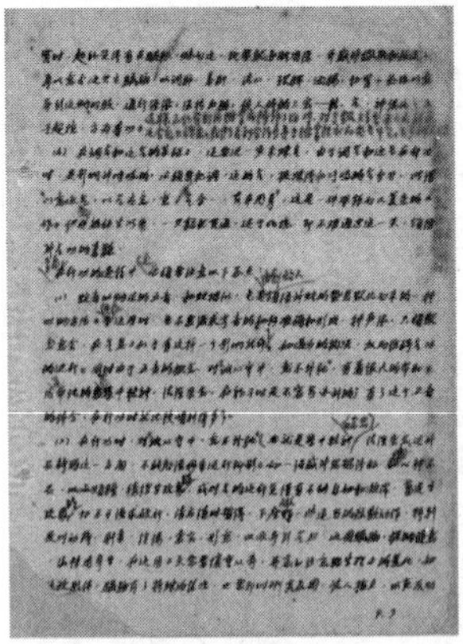

图 9-23　钱健民《推拿讲·术科》5

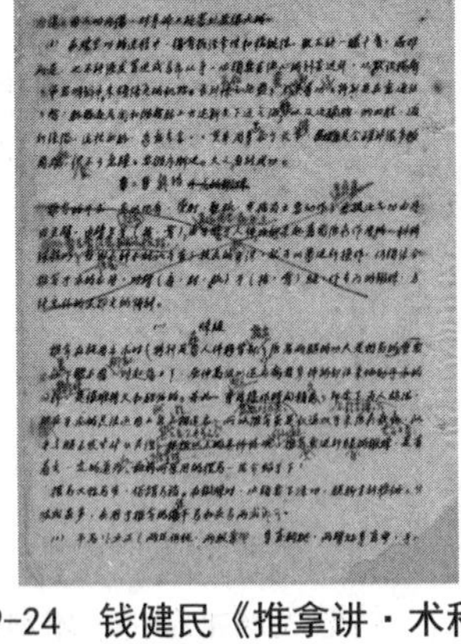

图 9-24　钱健民《推拿讲·术科》6

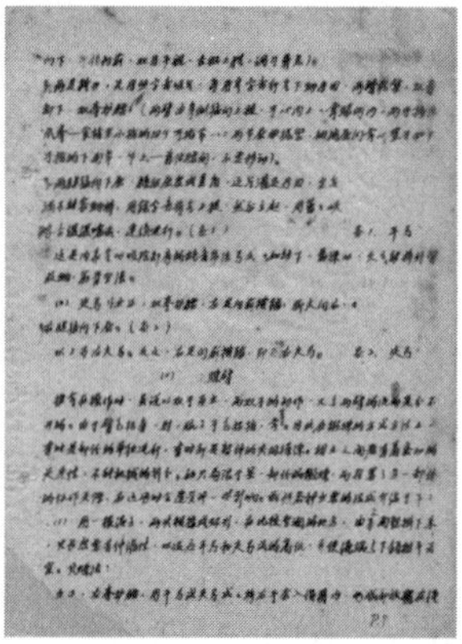

图 9-25 钱健民《推拿讲·术科》7

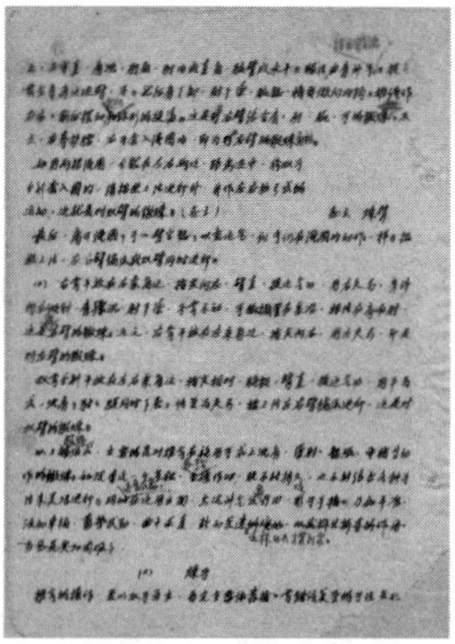

图 9-26 钱健民《推拿讲·术科》8

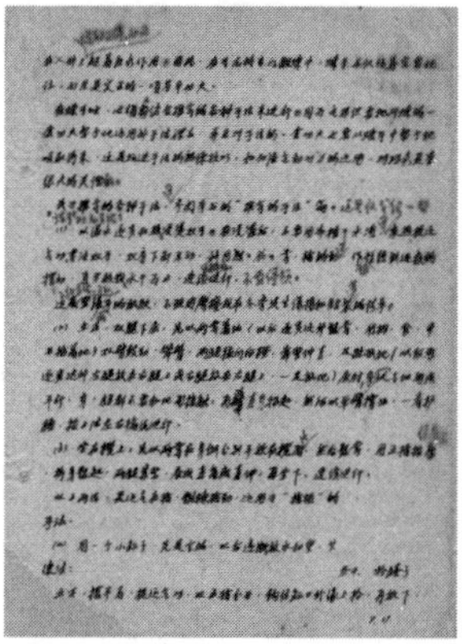

图 9-27 钱健民《推拿讲·术科》9

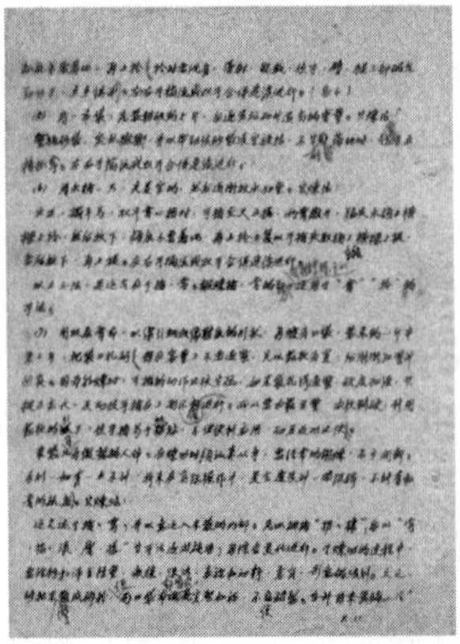

图 9-28　钱健民《推拿讲·术科》10

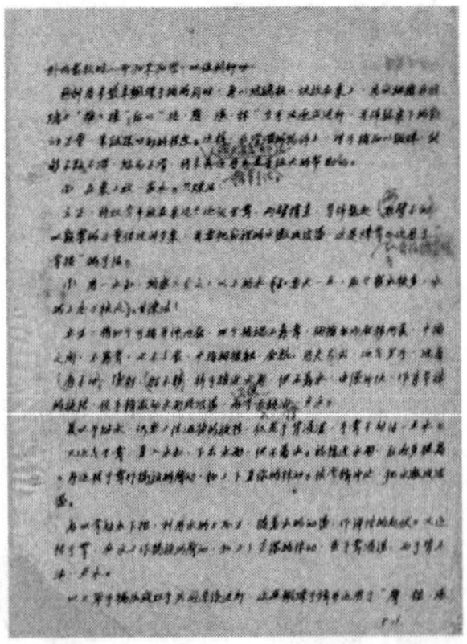

图 9-29　钱健民《推拿讲·术科》11

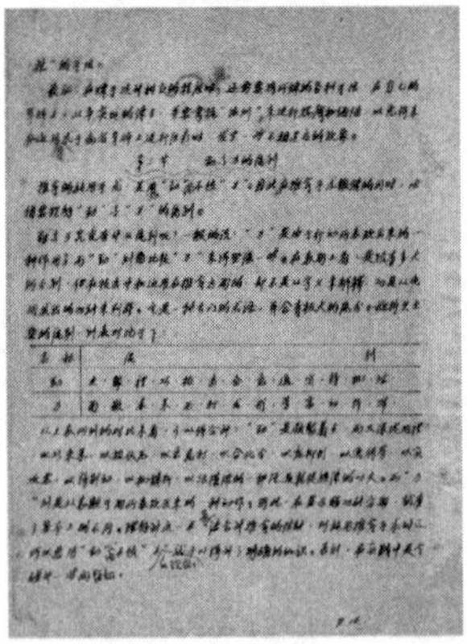

图 9-30　钱健民《推拿讲·术科》12

四、钱健民《推拿对疟疾的疗效》

【按】

本文刊登于《江苏中医》杂志1959年第5期（图9-31～图9-34）。文后所附的翻山越岭、玉女穿梭、流星赶月、水银泻地、急瀑飞泉、细雨斜风、投石激水、苍龙入海八种推拿特殊操作法（手式），值得研究。杂志经钱健民本人收藏，封面有其签名。

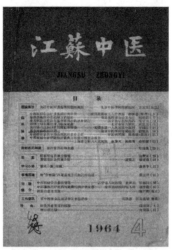

图9-31 《推拿对疟疾的疗效》1（封面，小图）

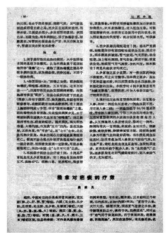

图9-32 《推拿对疟疾的疗效》2（整页）

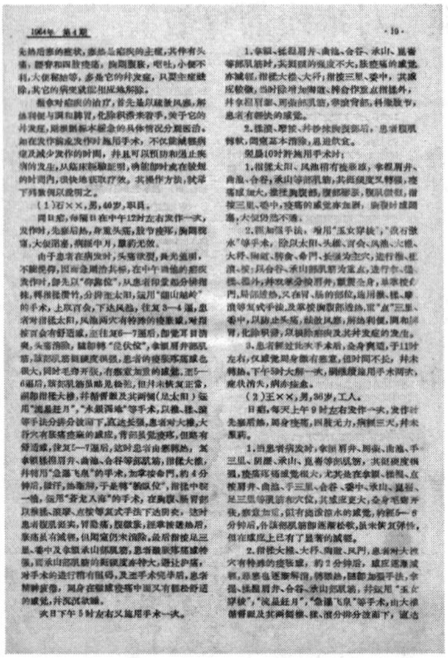

图 9-33　《推拿对疟疾的疗效》3（整页）

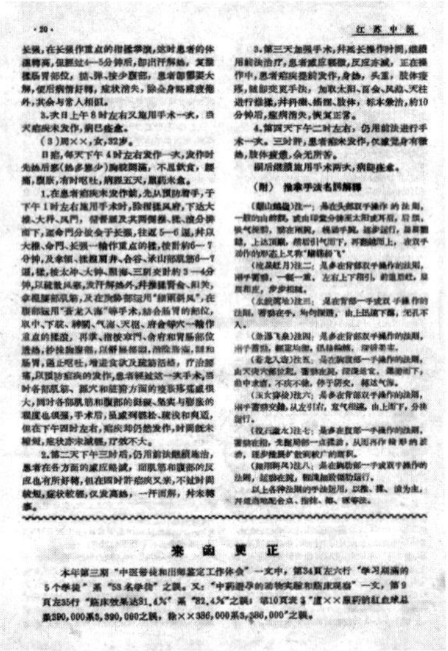

图 9-34　《推拿对疟疾的疗效》4（整页）

五、钱健民推拿手稿选刊

1. 钱健民《简易推拿法》手稿首页

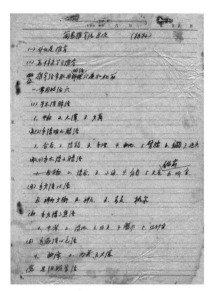

图 9-35　钱健民《简易推拿法》手稿首页

2. 钱健民绘推拿手法插图

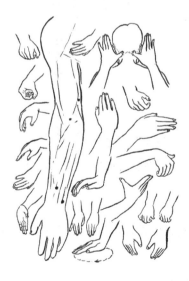

图 9-36　钱健民绘推拿手法插图

3. 钱健民《推拿医术的整理和发扬》（1964 年）

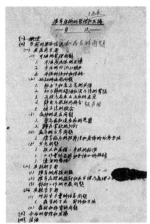

图 9-37　钱健民《推拿医术的整理和发扬》目录

4. 钱健民论意气功劲

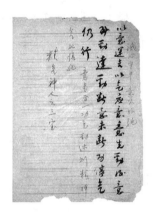

图 9-38　钱健民论意气功劲

【释文】

以意运气，以气应意，意先劲后，意到劲达，劲断意未断，功停气仍行。

诚心守中，意不外驰。

意气合一，功至劲达，则精神气血俱化。

精气神，人之三宝。